FISIOLOGIA DO EXERCÍCIO
NA TERCEIRA IDADE

FISIOLOGIA DO EXERCÍCIO NA TERCEIRA IDADE

Albert W. Taylor, PhD, DSc
University of Western Ontario

Michel J. Johnson, PhD
Lakehead University, Thunder Bay, Ontario

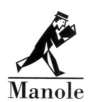

Título original em inglês: *Physiology of Exercise and Healthy Aging.*
Copyright © 2008 by Albert W. Taylor and Michel J. Johnson
Publicado mediante acordo com a Human Kinetics. Todos os direitos reservados.

Este livro contempla as regras do Novo Acordo Ortográfico da Língua Portuguesa.

Editor gestor: Walter Luiz Coutinho
Editora de traduções: Denise Yumi Chinem
Produção editorial: Regiane da Silva Miyashiro, Priscila Pereira Mota Hidaka e Cláudia Lahr Tetzlaff

Tradução: Soraya Imon de Oliveira

Consultoria técnica: Ricardo da Silveira Chaves
          Professor de Biomecânica e Atletismo da Universidade Federal Rural do Rio de Janeiro (UFRRJ)
          Mestre em Saúde e Educação pelo Centro Universitário de Volta Redonda (UniFOA), com enfoque em atividade
            física para a terceira idade
          Especialista em Docência para o Ensino Superior pelo UniFOA
          Graduado em Educação Física pelo UniFOA

Revisão de tradução e revisão de prova: Depto. editorial da Editora Manole
Projeto gráfico e diagramação: Zeta Design Studio
Fotografias: © Human Kinetics (a menos que indicado de outra forma)
Ilustrações: Mic Greenberg
Capa: Rubens Lima

Dados Internacionais de Catalogação na Publicação (CIP)
(Câmara Brasileira do Livro, SP, Brasil)

Taylor, Albert W.
    Fisiologia do exercício na terceira idade /
Albert W. Taylor, Michel J. Johnson ; tradução
Soraya Imon de Oliveira. -- Barueri, SP :
Manole, 2015.

    Título original: Physiology of exercise and
healthy aging.
    Bibliografia.
    ISBN 978-85-204-3585-4

    1. Envelhecimento - Aspectos fisiológicos
2. Exercícios - Aspectos fisiológicos 3. Exercícios
físicos para os idosos I. Johnson, Michel J.
II. Título.

14-11803   CDD-612.044

Índices para catálogo sistemático:
1. Fisiologia do exercício na terceira idade
612.044

Nenhuma parte deste livro poderá ser reproduzida por qualquer processo,
sem a permissão expressa dos editores. É proibida a reprodução por xerox.
A Editora Manole é filiada à ABDR – Associação Brasileira de Direitos Reprográficos.

Edição brasileira – 2015

Direitos em língua portuguesa adquiridos pela:
Editora Manole Ltda.
Av. Ceci, 672 – Tamboré
06460-120 – Barueri – SP – Brasil
Tel.: (11) 4196-6000
Fax: (11) 4196-6021
www.manole.com.br
info@manole.com.br

Impresso no Brasil
Printed in Brazil

Dedicamos este livro a nossas esposas, Catherine e Nicole.
Sem seu amor e apoio constantes, esta obra jamais teria sido concretizada.

SUMÁRIO

Apresentação   xi
Prefácio   xiii
Agradecimentos   xvii
Sobre os autores   xix
Sobre os colaboradores   xxi

Introdução   1
Alterações físicas e cognitivas associadas ao envelhecimento   2
O processo de envelhecimento   3
Envelhecimento e processos homeostáticos   4
Demografia do envelhecimento   5
Teorias do envelhecimento   6
Atividade física e envelhecimento   9
Recomendações para programas de exercícios   10
Resumo   10

Parte I   **Sistemas fisiológicos, alterações relacionadas à idade e papel da atividade física**   **13**

Capítulo 1   Sistema cardiopulmonar   15
Estrutura e função   16
Alterações relacionadas à idade   21
Doença cardiovascular e idade   22
Recomendações para programas de exercícios   26
Resumo   27

Capítulo 2   Sistema musculoesquelético   29
Morfologia do músculo   30
Alterações das propriedades bioquímicas relacionadas à idade   34
Músculo esquelético, envelhecimento e treinamento   36
Doenças relacionadas à idade que limitam o exercício   39
Recomendações para programas de exercícios   42
Resumo   42

VIII Fisiologia do exercício na terceira idade

Capítulo 3 Sistema nervoso 45
Visão geral do sistema nervoso 46
Doenças relacionadas à idade 50
Recomendações para programas de exercícios 52
Resumo 53

Capítulo 4 Sistemas sensoriais 55
Audição 56
Visão 58
Tato 59
Olfato e paladar 59
Recomendações para programas de exercícios 61
Resumo 62

Parte II Nutrição, doenças comuns e papel da atividade física 65

Capítulo 5 Nutrição e diabetes 67
Nutrição para idosos 68
Benefícios do exercício e da alimentação saudável 71
Diabetes 73
Recomendações para programas de exercícios 77
Resumo 78

Capítulo 6 Saúde óssea e osteoporose 79
Função e estrutura óssea 80
Osteoporose 81
Nutrição para saúde óssea 85
Atividade física para saúde óssea 87
Recomendações para programas de exercícios 90
Resumo 92

Parte III Adaptabilidade fisiológica ao treinamento e à atividade física 95

Capítulo 7 Uma abordagem funcional ao exercício 98
Princípios do exercício 98
Prescrição de exercício 103
Programação do exercício 105
Recomendações para programas de exercícios 113
Resumo 116

Capítulo 8 Treinamento de condicionamento aeróbico e anaeróbico 117
Revisão da fisiologia do exercício 118
Benefícios do condicionamento aeróbico e anaeróbico 119
Recomendações para programas de exercícios 121
Resumo 124

Capítulo 9 Treinamento de condicionamento muscular 127

Revisão da fisiologia do exercício 128

Diretrizes para o treinamento de resistência 130

O desafio do treinamento concomitante 132

Recomendações para programas de exercícios 132

Resumo 135

Capítulo 10 Adesão ao exercício e medidas de segurança 138

Adesão ao exercício 138

Segurança 141

Recomendações para programas de exercícios 143

Resumo 143

Capítulo 11 Atletas *masters* e uso abusivo de fármacos 145

Atletas *masters* 146

Hormônios 148

Esteroides anabolizantes 151

Analgésicos e anti-inflamatórios 152

Medicações para hipertensão 153

Outras medicações 156

Suplementação dietética e ergogênicos 158

Resumo 162

Apêndice A: Fontes na internet 165

Apêndice B: Formulários 167

Bibliografia e referências bibliográficas 191

Índice remissivo 209

APRESENTAÇÃO

É um grande prazer, e de fato uma honra, recomendar o oportuno livro do dr. Taylor – *Fisiologia do exercício na terceira idade*. Bert e eu nos lembramos de um marco na história canadense de saúde e condicionamento físico: o ano de 1961, em que o governo federal decretou o Bill C 131, "um ato destinado a incentivar o condicionamento físico e o esporte amador". Uma das consequências desse ato foi a decisão de estabelecer três unidades de pesquisa sobre condicionamento, que seriam distribuídas ao redor do Canadá de uma forma politicamente correta. Uma das unidades foi inaugurada na cidade campineira de Edmonton (para a qual o dr. Bert Taylor foi rapidamente nomeado diretor). A segunda unidade foi aberta na região central do Canadá (e trouxe-me a Toronto), e a terceira unidade entrou em funcionamento em La Belle Province, em Montreal. Até aquele ponto, os estudantes canadenses careciam de oportunidades de doutorado em ciência do exercício, porém nossas unidades rapidamente estimularam a University of Alberta e a University of Toronto a remediarem essa deficiência.

O interesse canadense pelo condicionamento físico expandiu-se rápido e começou a envolver não só adultos saudáveis como também indivíduos de idade mais avançada e aqueles com doença cardiovascular. O dr. Peter Rechnitzer, da University of Western Ontario (UWO), iniciou um estudo multicêntrico, controlado e randomizado sobre o exercício para pacientes pós-coronarianos. Quando esse estudo foi concluído, a faculdade de educação física da universidade decidiu aplicar táticas e técnicas semelhantes em um estudo de larga escala sobre envelhecimento saudável. Após receberem seus títulos de doutor, vários dos meus alunos se envolveram nessa iniciativa, e o dr. Bert Taylor foi tentado a se mudar da University of Alberta para atuar como reitor da faculdade de educação física da UWO, então em processo de expansão.

Bert e eu trilhamos caminhos paralelos em nossas carreiras por mais de 40 anos. Eu também aprendi a respeitar sua sabedoria acumulada e a admirar a notável pesquisa conduzida pelo Canadian Centre for Activity and Aging (CCAA), na UWO. Agora que estamos chegando a uma fase crítica de nossas vidas, fico contente pelo dr. Taylor ter dedicado um pouco de seu tempo para refinar o imenso volume de conhecimento científico e prático acumulado por seu grupo de pesquisa e apresentá-lo em um formato de leitura tão simples. A integração das informações sobre exercício, nutrição e farmacoterapia destinados a idosos, assim como a atenção dirigida aos exercícios femininos e a consideração zelosa das necessidades apresentadas por indivíduos com doença crônica, são aspectos particularmente valiosos deste livro-texto. Em meio à população mundial em constante processo de envelhecimento, o livro do dr. Taylor deve contribuir de forma significativa para que estudantes, profissionais da saúde e profissionais ligados à área da saúde tenham uma instrução mais completa acerca da educação física, da ciência do exercício e do condicionamento físico e saúde no Canadá, nos Estados Unidos e pelo mundo afora.

Roy J. Shephard

PREFÁCIO

O envelhecimento é um conceito que, na maior parte da história registrada, refere-se a um número relativamente pequeno de indivíduos, em particular aqueles que romperam a barreira dos 90 anos. Neste novo milênio, parece que seremos forçados a redefinir o significado real do envelhecimento. Hoje, chegar aos 100 anos de idade já não é considerado uma singularidade, um milagre ou uma ocorrência rara. Na América do Norte, a coorte populacional de crescimento mais acelerado corresponde aos indivíduos com idade acima de 85 anos. Essas demografias não só mostram a dinâmica populacional que se instalou ao longo dos últimos vinte anos como também indicam a transição etária que provavelmente ocorrerá no decorrer das próximas duas décadas. As implicações para as numerosas facetas da nossa sociedade constituem a base de uma significativa preocupação em áreas tão diversas quanto a geografia e a economia.

> ## O interesse da sociedade por exercício e envelhecimento

A população que envelhece de forma acelerada constitui um grave aspecto do sistema de assistência médica. A taxa de natalidade decrescente registrada na América do Norte, quando aliada ao aumento do número de cidadãos idosos, coloca em risco os sistemas de assistência médica atualmente existentes. As despesas crescentes enfrentadas pelos nossos sistemas de assistência médica e paramédica serão bancadas por um número cada vez menor de indivíduos e, em particular, por aqueles que pagam impostos. É preciso encontrar uma solução que não seja baseada no aumento das taxas e das despesas médicas, a fim de evitar o colapso total dos sistemas atuais. Embora a pesquisa básica e clínica tenha contribuído para aumentar a longevidade, a questão da morbidade reduzida parece ter sido respondida primariamente por meio da intensificação das pesquisas e do uso da terapia farmacológica. Todavia, a resposta correta deve vir de uma combinação de melhores condições de vida, melhora da nutrição e níveis adequados de atividade física.

Ao longo dos últimos anos, a obesidade se transformou em pandemia no Canadá e nos Estados Unidos, se não em todo o mundo industrializado. Esse problema não pode se tornar crônico. Durante os anos da adolescência, as pessoas estão desenvolvendo diabetes de tipo 2 e várias formas de doença cardiovascular, incluindo os ataques cardíacos de manifestação precoce. As causas primárias desses males são as escolhas nutricionais ruins e o nível de atividade física inadequado. O fato de essas doenças estarem afetando os jovens é mau presságio para toda a população, à medida que as pessoas envelhecem. De fato, se a situação atual adquirir proporções maiores, não só o sistema de assistência médica como toda a população estarão envoltos em sérias dificuldades.

A obra *Physical activity and health: a report of the surgeon general* (1996) forneceu evidências dos efeitos benéficos do exercício em diversas doenças. O exercício é uma ferramenta preventiva destinada a ser usada para diminuir ou, em certos casos, compensar os efeitos deletérios de enfermidades como o diabetes de tipo 2, câncer de cólon em homens, câncer de mama em mulheres, obesidade, osteoporose, osteoartrite e doença cardiovascular. A maioria desses problemas médicos está exacerbada nos indivíduos de idade mais avançada. Na verdade, os idosos não raro sofrem de uma combinação de vários desses males. É assim o mundo "não tão maravilhoso" do envelhecimento. Os anos subsequentes aos 65 anos de idade frequentemente são referidos como "anos dourados". Poucos indivíduos pertencentes a esse grupo aceitariam essa definição, se tivessem chance de escolher. Em vez disso, desenvolveu-se uma nova forma de discriminação chamada de idadismo (discriminação etária). No idadismo, os idosos são menosprezados por causa de seus problemas que, na maioria dos casos, não conseguem controlar. Entretanto, vários problemas relacionados ao envelhecimento são controláveis – ou ao menos podem ser retardados e ter seu progresso desacelerado. O exercício não é o elixir para a vida saudável, mas um regime regular de atividade física comprovadamente diminui a morbidade e aumenta a qualidade de vida usufruída por nossa população de idosos.

› Uma área de estudos emergente

Embora a fisiologia do exercício seja aceita como ciência há mais de 50 anos, existem poucos artigos publicados sobre os efeitos do exercício nos indivíduos dos grupos de faixas etárias mais altas. Infelizmente, a maioria das pesquisas desse tipo já realizadas envolve apenas homens e a maioria dos artigos publicados relata estudos conduzidos com indivíduos saudáveis. Por outro lado, a demografia em mudança constante, que levou à previsão de que até 25% da população norte-americana terá mais de 65 anos de idade em 2025, tem impulsionado investigações crescentes sobre o fenômeno do envelhecimento e as perturbações que afetam o envelhecimento saudável. Do mesmo modo, como as mulheres em geral vivem mais do que os homens na maioria das sociedades, um interesse especial sobre a longevidade feminina foi despertado. Há poucos anos, o exercício era contraindicado ou considerado inapropriado para as mulheres, sobretudo as de idade avançada. Agora, com o conhecimento de que o exercício pode servir de medida preventiva contra numerosas enfermidades, em particular aquelas consideradas mais prevalentes entre as mulheres (p. ex., osteoporose), alguns laboratórios de pesquisa e pesquisadores individuais mostraram interesse renovado nos efeitos do exercício sobre o envelhecimento. Os efeitos do envelhecimento e da inatividade física sobre os homens são razoavelmente bem conhecidos, em particular no que se refere à cardiopatia coronariana (CC); no entanto, o exercício preventivo destinado aos idosos raramente recebe a devida atenção. Além disso, o interesse renovado no exercício como forma de medicina preventiva resultou na introdução de muitos regimes de exercício não aprovados e que, na verdade, podem ser prejudiciais aos participantes.

Neste livro, todavia, tentou-se estabelecer a definição real de envelhecimento saudável e os efeitos promovidos pelas rotinas de exercícios regulares não só em termos de longevidade como também de diminuição da morbidade. Com muita frequência, são escritos livros-texto com um enfoque restrito demais. Nesta obra, tentou-se evitar tal limitação, integrando a ciência da fisiologia do exercício ao envelhecimento como um fenômeno biológico inegável e irreversível. O objetivo é mostrar que, com a prescrição correta de exercícios, é possível adiar não só esse fenômeno e as doenças específicas do envelhecimento, como também melhorar os efeitos insidiosos dessas enfermidades. Foram explorados os processos físicos e cognitivos do envelhecimento, bem como os efeitos do exercício físico seguro e apropriado sobre a adesão e a melhora fisiológica em idosos. Enfatizaram-se a triagem e a avaliação, bem como os princípios básicos do exercício destinado aos idosos e os programas de treinamento para todo o espectro de idosos, incluindo os idosos fragilizados, os idosos considerados normais e os atletas *masters*. Um aspecto exclusivo deste livro-texto está no fato de que foram discutidos esses tópicos combinados a conceitos científicos de fisiologia básica e informações sobre as doenças do envelhecimento.

› O enfoque e a matéria do livro

Este livro foi escrito explicitamente para estudantes interessados no processo de envelhecimento e nos efeitos promovidos pelo exercício para a qualidade de vida dos indivíduos que estão em processo de envelhecimento. Espera-se que os estudantes, ao usarem esta obra como livro-texto ou como leitura auxiliar de um curso, tenham acesso pelo menos a um curso introdutório sobre fisiologia humana. O livro aborda os três grupos do espectro de envelhecimento e saúde: o idoso fragilizado, os indivíduos em processo de envelhecimento dentro da média e os atletas *masters*.

Os capítulos apresentam conceitos básicos de fisiologia relacionados ao processo de envelhecimento; um regime de exercícios apropriado para o tópico discutido no capítulo; os exercícios contraindicados; e as formas de atividade física que são comprovadamente benéficas para a população em processo de envelhecimento. As respostas fisiológicas às perturbações agudas e crônicas do exercício são analisadas, inclusive aquelas observadas nos estudos que abordam o condicionamento cardiorrespiratório; força e metabolismo muscular; neurofisiologia e os sentidos; e as doenças do envelhecimento, incluindo o diabetes de tipo 2, osteoporose, artrite e doenças cardiovasculares. Ao final de cada capítulo são encontradas questões que podem ser úteis ao preparo para exames e que testam o conhecimento do leitor sobre as matérias abordadas.

O material adicional contido no livro inclui informação relacionada ao processo de envelhecimento, atletas *masters*, prevenção de quedas, dados demográficos internacionais e teorias do envelhecimento. As referências incluem sites, onde são disponibilizadas informações adicionais que o leitor pode encontrar, bem como fontes para impressão de material.

Os materiais de referência de cada capítulo aparecem na seção "Bibliografia e referências bibliográficas", no fim do livro. Cada capítulo contém tabelas ou figuras que acrescentam informação visual ou estatística, ou ainda reforçam o material textual.

A Parte I abrange os sistemas fisiológicos (cardiopulmonar, musculoesquelético, nervoso e sensoriais), as alterações relacionadas à idade que ocorrem nesses sistemas e os efeitos da atividade física sobre eles. Tomados em conjunto, os capítulos da Parte I revisam conceitos básicos de fisiologia e os relacionam ao processo de envelhecimento. O Capítulo 1 discute várias doenças cardiopulmonares, enquanto o Capítulo 2 aborda a artrite com certo grau de detalhamento. O Capítulo 3 contém informações sobre as doenças do sistema nervoso. Os efeitos perturbadores do exercício sobre os sistemas do corpo combinados aos efeitos do envelhecimento são discutidos, bem como os efeitos do exercício sobre as doenças do envelhecimento. Os sentidos raramente são mencionados nos livros sobre fisiologia do exercício, mas sua importância relativa no processo de envelhecimento torna o Capítulo 4 altamente significativo.

A Parte II enfatiza os aspectos nutricionais em relação ao envelhecimento. Todos os indivíduos em processo de envelhecimento são incentivados a não só manipularem suas dietas para que atendam a suas necessidades diárias, como também a perceberem que várias doenças do envelhecimento estão relacionadas a graves complicações nutricionais. No Capítulo 5, o enfoque é a nutrição destinada aos idosos e os efeitos do exercício regular sobre o controle da dieta. Além disso, o Capítulo 5 discute o aparecimento do diabetes de tipo 2 e os efeitos benéficos da manipulação dietética e do exercício sobre essa doença. No Capítulo 6, são discutidos os problemas associados à osteoporose em indivíduos idosos, os efeitos preventivos do exercício precoce e os efeitos benéficos da nutrição e do exercício sobre o retardo da evolução da doença.

A Parte III contém material relacionado à adaptação fisiológica ao treinamento e à atividade física para adultos de idade avançada. O Capítulo 7 traz informações importantes sobre triagem e avaliação. Por causa das doenças insidiosas associadas ao envelhecimento, devem ser adotadas medidas para proteger a segurança dos idosos que não seriam consideradas para as populações mais jovens. No Capítulo 7, são discutidos os princípios do exercício para idosos. Embora tais princípios aparentemente não sejam muito diferentes daqueles destinados aos indivíduos mais jovens, as diferenças são mais sutis em decorrência dos efeitos combinados do processo de envelhecimento. O Capítulo 8 apresenta material sobre o treinamento para processos aeróbicos e anaeróbicos. O Capítulo 9 trata especificamente do treinamento de condicionamento muscular por meio de treinamento de força. A Parte III também aborda a fisiologia do exercício para grupos especiais de indivíduos de idade mais avançada, ou seja, aqueles situados nos limites do espectro – os idosos fragilizados e os atletas *masters*. Embora esses indivíduos possam ter a mesma idade, seus níveis de condicionamento são bastante diferentes e as técnicas de treinamento são muito distintas. Os atletas *masters* constituem a elite da população idosa, enquanto os idosos fragilizados devem ser tratados com bastante cuidado por serem bastante suscetíveis a quedas e poderem se machucar com facilidade.

Além disso, a Parte III aborda alguns aspectos especiais e oportunos. O Capítulo 10 discute a adesão ao exercício, a motivação e as medidas de segurança. Os problemas espe-

cificamente relacionados ao exercício no envelhecimento são discutidos e são sugeridas suas respectivas soluções. Os determinantes de atrito, bem como as habilidades e técnicas de manejo comportamental, são esclarecidos. No Capítulo 11, são discutidos o uso e o abuso de fármacos e suplementos por idosos que praticam exercícios. Este é o capítulo mais longo do livro, porém seu tópico está entre os mais importantes para os indivíduos de idade avançada que praticam exercícios, bem como entre os mais consistentemente evitados nos livros-texto. Os idosos diferem dos jovens em muitos aspectos e não existe uma diferença importante que seja tão prevalente quanto o uso de fármacos para fins médicos, ou uma diferença que tenha recebido tão pouca atenção. Em contraste com os indivíduos mais jovens, a vasta maioria dos idosos precisa usar fármacos para a sobrevivência diária ou para amenizar os problemas associados ao envelhecimento. A incorporação do uso legitimado de fármacos às regras das competições atléticas de idosos tem recebido pouca consideração por parte da comunidade científica. A dicotomia existente entre abuso e sobrevida, essencialmente, é inexistente no caso dos atletas jovens. Essa questão precisa ser abordada imediatamente por causa da prevalência das competições locais, nacionais e internacionais para atletas *masters*. Tentou-se elucidar esse problema e dar algumas recomendações.

Assim, o Capítulo 11 discute várias categorias de fármacos e relaciona incidentes de abuso recentemente ocorridos em campeonatos de *masters* mundiais. É difícil entender que os atletas *masters* estão perdendo medalhas e sendo banidos das competições esportivas por uso de fármacos. O capítulo é uma tentativa de explicar as diferenças de uso de fármacos entre atletas *masters* e atletas jovens. Os aspectos relacionados ao envelhecimento e à necessidade de prescrição de fármacos para atletas *masters* criam uma situação em que o uso de fármacos é mais do que uma questão de ética – trata-se de uma questão de boa saúde ou até mesmo de sobrevivência.

O livro também contém dois apêndices que devem se mostrar informativos e úteis para os estudantes. São listadas fontes de informação, em geral sites, e os estudantes são incentivados a localizar o material que, por sua vez, deve se mostrar benéfico sobretudo para fins de provas.

Como os autores são canadenses e o Canadá está à frente quando o assunto é atividade física e envelhecimento, uma parte significativa do material contido no livro foi desenvolvida nesse país e outra parte foi desenvolvida em cooperação com colegas norte-americanos. O *Canada's physical activity guide to healthy active living for older adults* representa a primeira tentativa de estabelecer um regime de treinamento para os idosos medianos. Esse guia atualmente é encontrado em todos os consultórios de médicos de família do país, bem como na maioria dos clubes de condicionamento físico. O fato de o governo canadense, por meio do *Health Canada*, ter financiado todo o projeto constitui um exemplo excelente da colaboração governamental com diversas agências públicas e particulares. A posição do American College of

Sports Medicine em defender a importância do exercício para idosos é também um exemplo clássico de diversos grupos que atuam juntos na formulação de um documento mais significativo sobre o exercício para a população em processo de envelhecimento.

Os testes para triagem e avaliação de idosos foram descritos em outras publicações, mas os testes específicos fornecidos no Apêndice B garantem a facilidade de acesso para os estudantes, em particular no caso dos testes que têm acesso limitado nos Estados Unidos. Esses materiais são excelentes como material de referência para estudantes interessados no processo de envelhecimento e atividade física.

É importante observar que alguns testes encontrados no Apêndice B passaram por ligeiras modificações. Em alguns casos, essas modificações foram introduzidas para que os leitores pudessem usar esses testes no trabalho com seus pacientes.

Esperamos que os leitores apreciem a abordagem adotada neste livro, que combina a ciência com a aplicação prática, a fim de proporcionar uma perspectiva única sobre a fisiologia do exercício do processo de envelhecimento saudável.

AGRADECIMENTOS

Os autores do livro são os principais reconhecedores dos conselhos, assistência e dedicação aos detalhes por parte das dras. Judy Wright, Elaine Mustain e Melissa McCasky, da Human Kinetics. Sem as incessantes atitudes positivas e a visão para mudanças significativas e úteis dessas profissionais, é provável que nós ainda estivéssemos no estágio de análise do livro, em vez de estarmos apreciando a obra pronta.

SOBRE OS AUTORES

Albert W. Taylor, PhD, DSc, é professor na faculdade de ciências da saúde, medicina e odontologia da University of Western Ontario, em London (Ontário, Canadá), onde dá aulas sobre envelhecimento saudável e fisiologia do envelhecimento. Também atua como pesquisador, investigando os efeitos do exercício sobre o processo de envelhecimento – em particular, os precursores de câncer e as atividades enzimáticas metabólicas. O professor Taylor exerce cargos honorários na University of Toronto, Universite de Moncton, Ukrainian State University of Physical Education and Sport e Semmelweis University of Budapest Medical University.

Ao longo de sua carreira, Taylor publicou mais de 300 artigos científicos e publicações profissionais, incluindo 54 livros e manuais. Também realizou mais de 500 apresentações em reuniões científicas e acadêmicas, em mais de 50 países. Atua como revisor em cerca de 30 periódicos e 15 agências subsidiárias, bem como supervisiona a pesquisa de mais de 165 alunos, muitos dos quais ocupam cargos de liderança em pesquisa, são administradores universitários seniores e atuam como cientistas seniores de renome internacional.

Em reconhecimento por suas pesquisas, Taylor recebeu grau de doutor honorário da Universite de Sherbrooke (Canadá), London Institute for Applied Research (Inglaterra), Semmelweis University (Hungria) e Ukrainian State University of Physical Education and Sport (Ucrânia). Foi ainda incluído em cinco corredores da fama e recebeu reconhecimento por suas contribuições ao esporte e à ciência. Taylor é membro associado do American College of Sports Medicine e membro vitalício honorário da Canadian Olympic Association. Foi presidente do Sports Medicine and Science Council of Canada e da Canadian Society of Exercise Physiology. Taylor recebeu distinção honorífica da Canadian Society of Exercise Physiology, um certificado de reconhecimento por contribuição ao esporte do governo de Ontário e a insígnia de mérito da International Wrestling Federation.

Taylor recebeu o título de doutor em 1967, na Washington State University. Anteriormente, foi membro do conselho de diretores e presidente do Canadian Centre for Activity and Aging, centro afiliado à University of Western Ontario. Atuou ainda como diretor do Research Institute for Aging, na University of Waterloo (Ontário, Canadá).

Em suas horas livres, Taylor gosta de caçar alces, pescar e jogar *bridge* duplo. Vive com a esposa Catherine em Mississauga (Ontário, Canadá).

Michel J. Johnson, PhD, obteve seu título de doutor na University of Western Ontario, em London (Ontário, Canadá), na área de fisiologia neurovascular. Atualmente, pesquisa treinamento de força, metabolismo musculoesquelético e regulação do sistema nervoso autônomo em jovens e idosos. Atua como professor assistente de cinesiologia e é pesquisador-membro do Interdisciplinary Research Program on Safe Driving, na Lakehead University, em Thunder Bay (Ontário, Canadá).

Johnson é *personal trainer* e técnico credenciado de halterofilismo. É membro da National Strength and Conditioning Association e da Canadian Society for Exercise Physiology.

Além de lecionar e desenvolver cursos sobre prescrição de exercícios e fisiologia do envelhecimento para nível universitário, Johnson também é desenvolvedor de cursos sobre saúde e educação interprofissional. A experiência nessas áreas, aliada a mais de 15 anos de atuação como consultor de treinamento de fortalecimento para times nacionais e associações de treinamento, conferiu-lhe uma extensa experiência prática na prescrição de exercícios para atletas e não atletas de todas as idades.

Johnson vive em Thunder Bay (Ontário, Canadá) com a esposa Nicole e o filho Patrick, onde passa o tempo livre lendo, fazendo treinamento de resistência e caminhando.

SOBRE OS COLABORADORES

Aqueles que contribuíram para a redação deste livro são todos profissionais internacionalmente reconhecidos, incluindo cinesiologistas, fisiologistas, terapeutas ou médicos, e estão engajados na pesquisa sobre envelhecimento e atividade física. Entre esses profissionais, os autores são responsáveis por mais de 500 publicações científicas, incluindo mais de 50 livros e manuais.

A dra. Denise Connelly concluiu o bacharelado em biologia, bacharelado e mestrado em fisioterapia, e doutorado em cinesiologia na University of Western Ontario (UWO). Seu doutorado foi concluído no Canadian Centre for Activity and Aging, onde estudou os efeitos do envelhecimento e do exercício em idosos que vivem em residências comunitárias. A dra. Connelly escreveu o Capítulo 7, "Uma abordagem funcional ao exercício". Atualmente, ela é membro do corpo docente da escola de fisioterapia da UWO.

Para o Capítulo 6, "Saúde óssea e osteoporose", contribuiu a dra. Darien Lazowski-Fraher. Ela concluiu o bacharelado em microbiologia na University of British Columbia (UBC), o mestrado em patologia (pesquisa sobre câncer) na UBC, o doutorado em patologia com ênfase especial em patologia óssea e osteoporose na UWO e, por fim, o bacharelado em fisioterapia clínica na UWO. Atualmente, a dra. Darien é responsável pelo programa em osteoporose da Downtown Clinic, em London (Ontário, Canadá), e atua no conselho científico da Osteoporosis Society of Canada.

O dr. Tom Overend escreveu o Capítulo 8, "Treinamento de condicionamento aeróbico e anaeróbico". Ele concluiu o bacharelado em educação física na University of Alberta, o mestrado em educação física na UWO, e o doutorado em cinesiologia no Canadian Centre for Activity and Aging. Seus estudos de doutorado abordaram o envelhecimento e a potência e capacidade aeróbicas. Subsequentemente, dr. Tom concluiu o bacharelado em

fisioterapia na UWO, onde atua como professor associado, investigando a reabilitação da fratura do quadril e a fisioterapia cardiorrespiratória.

O Capítulo 1, "Sistema cardiopulmonar", foi escrito pelo dr. Kevin Shoemaker. Ele concluiu a graduação na Wilfrid Laurier University e o mestrado e o doutorado na University of Waterloo. A dissertação de sua pesquisa de pós-graduação foi sobre o controle dinâmico do fluxo sanguíneo nos membros no início do exercício, em seres humanos. Posteriormente, no Pennsylvania State College of Medicine, ele investigou o controle autonômico da circulação, antes de aceitar um cargo na escola de cinesiologia da UWO. Sua linha de pesquisa enfoca a compreensão do modo como o sistema nervoso autônomo se comunica com o tecido vascular para regular a pressão sanguínea e a distribuição do fluxo sanguíneo.

A dra. Taryn-Lise Taylor concluiu o bacharelado em cinesiologia e o mestrado em medicina do esporte na UWO, e concluiu o doutorado em medicina na University of Ottawa. Fez residência em medicina de família, conquistou uma bolsa de estudos em medicina do esporte e hoje tem licença para exercer a prática no Canadá e nos Estados Unidos. O Capítulo 11, "Atletas *masters* e uso abusivo de fármacos", é sua contribuição para este livro.

O dr. Anthony Vandervoort, em coautoria com o dr. Michel Johnson, contribuiu para os Capítulos 3, 4 e 9, que abordam o sistema nervoso, sistemas sensoriais e treinamento de condicionamento muscular, respectivamente. Ele concluiu o bacharelado em cinesiologia na University of Waterloo e o mestrado e o doutorado na McMaster University, respectivamente, em cinesiologia e neurociência. Seu trabalho de doutorado e sua pesquisa tiveram como enfoque primário as quedas e o treinamento de força na população de idosos fragilizados.

INTRODUÇÃO

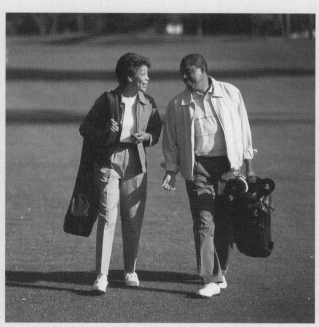

CONTEÚDO DESTE CAPÍTULO

Alterações físicas e cognitivas associadas ao envelhecimento

O processo de envelhecimento

Envelhecimento e processos homeostáticos

Demografia do envelhecimento

Teorias do envelhecimento
   Definições e subgrupos de teorias do envelhecimento
   Categorias de teorias modernas do envelhecimento

Atividade física e envelhecimento

Recomendações para programas de exercícios

Resumo

> *"Nos anos remanescentes da sua vida, você tem que ser capaz de realizar as atividades básicas do dia a dia."*
>
> S. Katz et al., *New England Journal of Medicine*, p. 1218.

O envelhecimento é um conceito nebuloso. A maioria das pessoas pensa em termos cronológicos, mesmo que todos conheçam bem as diferenças de aparência física apresentadas por indivíduos de idades semelhantes. Além disso, é raro pensar nas funções fisiológicas que não são tão prontamente evidentes aos olhos. O propósito desta introdução é definir o processo de envelhecimento, bem como delinear os efeitos do envelhecimento e da atividade física sobre a homeostase do corpo humano, além de revisar brevemente as teorias científicas sobre o envelhecimento. O envelhecimento é discutido ao longo do livro somente em termos fisiológicos e bioquímicos. Admite-se que o processo de envelhecimento é afetado de maneira significativa por fatores sociológicos e psicológicos, contudo, esses conceitos ultrapassam a estrutura deste livro. Os autores, por assim dizer, permanecem fiéis à máxima de que o corpo humano é constituído e funciona por meio da interação entre eletricidade e moléculas químicas, e assim consideram que todos os sistemas são controlados de alguma forma por essas duas entidades.

É preciso considerar dois tipos de envelhecimento: o envelhecimento eugérico e o envelhecimento patogérico. O envelhecimento eugérico refere-se às alterações funcionais não produzidas por doença, ou seja, uma situação que existiria somente se vivêssemos em um mundo perfeito ou em uma bolha ambientalmente controlada – um mundo onde os seres humanos e outras espécies alcançariam a máxima expectativa de vida que se possa atingir. O envelhecimento patogérico diz respeito ao processo de envelhecimento que sofre influências de perturbações ambientais, mutações genéticas e acidentes da natureza ou do ambiente humano.

Alterações físicas e cognitivas associadas ao envelhecimento

À medida que envelhecem, as pessoas vão percebendo numerosas alterações cognitivas e físicas visíveis. Embora muitas dessas alterações façam parte do envelhecimento normal, os fatores ambientais e relacionados ao estilo de vida também podem influenciar bastante o processo de envelhecimento. Espera-se que, com o envelhecimento, o cabelo fique grisalho e fino, a pele perca a elasticidade, o formato do corpo mude e surjam rugas. Os idosos são mais fracos por causa da perda de massa muscular, que geralmente é reposta por uma maior distribuição de gordura. Os idosos encolhem em decorrência da escoliose ou cifose, ou ainda por causa dos arcos caídos, e têm maior tendência a usar próteses, como perucas e dentes postiços. Muitas alterações fisiológicas ainda se tornam evidentes com o envelhecimento. A incidência aumentada de diferentes estágios de demência parece estar associada a um estímulo bioquímico ou fisiológico. Há desequilíbrios hormonais, entre os quais o mais comum é a menopausa, cuja consequência é o aumento da incidência de osteoporose. O aparecimento do diabetes de tipo 2 pode ser uma consequência das alterações endócrinas ou das alterações neurofisiológicas que afetam a sensibilidade no sítio receptor. Esses tópicos são discutidos extensamente ao longo dos vários capítulos do livro.

Uma questão não respondida sobre as numerosas alterações fisiológicas que ocorrem durante o envelhecimento é: "Essas alterações são devidas ao processo de

---

Tipos de envelhecimento

Eugérico: envelhecimento verdadeiro; alterações relacionadas à idade, que acontecem em qualquer indivíduo e inevitavelmente.

Patogérico: envelhecimento patológico, que não é uma parte predestinada do envelhecimento.

envelhecimento cronológico, aos fatores ambientais, ou a uma combinação de ambos?" As listas a seguir incluem as alterações observadas com o envelhecimento, que foram notadas nos seres humanos ao longo das últimas décadas (ver também a Fig. 1). Tais alterações e funções são discutidas em capítulos subsequentes.

- Alterações fisiológicas e bioquímicas:
  - diminuição da função renal;
  - aparecimento de artrite;
  - aparecimento de osteoporose;
  - diminuição do índice cardíaco;
  - diminuição da velocidade de condução nervosa;
  - diminuição da acuidade dos sentidos (audição, visão, paladar, tato, olfato);
  - diminuição da isoimunidade (medida pelos marcadores, especificamente pelos marcadores de autoimunidade).
- Músculos:
  - diminuição da força;
  - encurtamento das fibras musculares;
  - diminuição do número de fibras de contração rápida;
  - declínio do condicionamento físico.
- Sistema cardiorrespiratório:
  - diminuição da captação do O_2;
  - diminuição da frequência cardíaca máxima;
  - intensificação da doença cardiovascular;
  - aumento da incidência de hipertensão.
- Outros:
  - aumento da suscetibilidade à ansiedade (que pode afetar a capacidade de tomar decisões);
  - aumento do tempo de reação;
  - aumento do tempo de movimento.

O processo de envelhecimento

E quando esse processo denominado "envelhecimento" realmente começa? Existem inúmeras explicações religiosas, científicas e até mesmo cômicas. O processo completo tem início no momento da concepção e continua por toda a vida. E quando esse processo termina? Obviamente com a morte do organismo. Entre esses pontos, o envelhecimento prossegue. Como afirmou Kenny (1985), segundo a hipótese fisiológica do envelhecimento e de seu término pela morte eugérica, o declínio da função sucede ao ponto em que se torna impossível manter um ambiente interno compatível com a vida celular. O envelhecimento é afetado pela doença e pelo desuso. A função pode incluir o comprometimento da adaptabilidade, perda das capacidades fisiológicas de reserva e processos, levando eventualmente à morte. O exercício como perturbação não costuma afetar o envelhecimento

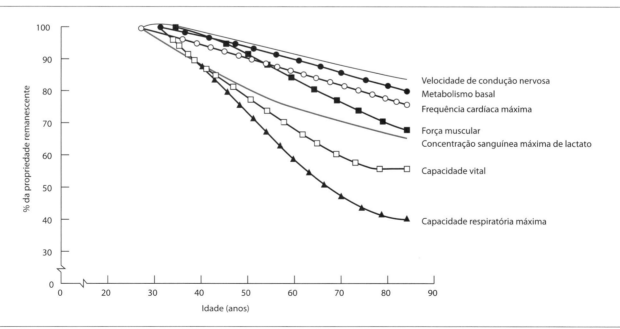

Figura 1 Taxas de declínio de função associado ao envelhecimento.
Reproduzido, com permissão, de J. S. Skinner, 1973, Age and performance. In: *Limiting factors of human performance*, editado por J. Keul (Stuttgart, Germany: Thieme), 271.

primário, se o indivíduo for altamente ativo, conforme ilustra a Figura 2. No entanto, o exercício pode afetar o envelhecimento secundário relacionado a doenças específicas e fatores ambientais.

As perdas funcionais são classificadas em quatro categorias: (1) perda funcional total (p. ex., perda da capacidade reprodutiva e término da menstruação nas mulheres, perda da audição de frequências altas); (2) alteração estrutural (como as perdas funcionais dos néfrons, perda numérica de fibras de contração rápida, perda do diâmetro do músculo esquelético); (3) diminuição da eficiência como unidade (p. ex., diminuição da velocidade de condução nas fibras nervosas); e (4) alteração dos sistemas de controle (em que o sistema, quando exposto ao estresse, apresenta menos reserva; p. ex., os hormônios sexuais femininos, os estrogênios).

Entretanto, as alterações funcionais podem afetar o envelhecimento secundário relacionado a doenças específicas e fatores ambientais. É possível esboçar uma analogia entre a morte de uma célula ou de um organismo inteiro (mortalidade) e uma qualidade de vida diminuída em decorrência da condição de estar adoecido (morbidade).

O processo de envelhecimento segue vários estágios, conforme mostra a Tabela 1. Neste livro-texto, o interesse primário são os estágios que ocorrem desde a fase adulta até a senescência, embora seja preciso lembrar que essas fases do ciclo são afetadas por perturbações ocorridas em estágios anteriores.

> Envelhecimento e processos homeostáticos

A homeostasia consiste na manutenção de condições fisiológicas internas (temperatura corporal, pH do sangue, etc.) relativamente estáveis sob condições ambientais flutuantes (p. ex., atividade física). Em geral, com o envelhecimento, observa-se um aumento do tempo necessário para alcançar o equilíbrio (i. e., aumento do tempo de resposta). Essas alterações podem ser devidas a alguns fatores, como a perda da sensibilidade dos receptores (temperatura, dor, pressão, etc.), o comprometimento da resposta dos centros regulatórios envolvidos nas respostas endócrinas e autonômicas, a diminuição da resposta orgânica efetora, ou ainda uma combinação dessas alterações. Com o envelhecimento, as alças de controle fisiológico deixam de manter um ambiente interno otimizado: as alças que envolvem sensores (receptores), controle (regulação central e valores-alvo) e retroalimentação negativa (redução do desvio em relação ao alvo) já não funcionam com a mesma eficiência com que funcionavam no corpo mais jovem e sadio. A seguir, são listados alguns exemplos de alterações nos processos homeostáticos que ocorrem com o envelhecimento e que serão discutidos ao longo do livro.

Tabela 1 Estágios do processo de envelhecimento

Nascimento até 1 ano	
Neonatal	Nascimento até 3 semanas
Lactância	3 semanas a 1 ano
Infância	
Início	1-6 anos
Meio	7-10 anos
Fim	Pré-puberdade 9-15 anos 12-16 anos
Adolescência	
Meninas	16-19 anos
Meninos	17-19 anos
Fase adulta	
Início	20-29 anos
Meio	30-44 anos
Fim	45-64 anos
Senescência	
Senilidade	65-74 anos
Senilidade de idade mais avançada	74-84 anos
Senilidade avançada	A partir dos 85 anos

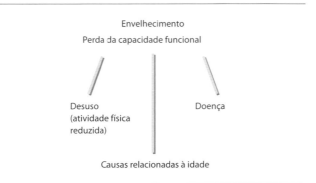

Figura 2 Processo de envelhecimento afetado pela doença e pelo desuso.
Reproduzido, com permissão, de Canadian Centre for Activity and Aging.

- Prolongamento do tempo necessário para alcançar o equilíbrio:
  - perda da sensibilidade dos receptores (temperatura, dor, pressão, etc.);
  - comprometimento da resposta dos centros regulatórios envolvidos nas respostas endócrinas e autonômicas;
  - diminuição da resposta orgânica efetora.

- Receptores: perda da sensibilidade:
  - barorreceptores, quimiorreceptores;
  - perda dos receptores cutâneos.

- Centros regulatórios:
  - sem perda significativa de neurônios: apenas pequenas alterações no ponto de ajuste-alvo;
  - perda da precisão – necessidade de desvios maiores.

- Regulação endócrina (p. ex., variável para cada órgão):
  - aldosterona para regulação do conteúdo de sal com redução acentuada em termos de secreção e níveis sanguíneos;
  - produção diminuída de estrogênios até a completa eliminação com a menopausa.

- Fluxo de saída autonômico:
  - estudos de experimentação animal, alterações significativas associadas à idade; transmissão retardada (gânglios autônomos), porém aumento da sensibilidade pós-ganglionar ao neurotransmissor (como na hipersensibilidade por desnervação);
  - colinérgico – diminuição da taxa de síntese de acetilcolina;
  - adrenérgico – aumento da liberação de neurotransmissor, porém diminuição dos receptores de catecolaminas (menos sensibilidade e responsividade).

- Efetores regulatórios:
  - deterioração da função (p. ex., tecido marca-passo nodal cardíaco; inotrópico);
  - diminuição da complacência, perda de massa, diminuição de betarreceptores (p. ex., diminuição do número de glândulas sudoríparas).

❯ Demografia do envelhecimento

A demografia mundial está mudando rapidamente, sobretudo na América do Norte. Foi previsto que, em 2025, mais de 25% da população dos Estados Unidos e do Canadá estariam com pelo menos 65 anos de idade. De fato, estimou-se que, ao redor do ano de 2050, o número de indivíduos com 60 anos ou mais será, pela primeira vez na história, maior do que o número de crianças na faixa etária de 0 a 14 anos. Como essas alterações podem influenciar de modo significativo o conteúdo e a distribuição das intervenções de atividade física, uma apreciação básica da demografia inconstante pode ser útil ao desenvolvimento de regimes de exercício apropriados para atender às necessidades dessa população. Existem dois fatores demográficos importantes a serem considerados: as curvas de sobrevida e as diferenças entre os sexos.

- **Curvas de sobrevida.** O envelhecimento de uma população é caracterizado por uma curva de sobrevida (ou de mortalidade). Na Figura 3, a taxa de mortalidade aumenta a uma razão estável (exponencial). Quando as taxas de morte são graficamente representadas em escala logarítmica, obtém-se uma reta (função de Gompertz). A inclinação da reta da função de Gompertz indica a taxa de envelhecimento média. As diferenças de longevidade existentes entre as espécies resultam, primariamente, das diferenças de taxa de envelhecimento. O objetivo dos especialistas em exercício é deslocar a reta para a direita, de modo que os idosos consigam viver mais e em condições mais saudáveis.

- **Diferenças entre os sexos.** No decorrer dos últimos cem anos, nasceram mais homens do que mulheres. Entretanto, desde a concepção, as mulheres parecem apresentar uma vantagem de sobrevida. Em outras palavras, ocorrem mais abortos espontâneos, insucessos de gestação e natimortos envolvendo bebês do sexo

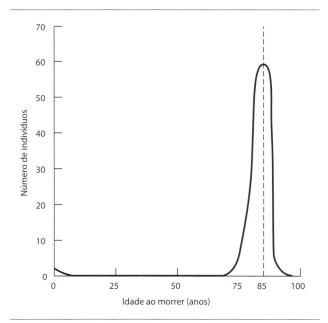

Figura 3 Curva de mortalidade.
Reproduzido, com permissão, de J. F. Fries, 1980, "Aging, natural death, and compression of morbidity", *New England Journal of Medicine* 303: 130-135. Copyright 1980 Massachussetts Medical Society. Todos os direitos reservados.

masculino. O hiato sexual tem permanecido estável desde 1970 e, de fato, algumas evidências sugerem que hoje nascem mais bebês do sexo feminino do que do sexo masculino. Mesmo assim, conforme a população envelhece, há uma diminuição da proporção homens:mulheres na população dos Estados Unidos e da maioria dos países industrializados (Fig. 4). Foram propostas algumas teorias para explicar as diferenças observadas entre os sexos. Entre essas teorias, estão a teoria genética, a teoria das diferenças hormonais e a teoria das diferenças sociais. Entretanto, até o momento, nenhuma teoria foi comprovada e esse assunto continua sendo alvo de conjecturas.

Teorias do envelhecimento

Ao longo do século passado, numerosas teorias sobre envelhecimento foram desenvolvidas. Entretanto, nenhuma teoria ganhou aceitação da comunidade científica até agora. Balcombe e Sinclair (2001) sugeriram que um dos motivos da confusão existente em torno da causa do envelhecimento é a polarização de teorias, em que as teorias programadas e as teorias de erro estão nos extremos opostos do espectro. Os autores deste livro sugerem que, muito provavelmente, o envelhecimento não seja causado por um único fator, e sim por um agregado de causas. Todas as células, assim como todos os organismos, não envelhecem com a mesma velocidade. Desta forma, todos os seres humanos e as outras espécies de mamíferos também não envelhecem com a mesma velocidade. Essa diferença pode ser observada ao contrapor o envelhecimento cronológico com o envelhecimento biológico. Basta prestar atenção ou refletir sobre o quanto algumas pessoas de idade avançada diferem umas das outras em termos de aparência e atividade, mesmo que tenham a mesma idade cronológica. O denominador comum a todos os vários grupos de teorias do envelhecimento é a ideia de que as funções corporais declinam com o avanço da idade. A Tabela 2 fornece alguns exemplos de diferentes taxas de declínio de numerosas funções fisiológicas por década. O "ápice" refere-se ao ponto no tempo em que o sistema ou função deixa de aumentar ou atinge um platô e quando, de fato, começa o declínio da integridade ou da função.

Definições e subgrupos de teorias do envelhecimento

O envelhecimento biológico refere-se às alterações lentas, progressivas, estruturais e funcionais que ocorrem nos níveis celular, tecidual e orgânico, afetando enfim o desempenho de todos os sistemas corporais. Strehler et al. (1959) caracterizaram o envelhecimento com base em quatro aspectos:

- é um fenômeno destrutivo e comprometedor da funcionalidade;
- é progressivo e irreversível;
- é intrínseco (i. e., determinado por fatores internos, e não externos);
- é universal (i. e., todos os indivíduos das mesmas espécies exibem um padrão de envelhecimento amplamente uniforme, com todos os seres vivos apresentando o fenômeno de envelhecimento).

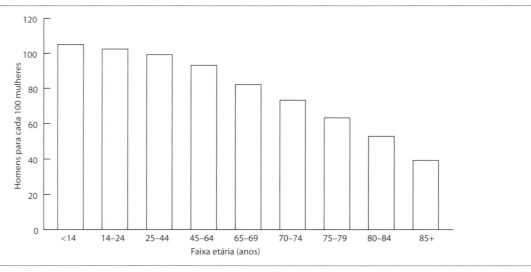

Figura 4 Proporção homens:mulheres nos Estados Unidos, na faixa de 14 a 85+.
Adaptado de R. C. Crancall, 1991, *Gerontology: A behavioral science approach*, 2. ed. (Nova York: McGraw-Hill Companies), 49. Com permissão de The McGraw-Hill Companies.

Tabela 2 Taxas de declínio das funções associado ao envelhecimento, por década após o ápice

Velocidade de condução nervosa	15%
Taxa metabólica basal	20%
Índice cardíaco	30%
Capacidade vital	50%
Fluxo sanguíneo renal	50%
O_2 máximo	60-70%
Estatura (altura)	1 cm
Massa magra corporal	10%

Esposito (1983) classificou as abordagens teóricas modernas em três subgrupos distintos:

- **Mecanismos causativos:** que explicam o envelhecimento em termos de alterações fisicoquímicas pequenas, esporádicas e individualmente insignificantes, que se acumulam nos organismos complexos e levam à manifestação do fenômeno do envelhecimento.

- **Explicações sistêmicas:** caracterizam o envelhecimento em termos de interação no nível de órgãos e sistemas em organismos complexos.

- **Explicações evolucionárias:** especulam a existência de um programa genético ativo de envelhecimento e morte para cada espécie.

Já no século IV a.C., Hipócrates considerou as causas do envelhecimento. Um grande número de indivíduos com inclinação científica passou boa parte de seu tempo estudando esse assunto (ver na Tab. 3 um resumo até a década de 1960). Atualmente, nenhuma dessas teorias conta com o suporte da comunidade científica. Mesmo assim, a ciência vem se preocupando com as causas do envelhecimento há muito tempo.

Categorias de teorias modernas do envelhecimento

Numerosas teorias modernas foram propostas para explicar as alterações associadas ao envelhecimento. Essas teorias podem ser agrupadas em cinco amplas categorias: teorias de desgaste; teorias genéticas; teorias de desequilíbrio geral; teorias de acumulação; e hipótese da desdiferenciação do envelhecimento e do câncer (DHAC).

- **Teorias de desgaste.** Para muitos, esse grupo de teorias pode parecer simplista demais, uma vez que cada teoria individual afirma que as partes do corpo (células, órgãos, etc.) sofrem desgaste com o uso contínuo e param de funcionar. O dano pode resultar de causas internas ou externas, com consequente acúmulo de agressões reparadas de modo incompleto. As células perdem a capacidade de

Tabela 3 Teorias do envelhecimento – figuras históricas

Hipócrates (460-377 a.C.)	Definiu o envelhecimento como um evento irreversível e real, ditado pela perda gradual de calor.
Erasmus Darwin (avô de Charles)	Estabeleceu uma das primeiras teorias sobre o envelhecimento (1795); observou que os organismos mais velhos apresentavam respostas diminuídas aos estímulos e explicou isso como sendo uma perda da excitabilidade que ocorre com o passar do tempo.
Pearl (1928)	Propôs uma variante baseada na relação inversa existente entre as taxas metabólicas e a expectativa de vida, que ficou conhecida como teoria do ritmo da vida. Segundo essa teoria, existe um potencial metabólico geneticamente determinado que é usado até uma taxa determinada pela taxa metabólica real do animal.
Kunze (1933)	Propôs que o desgaste dos órgãos é causado pela irradiação cósmica.
Henshaw (1947)	Demonstrou que a irradiação de animais de laboratório com uma dose inferior à dose causadora de dano real resultou na aceleração do processo de envelhecimento.
Failla (1960)	Observou que o número de aberrações cromossômicas aumentava com o avanço da idade. Isso o levou à teoria da mutação somática, que atribui o envelhecimento ao acúmulo de erros genéticos nas células pós-mitóticas ao longo da vida da célula.

regeneração e isso leva à exaustão mecânica ou química. As causas podem incluir microagressões químicas encontradas no ar, nos alimentos, na fumaça ou, internamente, no metabolismo celular basal. Vírus, traumatismos, radicais livres, ligações cruzadas, radiação ambiental e temperatura corporal alta são alguns exemplos.

- **Teorias genéticas.** Essas teorias sustentam que os genes programam o envelhecimento desde o nascimento até a morte. Em outras palavras, as células possuem um relógio biológico ou estão programadas para morrerem (apoptose). Isso pode ser observado, por exemplo, na puberdade e na menopausa. Foi sugerido que pode haver um ou mais genes atuando positivamente na determinação da longevidade. Os genes ditam o envelhecimento celular junto ao núcleo celular, ou são expressos ou reprimidos com o desenvolvimento normal. A mutação genética e o erro celular são outros exemplos de complicações genéticas que aceleram o envelhecimento.

- **Teorias de desequilíbrio geral.** Essas teorias sugerem que o cérebro, glândulas endócrinas ou sistema imune (ou uma combinação destes) falham gradualmente em funcionar de maneira adequada. A taxa de falhas varia em diferentes sistemas. O sistema nervoso central (SNC) e os sistemas neuroendócrinos são importantes como reguladores e integradores da função celular e dos sistemas orgânicos, enquanto a falha do sistema imune resulta na suscetibilidade à doença.

- **Teorias de acumulação.** Essas teorias sugerem a ocorrência de um declínio funcional associado ao envelhecimento, que resulta do acúmulo de certos elementos (alguns estranhos e outros produzidos pelo metabolismo celular natural). São exemplos a lipofucina presente na célula, o acúmulo de radicais livres e o excesso de permeabilidade da membrana ao potássio.

- **Hipótese da desdiferenciação do envelhecimento e do câncer (*Dysdifferentiative hypothesis of aging and cancer* – DHAC).** Joseph e Cutler (1994) postularam que, subjacente à vasta complexidade do envelhecimento, existe um processo de envelhecimento primário. Esse processo consiste no afastamento das células de seu estado apropriado de diferenciação (processo pelo qual as células especializadas adquirem estruturas e funções especializadas). Acredita-se que isso se deva à ocorrência de alterações regulatórias em células altamente diferenciadas. As células desdiferenciadas, junto aos sistemas regulatórios importantes, iniciam uma cascata de alterações que envolve todo o organismo. A soma dessas alterações constitui o processo de envelhecimento. É importante compreender vários aspectos sobre a DHAC, incluindo sua singularidade entre as atuais teorias do envelhecimento e seus argumentos de sustentação.

- A DHAC difere-se dos demais modelos baseados na genética quanto a três aspectos essenciais. (1) O modelo independe das alterações brutas ocorridas nos próprios genes em si e, por isso, não há o envolvimento grosseiro das funções vitais manifestado pelas alterações genéticas brutas; (2) as alterações regulatórias, em vez da mutação genética, levam à desdiferenciação (a maioria do DNA de uma célula está envolvida na regulação genética e, portanto, tem maior probabilidade de ser atingida por um agente mutagênico); e (3) o aparato genético sofre alterações bastante pequenas, que são insuficientes para alterar os genes responsáveis pelas funções de manutenção do organismo, mas são suficientes para alterar genes especializados localizados em células altamente diferenciadas.

- A teoria DHAC postula a existência de mecanismos estabilizadores especiais destinados à manutenção de um estado de células diferenciadas. Esses mecanismos são considerados mais efetivos nas espécies que vivem por mais tempo e similares nas espécies de mamíferos. As diferenças observadas entre as espécies tendem a ser quantitativas, em vez de qualitativas. Entretanto, é possível que haja uma relação com a capacidade antioxidante. Em seres humanos, a hipófise, o hipotálamo e outras regiões reguladoras do cérebro apresentam características altamente diferenciadas. Desta forma, pequenas alterações resultariam em alterações (defeitos) funcionais maciças em um organismo dependente dessas estruturas. A DHAC sugere a existência de um mecanismo comum por trás do envelhecimento e do câncer: a desdiferenciação celular. As propriedades consistentes com um estado desdiferenciado incluem a síntese de proteínas estranhas, a perda da sensibilidade aos elementos controladores normais da divisão celular, os padrões de isozimas modificados e as mudanças das propriedades de membrana. De fato, o envelhecimento revela alterações das respostas imunológicas, proteicas e de membrana, bem como a presença de células metaplásicas (tipos celulares de um tecido encontrados em meio a outras células).

- Os argumentos favoráveis à DHAC incluem os seguintes: as células mais velhas tendem mais à desdiferenciação com o avanço da idade; a observação de células metaplásicas (p. ex., células intestinais encontradas no revestimento do estômago); a ocorrência de alterações na composição e nas propriedades da membrana, com aparecimento de proteínas anormais; e a detecção de aumentos, dependentes da idade, da incidência de fenômenos autoimunes.

Recentemente, uma antiga hipótese – a hipótese da restrição calórica – foi revisitada e parece estar ganhando impulso. Como essa hipótese é sustentada por uma quantidade adequada de fortes evidências científicas, é possível que também seja transformada em teoria. Observou-se na experimentação animal em laboratório, além das alusões feitas para seres humanos com base em material pouco confiável, que a restrição calórica (cerca de 60% da dieta normal de um indivíduo) resulta na ampliação da expectativa de vida. O(s) mecanismo(s) responsável(is) por esse resultado ainda são obscuros. Enquanto isso, são aguardados esclarecimentos e escrutínio científico adicionais, para que então essa hipótese possa ser aceita.

Atividade física e envelhecimento

Conforme envelhecemos, tornamo-nos mais dependentes do sistema de assistência médica. Embora os idosos representem cerca de 12% da população da América do Norte, o atendimento de suas necessidades é responsável por quase 30% de todos os gastos de assistência médica. Exemplificando, apenas as lesões decorrentes de quedas podem custar vários bilhões de dólares ao ano. Mais de 1/4 dos indivíduos com 65 anos ou mais apresentam limitações para a realização de suas atividades, porque apresentam problemas de saúde de longa duração. Cerca de quatro em cada cinco idosos que vivem em casa sofrem de pelo menos um problema de saúde crônico (Fig. 5). A vasta maioria (84%) dos idosos usa regularmente ao menos uma medicação. Não surpreende o fato de a ênfase das pesquisas gerontológicas ter mudado do prolongamento do tempo de vida para o aumento do número de anos vividos com saúde e consequente compressão da morbidade.

O condicionamento cardiovascular e muscular pode contribuir significativamente para uma qualidade de vida contínua ou melhorada na população sênior. Atualmente, numerosas organizações promovem os benefícios da atividade física para a saúde e o bem-estar de indivíduos de todas as idades. Na meia-idade (ver na Tab. 4 as definições usadas quase universalmente pelos gerontologistas na América do Norte) e no início da senilidade, o condicionamento físico ajuda a manter o pico de desempenho e a retardar o envelhecimento precoce. Para os idosos, o condicionamento físico melhora a qualidade de vida (e não apenas as atividades do dia a dia). Na fase tardia da senilidade, o condicionamento ajuda a manter a independência. Numerosos grupos tentaram estabelecer o nível de inatividade de indivíduos adultos de idade avançada, tendo sido comprovado que o uso de um questionário é útil para estimar os níveis de atividade física com base nos dados autorrelatados sobre o tipo, a frequência e a intensidade dos exercícios.

O *Canada's physical activity guide to healthy active living for older adults* sugere que cerca de 60% dos adultos de idade avançada são inativos e, portanto, estão impossibilitados de usufruir dos benefícios proporcionados pelo exercício regular. Alguns grupos de idosos parecem ser particularmente inativos, incluindo aqueles com baixa renda e baixo nível de instrução; os idosos de idade mais avançada; aqueles que vivem em instituições; idosos enfermos, com incapacitações ou que sofrem de doenças crônicas; mulheres idosas; e indivíduos que vivem

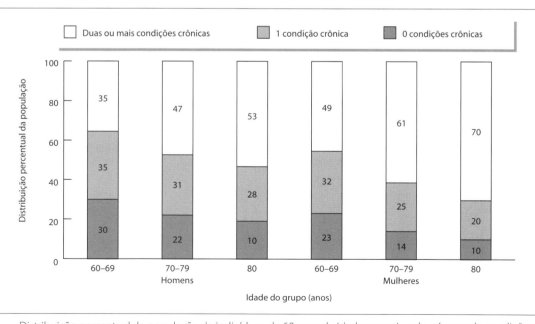

Figura 5 Distribuição percentual da população de indivíduos de 60 anos de idade ou mais pelo número de condições crônicas, de acordo com a faixa etária e o sexo, nos Estados Unidos, em 1984.
Governo dos EUA.

Tabela 4	Categorias etárias para idosos
Meia-idade	45-64 anos
Início da senilidade	65-74 anos
Senilidade	75-84 anos
Senilidade avançada	85-99 anos
Fase tardia da senilidade	100+

isolados. Segundo os dados coletados pelo Canadian Fitness and Lifestyle Research Institute, a proporção de idosos não suficientemente ativos caiu de 81%, em 1981, para 70%, em 1988, mas voltou a aumentar para 79%, em 1998. No Canadá, as atividades físicas mais populares relatadas pelos adultos com 60 anos ou mais são a caminhada (69%), a jardinagem e o trabalho no quintal (48%), fazer exercícios em casa (29%), a natação (24%) e o ciclismo (24%). Embora as especificidades variem de um país para outro, essas estatísticas não diferem significativamente das estatísticas encontradas em outros países desenvolvidos, sobretudo nos Estados Unidos.

> ## Recomendações para programas de exercícios

Embora os cenários possam variar dependendo da população e dos métodos empregados, existe um consenso geral de que o maior engajamento na atividade física deve ser promovido entre os idosos de todo o mundo (Health Canada Division of Aging and Seniors, 2002b). A meta primária do exercício consiste em deslocar as curvas fisiológica e bioquímica para a direita (i. e., diminuir a incidência de doenças e aumentar a qualidade de vida ao longo do envelhecimento). O ciclo de exercício e envelhecimento (Fig. 6) é insidioso, com pontos de começo e fim em toda a sua extensão. Todos os indivíduos que atuam nas áreas de gerontologia ou geriatria devem memorizar esse ciclo, que é aplicável a quase todos os idosos, independentemente da prática de exercícios regulares.

> ## Resumo

O envelhecimento está associado a uma variedade de alterações fisiológicas e cognitivas. Embora algumas alte-

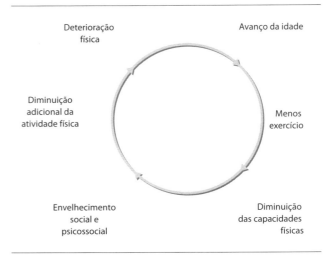

Figura 6 Ciclo de exercício e envelhecimento.
Adaptado, com permissão, de Canadian Centre for Activity and Aging, 2000, *Canada's physical activity guide to health active living for older adults.*

rações sem dúvida sejam parte normal do envelhecimento, o estilo de vida e o ambiente também exercem papel significativo nesse processo. A atividade física vem sendo cada vez mais amplamente sustentada como forma de melhorar a qualidade de vida na senilidade.

As alterações ocorridas em nossa população contribuirão para uma prevalência crescente de comprometimento funcional e doenças crônicas. Entre os indivíduos com mais de 65 anos de idade, 80% sofrerão de pelo menos um problema de saúde crônico; 42% terão algum tipo de limitação funcional; e 10% necessitarão de internação prolongada em uma instituição.

Além disso, cerca de 33% dos indivíduos com mais de 85 anos de idade apresentarão algum grau de demência. A longevidade aumentada resulta no aumento da incidência de doenças degenerativas e na diminuição da qualidade de vida. Os indivíduos que têm, em média, 65 anos de idade passarão 7,5 anos dos 17 anos que ainda lhes restam vivendo com uma incapacitação funcional.

O processo de envelhecimento tem sido investigado há mais de mil anos e numerosas teorias foram desenvolvidas. Hoje, está comprovado que o envelhecimento cronológico e o envelhecimento biológico são diferentes na maioria das células, tecidos e animais do reino dos mamíferos. Entretanto, essa descoberta não impediu a emergência de numerosas teorias sobre o envelhecimento. O ponto em comum no processo de envelhecimento é o declínio da função e da estrutura observado.

Questões a considerar

1. As fumaças liberadas pelo escapamento dos carros afetam o processo de envelhecimento?

2. Os sinais de envelhecimento secundário comumente reconhecidos, como o aparecimento dos cabelos grisalhos, se devem apenas ao envelhecimento, à diminuição dos processos homeostáticos ou aos fatores ambientais?

3. Por que a demografia populacional seria diferente no Canadá e nos Estados Unidos? Os pontos a serem considerados na resposta poderiam incluir diferenças étnicas, diferenças climáticas, diferenças de dieta, a ética profissional, o momento de lazer e a economia.

4. Descreva as alterações observadas, por exemplo, nas lentes do olho com o envelhecimento (ou qualquer outra alteração estrutural ou funcional selecionada). Aplique duas teorias de envelhecimento e descreva como elas são aplicáveis e como sustentam as alterações descritas. Poderia haver mais de duas teorias aplicáveis?

5. Escolha uma teoria do envelhecimento e demonstre como ela pode explicar o aparecimento do diabetes de tipo 2 (faça isso após estudar o Capítulo 5). Somente uma teoria pode ser aplicável a esse modelo?

6. Qual é a taxa de declínio "usual" (i. e., percentual de perda a cada ano) de várias funções fisiológicas?

7. A DHAC pode ser uma teoria ou uma hipótese? Por quê?

8. Dolly, a ovelha mais famosa do mundo, viveu somente até os 6 anos de idade, enquanto a maioria das ovelhas chega a viver 12-14 anos. Quando os telômeros de Dolly foram medidos, constatou-se que estavam significativamente mais curtos do que se suspeitava. Aparentemente, a ovelha herdou todo o desgaste de sua mãe que, no momento da clonagem, era uma ovelha de 6 anos. Com esse exemplo, qual seria a sua suspeita em relação ao efeito da clonagem sobre a longevidade e, dessa forma, sobre o processo de envelhecimento, em seres humanos?

Parte I

SISTEMAS FISIOLÓGICOS, ALTERAÇÕES RELACIONADAS À IDADE E PAPEL DA ATIVIDADE FÍSICA

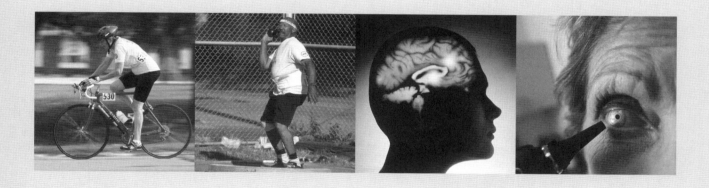

Os autores esperam que os estudantes de fisiologia do exercício já tenham adquirido conhecimentos sólidos acerca dos efeitos do exercício sobre os sistemas fisiológicos do corpo. Os objetivos primários deste texto são destacar os efeitos do processo de envelhecimento e o modo como tais efeitos deletérios (e até agora não conhecemos nenhum que não seja deletério) podem ser positivamente afetados pelo exercício.

A primeira seção do livro, por motivos bastante específicos, agrupa os Capítulos 1 a 4. Nestes capítulos, são descritos quatro dos sistemas fisiológicos primários do corpo humano: o sistema cardiopulmonar (Capítulo 1), o sistema musculoesquelético (Capítulo 2), o sistema nervoso (Capítulo 3) e os sistemas sensoriais (Capítulo 4). É importante que os leitores tenham uma breve revisão sobre esses sistemas, de modo que sirva de estrutura para as seções subsequentes do livro, as Partes II e III. Além disso, nesses capítulos, são descritos os efeitos do envelhecimento sobre os quatro sistemas fisiológicos e, então, são demonstrados os efeitos do exercício físico e do treinamento sobre esses sistemas, bem como as consequências do processo de envelhecimento. Cada capítulo também inclui recomendações para programas de exercícios, um resumo e uma lista de perguntas que os leitores podem considerar para compreender melhor o conteúdo do capítulo e se preparar para testes e provas.

Em contraste com os outros textos sobre fisiologia do exercício, os capítulos que compõem esta parte do livro apresentam detalhes sobre as alterações relacionadas à idade que ocorrem nos sistemas fisiológicos, bem como sobre as várias doenças ou patologias associadas ao processo de envelhecimento. O Capítulo 1, por exemplo, enfatiza os efeitos do envelhecimento sobre a doença cardiovascular, fornecendo detalhes sobre aterosclerose, arteriosclerose e remodelamento vascular. No Capítulo 2, são discutidas as doenças musculoesqueléticas do envelhecimento, incluindo a sarcopenia e vários tipos de artrite. No Capítulo 3, são enfatizadas a demência e a doença de Alzheimer. O Capítulo 4 descreve os efeitos do envelhecimento sobre o sistema sensorial. Esse material é exclusivo do livro, como texto sobre fisiologia do exercício, uma vez que poucas pesquisas investigaram os efeitos do exercício sobre os diversos componentes do sistema sensorial (audição, visão, paladar, tato e olfato). O capítulo descreve a estrutura e as funções dos sentidos e fornece recomendações para os problemas relacionados ao comprometimento sensorial. Os efeitos do envelhecimento sobre o sistema sensorial são particularmente importantes para a nossa população em envelhecimento.

Capítulo 1

SISTEMA CARDIOPULMONAR

Dr. Kevin Shoemaker

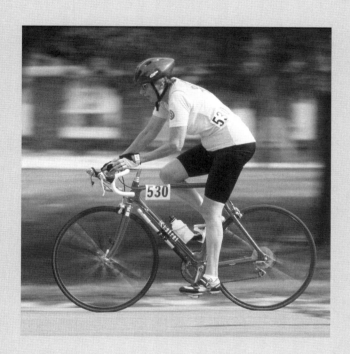

CONTEÚDO DESTE CAPÍTULO

Estrutura e função
    O coração
    O sistema pulmonar
    O sistema vascular

Alterações relacionadas à idade
    Capacidade de exercício
    Fluxo sanguíneo nos membros em processo de envelhecimento

Doença cardiovascular e idade
    A fisiologia da DCV e o envelhecimento
    Enrijecimento vascular
    Função endotelial e envelhecimento
    Atividade aumentada do sistema nervoso simpático
    Remodelamento vascular e hipertensão sistólica
    Exercício e saúde vascular no envelhecimento

Recomendações para programas de exercícios
    Supervisão do exercício
    Treinamento físico de resistência

Resumo

> "O seu sistema cardiovascular – que inclui o coração, os vasos sanguíneos e o sangue – exerce muitos papéis, como nutrição, proteção e até remoção de detritos. Esse sistema tem que chegar a cada célula do seu corpo e deve ser capaz de responder imediatamente a qualquer mudança ocorrida no ambiente interno, a fim de manter todos os sistemas corporais funcionando com eficiência máxima (...) No entanto, durante o exercício, você impõe numerosas demandas significativamente mais urgentes a esse sistema."
>
> Wilmore e Costill (2004, p.207)

As atividades do dia a dia, assim como a busca pelo lazer, contam com o coração, os pulmões e a vasculatura para eliminar adequadamente os detritos e distribuir oxigênio e outros nutrientes ao músculo esquelético ativo. Além do processo normal de envelhecimento, a inatividade e a doença podem alterar as características estruturais e funcionais do sistema cardiopulmonar (Fig. 1.1). Neste capítulo, serão revisadas algumas das mudanças observadas na estrutura e na função do coração, do sistema pulmonar e da vasculatura com o avanço da idade. O impacto exercido por essas mudanças sobre a capacidade de exercício e algumas das recomendações vigentes para o treinamento de resistência destinado a idosos também são revistos.

> ### Estrutura e função

O coração, o sistema pulmonar e o sistema vascular constituem o sistema cardiopulmonar. O coração é um músculo que atua como reservatório e bombeia o sangue para todas as áreas do corpo. O sistema pulmonar garante que os tecidos recebam oxigênio e eliminem o dióxido de carbono. O sistema vascular é composto por artérias que são essenciais ao funcionamento de todo o sistema cardiopulmonar. As próximas seções descrevem as estruturas e funções desses sistemas e o modo como atuam juntos na composição do sistema cardiopulmonar.

O coração

O coração é um órgão muscular (miocárdio), que pesa entre 250 e 350 g em indivíduos saudáveis. Está encapsulado em um saco fibroso denominado pericárdio. É constituído por quatro câmaras ocas (átrios e ventrículos) separadas entre si por paredes (septos) revestidas pelo endocárdio. O endocárdio é também contínuo com o revestimento dos vasos sanguíneos. O coração atua como reservatório

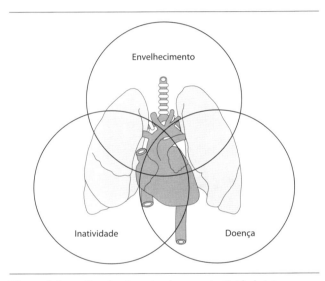

Figura 1.1 Envelhecimento, doença e inatividade interagem no sistema cardiopulmonar.

(átrios) e também como bomba (ventrículos) para o sangue. O sangue desoxigenado entra no átrio direito pelas veias cavas superior e inferior, e segue para o ventrículo direito passando pela valva tricúspide. Então, é bombeado pela valva semilunar pulmonar para dentro das artérias pulmonares e segue para os pulmões, onde é oxigenado (circulação pulmonar). Ele volta para o átrio esquerdo através das veias pulmonares e passa pela valva bicúspide (mitral) em seu percurso até o ventrículo esquerdo, onde então é bombeado pela valva semilunar aórtica para dentro da aorta e da circulação sistêmica.

As células do miocárdio (miócitos) são destinadas à contração e ao relaxamento por meio de um sistema especializado de condução. A despolarização inicial usualmente é gerada no nodo sinoatrial (SA) ou marca-passo (± 100 batimentos por minuto). O potencial de ação então dissemina-se pelos átrios e, a seguir, no interior dos ventrículos (nodo SA → nodo atrioventricular (AV), (retardo discreto) → feixe de His → feixes esquerdo e direito → fibras de Purkinje). Um ciclo cardíaco consiste em uma sequência completa de contração (sístole) e relaxamento (diástole) do coração (Fig. 1.2). O volume de sangue ao final do enchimento ventricular é denominado volume diastólico final (VDF), e a quantidade de sangue ejetado por cada ventrículo durante a sístole constitui o volume sistólico (VS). A quantidade de sangue que permanece nos ventrículos após o final da contração é chamada volume sistólico final (VSF). O percentual do VDF que é bombeado pelos ventrículos constitui a fração de ejeção (FE). O volume de sangue bombeado por cada ventrículo por minuto (volume sistólico × frequência cardíaca) é denominado débito cardíaco (DC).

O sistema endócrino e o sistema nervoso autônomo influenciam significativamente a força de contração miocárdica (efeito inotrópico) e a frequência dessa contração (efeito cronotrópico). Os neurônios simpáticos (excitatórios) inervam os nodos SA e AV, além do miocárdio dos átrios e ventrículos. A atividade simpática pode aumentar o débito cardíaco em mais de 100%. Os neurônios parassimpáticos (inibitórios) inervam os nodos SA e AV, bem como a maior parte do miocárdio dos átrios. Em certas situações, a atividade parassimpática (vagal) pode fazer o coração parar de bater por alguns segundos. Além disso, os hormônios circulantes, como a noradrenalina (NOR) e a adrenalina (ADR), também estimulam aumentos da frequência cardíaca e da contratilidade. Em razão dessas influências combinadas, os seres humanos normalmente apresentam uma frequência cardíaca em repouso (FCR) entre 60 e 100 batimentos por minuto.

Até a década de 1970, com base principalmente em dados de autópsia, era comum acreditar que o tamanho do coração diminuía com o avanço da idade. Embora essa diminuição de fato possa ocorrer em certas patologias, a evolução trazida pelas tecnologias modernas (ecocardiografia, imagem por radionuclídio, etc.) e os estudos longitudinais sugerem que, na verdade, poderia haver um aumento da massa cardíaca com o avanço da idade. Observou-se a ocorrência de um espessamento do ventrículo esquerdo com a senescência em populações saudáveis,

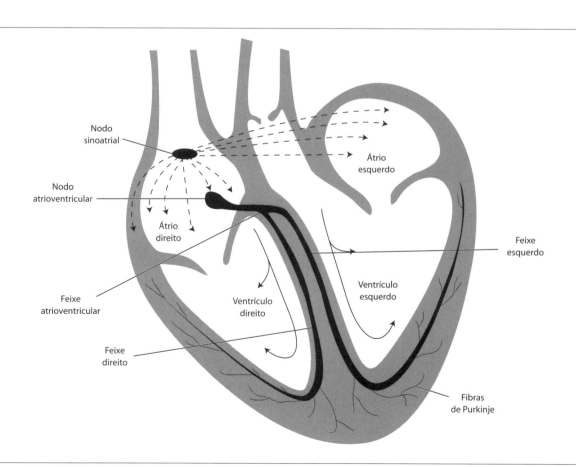

Figura 1.2 Fluxo de despolarização através do tecido cardíaco.
Reproduzido com permissão de P.J. Maud e C. Foster, 2005, *Physiological assessment of human fitness*, 2. ed. (Champaign, IL: Human Kinetics), 40.

que se deve primariamente à hipertrofia dos miócitos. É razoável acreditar que essa alteração seja uma adaptação à carga de trabalho aumentada em função do aumento da rigidez vascular observado no envelhecimento (aumento da resistência vascular periférica). A pressão sistólica em repouso e durante o exercício moderado pode ser até 40 mmHg mais alta em idosos, em comparação aos adultos jovens. Também pode haver um discreto aumento do volume do átrio esquerdo.

Determinação do volume sistólico

Pré-carga: pressão de enchimento atrial e seu efeito sobre o estiramento dos ventrículos antes da contração.

Pós-carga: resistência que deve ser superada pelo ventrículo esquerdo.

Contratilidade: força da contração ventricular esquerda.

Em indivíduos adultos de idade mais avançada, o miocárdio demora mais para relaxar após a contração. Essa demora se deve (1) a uma captação de cálcio mais lenta pela bomba proteica de cálcio presente no retículo sarcoplasmático; (2) às alterações na composição da cadeia pesada da miosina (CPM) dos miócitos; e (3) ao potencial de ação prolongado. Embora o tempo mais prolongado de contração possa ser vantajoso em termos de bombeamento de sangue dentro dos vasos mais rígidos, também pode acarretar uma maior incidência de arritmias e fibrilação. Os depósitos aumentados de gordura e colágeno também podem contribuir para a rigidez aumentada e complacência diminuída do miocárdio. Também ocorrem alterações no sistema de condução em corações envelhecidos. Foi observada, em particular, a redução do número de células marca-passo do nodo sinusal aliada à diminuição do número de células no nodo AV, no feixe de His e na rede de Purkinje.

O débito cardíaco é um importante indicador da capacidade do sistema cardiovascular de atender adequadamente às necessidades circulatórias do corpo. É fortemente influenciado pelo metabolismo, nível de atividade, idade e tamanho do corpo. O DC consiste no produto da frequência cardíaca pelo volume sistólico. Por outro lado, os fatores primários que determinam o volume sistólico são a pré-carga, a pós-carga e a contratilidade. Para comparar o DC entre diferentes indivíduos, costuma-se ajustá-lo de acordo com as diferenças de área de superfície corporal – índice cardíaco (L/min/m^2). Embora o índice cardíaco em repouso seja mantido com o avanço da idade, as alterações estruturais observadas influenciam os mecanismos funcionais envolvidos. O relaxamento miocárdico mais lento resulta em um volume diastólico inicial menor (redução de 50% ao redor dos 80 anos de idade; ver Fig. 1.3). Entretanto, o enchimento diastólico tardio é maior, por causa do aumento do volume de sangue contido nos átrios ampliados. Adicionalmente, estudos sugerem que, nas populações submetidas à triagem para doença cardiovascular (DCV), o envelhecimento não exerce influência significativa sobre a frequência cardíaca nem sobre o volume sistólico em repouso. Todavia, durante amostragem realizada com a população em geral (não submetida à triagem), observou-se que o débito cardíaco e o volume sistólico diminuem com o avanço da idade (Tab. 1.1). Nesses casos, a começar pelo início da fase adulta, o débito cardíaco sofre uma diminuição de cerca de 1% ao ano, enquanto o volume sistólico pode diminuir em até 30% antes dos 85 anos de idade.

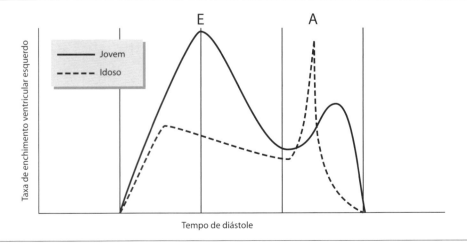

Figura 1.3 Efeitos da idade sobre a taxa de enchimento do ventrículo esquerdo durante a diástole.

Tabela 1.1 Valores aproximados da função cardíaca saudável em repouso

Variável	Jovem	Idoso
Índice cardíaco (L/min/m²)	3	3
Volume diastólico final (mL/m²)	75	85
Volume sistólico final (mL/m²)	25	30
Volume sistólico (mL/m²)	42	50
Fração de ejeção (%)	66	66
Frequência cardíaca (batimentos/min)	70	60

O sistema pulmonar

O sistema pulmonar consiste em nariz, faringe (garganta), laringe (contém as cordas vocais), traqueia, brônquios e pulmões. O papel primário do sistema pulmonar é fornecer oxigênio e remover dióxido de carbono dos tecidos. Entre outras funções, estão a regulação do pH sanguíneo, a produção de substâncias vasoativas, a fala e a defesa contra micróbios.

Com o envelhecimento, há diminuição gradual do número de alvéolos e de seus respectivos capilares. O tamanho dos alvéolos sobreviventes aumenta notavelmente e há comprometimento de suas propriedades elásticas em decorrência de alterações dos níveis de colágeno e elastina. Observa-se também o espessamento das artérias pulmonares maiores. A calcificação da cartilagem da costela aliada ao enfraquecimento dos músculos respiratórios também está presente. Tomados em conjunto, a elasticidade reduzida dos pulmões, a rigidez aumentada das paredes torácicas e a diminuição da força da musculatura respiratória resultam em uma menor complacência torácica. Como consequência, o trabalho dos músculos respiratórios aumentam em cerca de 20%. À medida que se envelhece, a ventilação aumentada torna-se mais dependente de uma frequência respiratória crescente do que de uma profundidade respiratória maior. A ventilação pulmonar é o processo pelo qual o ar do ambiente é trazido para dentro (inspiração) e levado para fora (expiração) dos pulmões.

A inspiração é um processo ativo, realizado pela contração dos músculos inspiratórios (diafragma e músculos intercostais externos), que produz aumento do volume intratorácico e permite que o ar flua para dentro dos pulmões. A expiração é um processo passivo pelo qual a retração do tecido pulmonar estirado e o relaxamento dos músculos inspiratórios movem o ar para fora dos pulmões. A ventilação pulmonar é controlada pela profundidade e frequência da respiração, sendo mais comumente expressa em termos de volume por minuto ou ventilação-minuto.

A ventilação-minuto é o produto da frequência respiratória pelo volume corrente (ar inspirado ou expirado a cada respiração normal). Os volumes pulmonares são importantes como ferramentas para avaliar o estado do sistema pulmonar e podem ser medidos prontamente em repouso ou durante o exercício, com auxílio de espirômetros.

Definições

Volume corrente: ar inspirado ou expirado a cada respiração normal.

Capacidade vital: volume corrente máximo.

Volume de reserva inspiratória: volume extra de ar que pode ser inspirado além do volume corrente normal.

Volume de reserva expiratória: ar extra que pode ser expirado por expiração forçada após o término de uma expiração corrente normal.

Volume residual: volume de ar remanescente nos pulmões após uma expiração forçada.

Com o envelhecimento, observa-se que o volume residual pode sofrer um aumento de até 30 a 50%. Ao redor dos 70 anos de idade, a capacidade vital pode diminuir em até 40 a 50%.

A circulação pulmonar consiste na movimentação de sangue do coração para os pulmões e de volta ao coração. Ela fornece sangue venoso misto aos capilares pulmonares na frequência requerida para entrega do CO_2 e captação de O_2 nas regiões de troca gasosa dos pulmões. No pulmão ideal, o ar inspirado chega a todos os alvéolos e todos os alvéolos recebem o mesmo suprimento sanguíneo. Contudo, nem a ventilação alveolar nem o fluxo sanguíneo capilar pulmonar são de fato uniformes, sendo que o suprimento de ar e sangue jamais é perfeitamente correspondente, até mesmo em indivíduos sadios. A ventilação e a perfusão também não são correspondentes nos pulmões dos idosos do modo como o são nos pulmões de indivíduos mais jovens (distribuição de ventilação-perfusão), sendo observado um fluxo sanguíneo diminuído para as regiões inferiores dos pulmões.

Apesar dos relatos de melhora da ventilação associada ao treinamento, a função pulmonar não parece ser um fator limitante do exercício em idosos saudáveis. De fato, durante o exercício moderado, a ventilação pulmonar e a eficiência mecânica são similares em idosos e jovens. Durante o exercício intenso, a ventilação também é adequada à tarefa. Entretanto, uma intensificação da falta de ar é observada com frequência em idosos, em razão não só do aumento do trabalho da musculatura respiratória, mas também das alterações na percepção do esforço.

O sistema vascular

A pressão sanguínea é o produto do débito cardíaco pela resistência vascular periférica. Desta forma, o entendimento das doenças cardiovasculares relacionadas à idade, como hipertensão, aterosclerose, acidente vascular encefálico (AVE) e doença vascular periférica, deve considerar as alterações do débito cardíaco e da vasculatura relacionadas à idade. Os aspectos associados ao débito cardíaco foram discutidos anteriormente. No sistema arterial, são as pequenas arteríolas que exercem influência muscular primária sobre a resistência vascular e é nesses vasos que ocorre a maior parte do controle sobre o fluxo sanguíneo para o órgão (músculo). O papel dessas artérias é conduzir o sangue oxigenado para os tecidos metabolicamente ativos. A distribuição adequada do sangue a qualquer órgão depende da pressão que direciona o sangue e do estado da resistência no nível das artérias e arteríolas do órgão.

Uma explicação completa sobre o controle do fluxo sanguíneo foge ao escopo deste capítulo. Em vez disto, serão analisados os aspectos estruturais das artérias (i. e., endotélio, músculo liso vascular e tecido conjuntivo) e o modo como as alterações destes são fundamentais para a doença cardivascular.

A Figura 1.4 mostra os detalhes estruturais de um vaso condutor muscular, como as artérias braquial ou femoral. Os vasos de menor resistência (arteríolas) que penetram o órgão possuem componentes anatômicos similares, porém com diminuição progressiva do diâmetro e da espessura da camada de músculo liso. Mesmo assim, a proporção de músculo liso por área luminal arteriolar aumenta com a ramificação arteriolar, de modo que os vasos menores localizados pouco antes dos capilares conferem resistência bruta ao fluxo sanguíneo e, portanto, constituem um dos principais contribuidores para a regulação da pressão arterial.

- **Endotélio.** Um determinante decisivo do tônus das células de músculo liso vascular e da pressão arterial é a camada endotelial que reveste o lúmen dos tecidos cardiovasculares. Esse endotélio é constituído por células de epitélio escamoso simples. Essa camada de células recobre a superfície luminal (interna) de todas as estruturas cardiovasculares, incluindo o coração, as artérias, as arteríolas e as veias. As células endoteliais constituem os únicos tecidos componentes das redes capilares. Essas células estão em íntimo contato entre si e formam uma camada escorregadia que impede as células sanguíneas de entrarem em contato com a parede vascular. O endotélio exerce papel decisivo na mecânica do fluxo sanguíneo, na regulação da coagulação sanguínea e na adesão de leucócitos, bem como no crescimento e rigidez da parede vascular. O endotélio também serve de barreira ao movimento de líquidos e solutos entre o sangue e o espaço intersticial dos órgãos. Sendo assim, esse tecido dinâmico exerce muitas funções ativas para manter a perfusão orgânica e a saúde dos vasos sanguíneos.

- **Músculo liso vascular (túnica média).** Conforme já indicado, a resistência vascular periférica e o débito cardíaco são os determinantes da pressão arterial. A resistência vascular (ou sua variável inversa de condutância), por sua vez, é determinada pelas células de músculo liso vascular que compõem os vasos de resistência muscular. O músculo liso vascular é um tecido contrátil que pode produzir alterações agudas no tamanho do lúmen de uma arteríola, de modo a possibilitar o controle da condutância do fluxo ao longo dessa região. O estado contrátil do músculo liso vascular é afetado por muitas influências oriundas de múltiplas fontes. A camada endotelial, por exemplo, produz compostos que afetam o tamanho do lúmen arteriolar modificando o tônus contrátil da camada de músculo liso (ver adiante). Os principais compostos endoteliais promotores de dilatação dos vasos sanguíneos são o óxido nítrico e as prostaglandinas. Esses fatores dilatadores são liberados por vários estímulos, como o estresse do atrito (cisalhamento) causado pelo sangue ao friccionar as células endoteliais. Há também produtos endoteliais que causam constrição dos vasos sanguíneos, como a endotelina-1 e algumas variedades de prostaglandinas. Os neurônios simpáticos locais também influenciam o estado contrátil do tamanho arteriolar ao liberarem neurotransmissores vasoconstritores que afetam os receptores pós-juncionais localizados no lado externo (adluminal) do vaso. Além disso, as

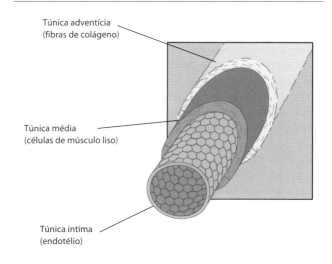

Figura 1.4 Estrutura de um vaso sanguíneo condutor.

catecolaminas circulantes e outros hormônios podem afetar a resistência vascular (tônus) tanto direta (atuando sobre o músculo liso) como indiretamente (atuando no nível das células endoteliais), para produzir seus fatores vasoativos. Desta forma, a qualquer momento, o estado atual do tônus de um vaso sanguíneo resulta do equilíbrio entre influências dilatadoras e constritoras que competem entre si.

- **Tecido conjuntivo (túnicas média e adventícia).** O meio de um vaso sanguíneo, com a espessura diminuindo dos maiores até os menores vasos arteriais, é constituído de colágeno e elastina, além de outros materiais de membrana basal, fibroblastos e assim por diante. As fibras de colágeno são relativamente rígidas, quando comparadas às fibras de elastina. Desta forma, a rigidez de um vaso sanguíneo é determinada pela proporção de colágeno e elastina no tecido. Exemplificando, a aorta é um tecido altamente elástico e de alta complacência, em comparação às artérias femoral ou braquial, que são menores e mais rígidas. Isto significa que a aorta sofre uma alteração mais significativa em termos de área de corte transversal em resposta a qualquer alteração de pressão, em comparação as outras artérias condutoras periféricas. Desta forma, na aorta existe um alto equilíbrio na proporção de elastina *versus* colágeno. Essa proporção muda com o avanço da idade, de modo que todos os vasos se tornam mais rígidos à medida que o conteúdo de colágeno aumenta em relação ao conteúdo de elastina. Esse enrijecimento dos vasos em processo de senescência será discutido em maiores detalhes adiante.

> ## Alterações relacionadas à idade

As alterações na capacidade de exercício e no fluxo sanguíneo para os membros ocorrem conforme o indivíduo envelhece. Em indivíduos de idade avançada sedentários, a capacidade de exercício e o fluxo sanguíneo diminuem. Os adultos sedentários podem ser beneficiados pelos aumentos do consumo máximo de oxigênio e vasodilatação, conforme descrevem as próximas seções.

Capacidade de exercício

O consumo máximo de oxigênio ($\dot{V}O_{2máx}$) é um índice de ampla utilidade para o condicionamento cardiopulmonar. É calculado por meio da equação de Fick, que descreve as relações existentes entre o débito cardíaco, o consumo de oxigênio e a diferença arteriovenosa das concentrações de oxigênio:

$$\dot{V}O_{2máx} = \text{débito cardíaco} \times \text{diferença arteriovenosa } (a - \bar{v}O_2)$$

Uma perda linear a partir dos trinta até os 65 anos de idade foi descrita para várias medidas. No caso dos indivíduos sedentários, é frequentemente sugerido que a captação máxima de oxigênio declina a uma taxa de 10% a cada 10 anos após os 25 anos de idade. O declínio observado no consumo máximo de oxigênio foi atribuído a um débito cardíaco diminuído, diferença arteriovenosa $(a - vO_2)$ reduzida e perda de massa muscular. O débito cardíaco durante o exercício máximo cai em cerca de 30% entre 20 e 80 anos de idade, enquanto o tempo de relaxamento aumentado do miocárdio e a sensibilidade reduzida às catecolaminas podem diminuir a frequência cardíaca máxima em até 30 a 50% entre 25 e 85 anos de idade. Mesmo assim, a capacidade cardiovascular central, apesar de alguns efeitos relacionados à idade sugeridos, aparentemente seria adequada para sustentar a diminuída massa muscular observada com o envelhecimento. Assim, apesar das perdas de capacidade de exercício que ocorrem com o avanço da idade, a capacidade de sustentar uma intensidade relativamente alta de exercícios aeróbicos parece ser preservada.

Nos idosos, a melhora da captação máxima de oxigênio subsequente ao treinamento é explicada por um aumento do débito cardíaco acompanhado de uma extração de oxigênio muscular intensificada. No entanto, os ganhos em termos de débito cardíaco são os maiores observados. Como a frequência cardíaca máxima em geral permanece inalterada após o treinamento, a variável que sofre alterações decisivas é o volume sistólico. Acredita-se que uma maior sensibilidade às catecolaminas circulantes, aliada à diminuição da resistência periférica, contribui para o aumento observado no volume sistólico. Com o exercício de intensidade moderada, os idosos podem alcançar ganhos de captação máxima de oxigênio da ordem de 20 a 30% (Fig. 1.5). Isto é comparável aos aumentos observados nos indivíduos mais jovens. Esse aspecto é especialmente importante, uma vez que a capacidade de exercício continua sendo um forte fator preditivo da mortalidade entre idosos e indivíduos com doença cardiovascular. De fato, depois que os dados foram ajustados de acordo com a idade, comprovou-se que o pico de capacidade de exercício é um fator preditivo mais forte de risco aumentado de morte do que a hipertensão, o tabagismo e o diabetes.

Fluxo sanguíneo nos membros em processo de envelhecimento

Como discutido anteriormente, o débito cardíaco de exercício diminui com o avanço da idade. Similarmente, a maior parte das evidências sugere que o fluxo sanguíneo nos membros para a musculatura esquelética envelhecida é menor durante o repouso, quando comparado ao observado nos indivíduos jovens dos grupos de controle (Seals e Dinenno, 2004). Entretanto, ainda é discutido se o envelhecimento por si só afeta o fluxo sanguíneo durante o exercício. As possíveis contribuições para as alterações

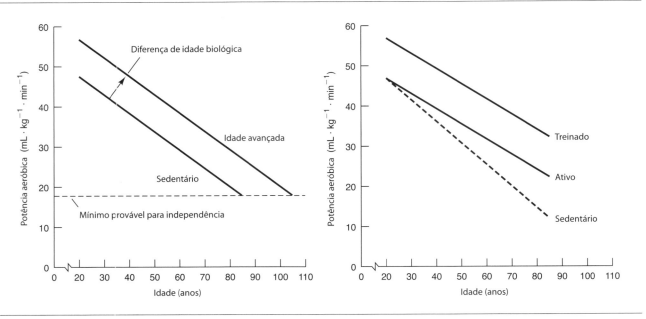

Figura 1.5 Efeito do avanço da idade e dos níveis de condicionamento ou atividade física sobre a potência aeróbica. A potência aeróbica declina com o avanço da idade; entretanto, a qualquer idade, a atividade física pode manter um nível mais alto de condicionamento.

do fluxo sanguíneo no exercício, quando observadas, poderiam incluir a reduzida capacidade de dilatar os vasos sanguíneos na musculatura esquelética ou uma diminuição do número de vasos sanguíneos disponíveis decorrente da inatividade associada ao avanço da idade, ou ambos. Desta forma, os pesquisadores estão investigando a capacidade de dilatação dos vasos sanguíneos em indivíduos em processo de envelhecimento. Esse teste de vasodilatação comum é o teste de pico de hiperemia reativa. Ele envolve a medida da resposta de fluxo sanguíneo para os músculos após um determinado período (p. ex., 3 a 10 minutos) de isquemia. A conclusão dessa linha de pesquisa é a de que o pico de hiperemia reativa em resposta a um curto período de isquemia no antebraço é menor em idosos (Proctor et al., 2005), mas isso não necessariamente se deve ao avanço da idade. Em vez disso, a diminuição observada é causada pela diminuição dos níveis de atividade. Desta forma, a capacidade da árvore vascular de se adaptar aos níveis crônicos atuais de demanda de oxigênio não é afetada pela idade.

Doença cardiovascular e idade

O envelhecimento está associado a muitos distúrbios crônicos. Existem diversas condições isoladas que afetam o sistema cardiovascular, como a doença arterial coronariana, a doença cerebrovascular, a doença vascular periférica e a insuficiência cardíaca congestiva. Conforme indicado na Tabela 1.2, a cardiopatia, o AVE e a hipertensão podem ser agrupados em uma condição mais ampla denominada doença cardiovascular (DCV). A DCV é responsável por mais mortes do que qualquer outra doença. Ao menos 25% dos norte-americanos têm algum tipo de cardiopatia ou doença de vasos sanguíneos, ou apresentam risco de AVE. Em geral, o risco de desenvolvimento de DCV é maior para homens do que para mulheres. No entanto, com o avanço da idade, as mulheres também apresentam maior incidência de DCV. A idade constitui um fator de risco independente e também está implicada no desenvolvimento de hipertensão e hipercolesterolemia. Estudos epidemiológicos estabeleceram vários fatores de risco que estão associados ao desenvolvimento de DCV, conforme destacado pela Organização Mundial da Saúde (2002).

A fisiologia da DCV e o envelhecimento

Enquanto cada doença possui características próprias isoladas em termos de etiologia, órgão afetado, sintomas produzidos e patologia final, é possível argumentar que existem aspectos fundamentais da estrutura e da função cardiovascular que mudam com o avanço da idade, levando ao desenvolvimento dessas doenças. Existem efeitos independentes da idade sobre a forma e função cardiovascular – efeitos, que, em alguns casos, são influenciados pelo nível de atividade física do indivíduo.

A determinação atual é a de que vários fatores interagem no desenvolvimento da DCV. Um modelo proposto para essas interações complexas é ilustrado na Figura 1.6. Nesse modelo, o avanço da idade exerce três efeitos principais

Tabela 1.2 Os oito principais fatores de risco modificáveis de doenças cardiovasculares e outras doenças não comunicáveis principais

Fator de risco	Doenças cardiovasculares*	Diabetes	Câncer	Doença pulmonar obstrutiva crônica
Tabagismo	X	X	X	X
Álcool	X		X	
Atividade física	X	X	X	
Nutrição	X	X	X	
Obesidade	X	X	X	X
Pressão arterial elevada	X	X		
Gordura/lipídios da dieta	X	XX	XX	
Glicemia	X			

*Inclui a cardiopatia, o acidente vascular encefálico e a hipertensão.
Fonte: Organização Mundial da Saúde.

sobre o sistema cardiovascular. Primeiramente, ocorre uma alteração da estrutura das paredes dos vasos sanguíneos que diminui sua complacência, ou seja, as torna mais rígidas. Isso ocorre sobretudo nos grandes vasos condutores, como as artérias aorta e carótida. Ao mesmo tempo, há um aumento associado à idade na atividade do nervo simpático. Esse nível de atividade simpática intensificado é afetado pelo estresse, pela massa corporal (obesidade) e talvez por alguns aspectos genéticos. Em terceiro lugar, o revestimento endotelial dos vasos sanguíneos torna-se menos "funcional".

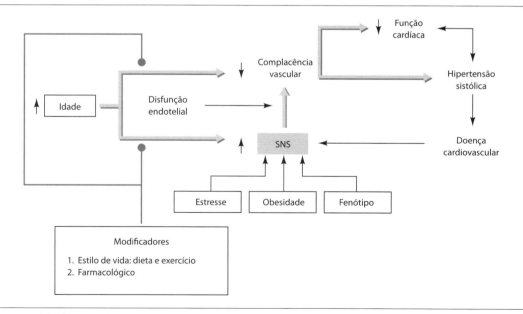

Figura 1.6 Modelo destacando a natureza multifatorial da doença cardiovascular relacionada à idade e o modo como é possível modificá-la com o estilo de vida. As linhas com extremidades interrompidas indicam os fatores que tendem a diminuir os efeitos detrimentais da idade sobre os processos que contribuem para a patologia cardiovascular. Consultar o texto para obter explicações adicionais. SNS: sistema nervoso simpático.

Os efeitos da intensificação da atividade do sistema nervoso simpático e função endotelial aumentam o efeito independente da idade sobre a complacência vascular. Os vasos sanguíneos mais rígidos, por sua vez, impõem estresse extra à função cardíaca (como já mencionado) por meio das elevações da pressão sistólica, levando ao desenvolvimento de hipertensão sistólica e, por fim, ao adoecimento dos tecidos cardiovasculares. Um achado comum na DCV crônica é a alteração adicional do fluxo de saída simpático e da função endotelial, com consequente continuidade do ciclo adverso. Também está claro que a adoção de um estilo de vida positivo, que inclua dieta apropriada e exercícios, pode minimizar os efeitos danosos do envelhecimento já destacados.

Sendo assim, é possível determinar como elementos decisivos desse modelo os seguintes fatores: (1) enrijecimento vascular; (2) função endotelial; (3) atividade elevada do sistema nervoso simpático; (4) remodelamento vascular; e (5) intervenções de exercício. Cada um desses elementos é discutido separadamente nas próximas seções.

Enrijecimento vascular

Com o envelhecimento, as principais artérias condutoras (p. ex., aorta) tornam-se mais rígidas e compridas. As evidências atualmente disponíveis indicam que esses grandes vasos se tornam mais rígidos por causa de dois fatores: um espessamento dos materiais estruturais que compõem a parede vascular e o aumento do tônus simpático da musculatura lisa. Esses vasos se tornam mais espessos em decorrência da desorganização das células endoteliais e do tecido conjuntivo, bem como por causa do aumento da quantidade de tecido conjuntivo. É notável que esse crescimento de vasos sanguíneos seja considerado independente da deposição de placa ao longo da parede arterial. Assim, esse espessamento da parede é um efeito independente da idade e não um efeito produzido por doenças associadas ao avanço da idade. A partir dessa perspectiva, pode ser útil considerar alguns termos antes de levar em conta os efeitos independentes da idade sobre o enrijecimento vascular.

É igualmente importante reconhecer que o remodelamento dos vasos sanguíneos condutores associado à idade não é do mesmo tipo do remodelamento associado à hipertensão que ocorre em fases mais iniciais da vida. Nesse último caso, a parede arterial torna-se mais espessa, porém o tamanho do lúmen é reduzido (remodelamento para dentro). Essa resposta protege o vaso sanguíneo com um alto nível de estresse circunferencial. No remodelamento vascular associado à idade, o lúmen do vaso muitas vezes aumenta enquanto a parede vascular se torna mais espessa e rígida. Esse processo de espessamento e enrijecimento não se deve a um processo aterosclerótico, mas está relacionado a alterações que envolvem a estrutura material da parede, resultando em um maior equilíbrio de colágeno em relação às fibras de elastina.

Função endotelial e envelhecimento

Nos pacientes, o risco de aterosclerose está associado ao comprometimento da vasodilatação endotélio-dependente das artérias coronárias – uma resposta que está correlacionada à diminuição do controle endotelial no antebraço (Anderson et al., 1995; Celermajer et al., 1994). Em consequência, a magnitude da alteração do diâmetro da artéria braquial no primeiro minuto ou então após um breve período de isquemia do antebraço é usada como índice de função endotelial nos vasos coronarianos. A disfunção endotelial representa um dos primeiros sinais de desenvolvimento de DCV.

Definições

Arteriosclerose: um grupo de doenças caracterizadas pelo espessamento e perda da elasticidade das paredes arteriais. Inclui a aterosclerose, a arteriosclerose e a arteriosclerose de Mockenberg.

Aterosclerose: forma comum de arteriosclerose, em que depósitos de placas amareladas que contêm colesterol, material lipoide e lipófagos são formados nas camadas íntima e média interna de artérias de grande e médio calibres.

Há uma forte coerência entre a idade e as reduções de função endotelial, em particular após os 45 anos de idade e na presença de outros fatores de risco cardiovascular (Walther et al., 2004). Por esse motivo, é tentador pensar que a idade exerce um impacto negativo direto sobre a função endotelial, levando ao risco de DCV. No entanto, alguns estudos sugerem fortemente que a disfunção endotelial relacionada à idade é uma situação bastante reversível, causada por um estilo de vida sedentário, e não um efeito independente da idade. A dependência da função endotelial de um estilo de vida saudável é consistente com o conhecimento acumulado de que o risco relativo de morte em razão de hipertensão, doença pulmonar obstrutiva crônica, diabetes, tabagismo, obesidade ou colesterol alto é amplamente reduzido em indivíduos ativos, em comparação ao observado nos indivíduos sedentários (Laughlin, 2004). Até mesmo as crianças extremamente obesas são caracterizadas por uma função endotelial diminuída do antebraço que pode ser revertida pelo treinamento físico (Watts et al., 2004).

Atividade aumentada do sistema nervoso simpático

O sistema nervoso autônomo é essencial à função normal da frequência cardíaca, do débito cardíaco, da pressão arterial e da estrutura vascular. As respostas simpáticas inadequadas a manobras simples, como permanecer em pé, resultam em uma pressão arterial diminuída e em desmaios. Por outro lado, níveis de atividade nervosa simpática (ANS) altos demais resultam no aumento da resistência vascular periférica, remodelamento do tecido cardiovascular e, enfim, hipertensão, caso persistam por períodos prolongados. Os níveis plasmáticos basais das concentrações de NOR (Palmer et al., 1978; Sowers et al., 1983) e ANS (Iwase et al., 1991; Sundlöf e Wallin, 1978) aumentam com o avanço da idade, produzindo efeitos aparentemente mais significativos em mulheres (Matsukawa et al., 1998). Dessa forma, uma ANS elevada foi identificada como fator de risco importante de DCV relacionada à idade, possivelmente por seus efeitos deletérios sobre as funções vascular (Pauletto et al., 1991) e cardíaca (Cechetto, 1993; Du et al., 1999; Kaye et al., 1995). De fato, entre outros distúrbios (Benarroch, 1993), acredita-se que a elevada ANS basal contribua para o dano vascular (Izzo e Taylor, 1999) e cardíaco (Hachinski et al., 1986; Hachinski et al., 1992; Pauletto et al., 1991; Stoney et al., 1987), bem como para muitos tipos de hipertensão crônica (Grassi et al., 2000; Pauletto et al., 1991); estes são os principais fatores de risco de DCV (Doyle e Donnan, 1990; Hachinski et al., 1992).

As alterações do fluxo de saída do sistema nervoso parassimpático também ocorrem com o avanço da idade e são igualmente importantes para a saúde geral do sistema cardiovascular, em particular para o coração. Esse sistema é particularmente importante para os ritmos normais de batimento cardíaco. Há ainda evidências de que a capacidade intrínseca dos miócitos cardíacos de controlar o próprio ritmo também seja alterada com o avanço da idade.

As razões que levam ao fluxo de saída aumentado do nervo simpático e ao fluxo de saída diminuído do nervo parassimpático são desconhecidas. Existem receptores localizados no coração, na aorta e na carótida que inibem a ANS e a frequência cardíaca diante do aumento da pressão. Desta forma, alguns pesquisadores investigaram se as alterações dessa característica de controle barorreflexo são afetadas pela idade, contribuindo para os níveis simpáticos elevados e parassimpáticos diminuídos observados na senescência. Contudo, não são observadas diminuições da função barorreflexa dependentes da idade (Seals e Esler, 2000), e tais alterações não explicam as alterações dependentes da idade do sistema nervoso autônomo. Foi proposto então o impulso simpático aumentado pelo sistema nervoso central (Seals e Esler, 2000). Essa hipótese, contudo, ainda não passou por testes diretos, e as especificidades referentes aos centros de controle focal não foram abordadas.

Observou-se que a desregulação tanto da ANS como da ventilação (i. e., dispneia em pacientes com insuficiência cardíaca) está presente em pacientes com DCV (Grassi et al., 1995; Middlekauff, 1997; Narkiewicz et al., 1999). Assim, uma hipótese emergente propõe que a quimiossensibilidade alterada está mecanicamente envolvida nas elevações crônicas do fluxo de saída simpático na DCV. Além disso, outros pesquisadores estão investigando o papel dos centros cerebrais que respondem à angiotensina II e ao óxido nítrico para controlar os níveis crônicos de fluxo de saída simpático e parassimpático, e talvez o equilíbrio entre esses dois sistemas (Zucker et al., 2001).

Remodelamento vascular e hipertensão sistólica

O espessamento e o enrijecimento dos vasos condutores em processo de envelhecimento acarretam consequências notáveis para a pressão arterial. Normalmente, os grandes vasos sanguíneos condutores apresentam certo grau de elasticidade (por conterem elastina), que lhes permite absorver uma parte da energia associada à ejeção cardíaca de determinado volume de sangue dentro do sistema de vasos sanguíneos. Em razão da absorção de parte dessa energia, a pressão arterial sistólica não sobe tanto quanto poderia subir na ausência dessa absorção. De modo semelhante, a absorção da energia durante a fase sistólica do ciclo cardíaco permite que a energia seja dissipada durante a diástole, de modo que a pressão diastólica seja mantida em um nível suficientemente alto para impulsionar o sangue pelos capilares, ao longo do ciclo cardíaco. Trata-se de uma função normal. Contudo, com os vasos enrijecidos, a capacidade de absorver uma parte da energia durante a sístole diminui. Isso faz a pressão sistólica aumentar e atingir níveis acima do normal. Ao mesmo tempo, a pressão diastólica cai a níveis abaixo do normal, em decorrência do menor "recuo" dos vasos condutores elásticos durante a diástole. A capacidade funcional dos vasos sanguíneos condutores de armazenar energia durante a sístole, bem como de recuar para liberar a energia durante a diástole, é denominada efeito de Windkessel. Esta não é a única explicação para a alta pressão sistólica dos idosos, mas fornece um arcabouço teórico no qual é possível prever o modo como esses vasos mudam com o passar do tempo.

Esse contexto de pressão sistólica elevada e pressão diastólica reduzida leva à ampliação da pressão de pulsação (pressão sistólica – pressão diastólica). Essa pressão de pulsação aumentada com pressão sistólica elevada é denominada hipertensão sistólica. A hipertensão sistólica constitui um dos principais fatores de risco de DCV e está altamente associada à taxa de morte.

A rigidez dos vasos sanguíneos também é dada pelos neurotransmissores liberados pelos neurônios simpáticos que inervam a musculatura lisa das artérias. Os neurotransmissores primários oriundos dos neurônios simpáticos presentes na musculatura esquelética são o trifosfato de adenosina (ATP), a NOR e o neuropeptídio Y (NPY). Como já mencionado, a ANS aumenta com o avanço da idade. Em consequência, a diminuição do fluxo sanguíneo nos músculos que ocorre com o envelhecimento foi diretamente associada à ANS aumentada (Seals e Dinenno, 2004).

Se, por um lado, o elevado fluxo de saída simpático pode afetar diretamente o estado agudo do tônus arterial, por outro também pode influenciar as alterações estruturais que ocorrem nos vasos sanguíneos condutores com o avanço da idade. Evidências recentes demonstram que a NOR e o NPY liberados pelos neurônios simpáticos podem atuar como fatores de crescimento e promover o espessamento desses vasos sanguíneos. Entretanto, aparentemente é necessária a coexistência de duas condições. Primeiro, é preciso haver aumento crônico da liberação do transmissor. Em segundo lugar, isso deve ocorrer enquanto a camada endotelial estiver danificada ou não funcional (Zhang e Faber, 2001a; 2001b). Como destacado anteriormente, esses dois contextos se desenvolvem com o avanço da idade.

Exercício e saúde vascular no envelhecimento

Os aspectos benéficos de um estilo de vida ativo sobre a saúde cardiovascular são indiscutíveis. Booth comentou que "a inatividade física é parte do processo patológico de um amplo número de estados patológicos crônicos significativos" (Booth et al., 2000, p 774). O desafio reside no fato de o número de indivíduos participantes de atividade física rigorosa nos momentos lazer diminuir de 30 a 45% ao redor dos 20 anos de idade para 15 a 25% aos 75 anos (Bassuk e Manson, 2003). A atividade física regular de intensidade moderada pode abolir o declínio relacionado à idade da função endotelial destacado neste capítulo (Laughlin, 2004; Walther et al., 2004) e melhorar a complacência vascular. Todavia, ainda não foi esclarecido como a atividade física regular afeta os níveis de fluxo de saída simpático.

É indiscutível que o treinamento aeróbico exerce impacto positivo sobre os níveis de desempenho máximo e submáximo no exercício dos idosos. Durante o exercício máximo, observou-se que a ventilação, o consumo de oxigênio, o débito cardíaco e a diferença a-vO$_2$ aumentaram após o treinamento. O treinamento aeróbico também ajuda a diminuir a ventilação, a frequência cardíaca, o volume sistólico e a pressão arterial durante o exercício submáximo. Essas alterações podem beneficiar de modo significativo as atividades do dia a dia.

> ## ❭ Recomendações para programas de exercícios

Os cinesiologistas são cada vez mais solicitados a prestarem orientação em uma variedade de contextos (em casa, hospitais, ginásios, etc.). Independentemente do local, os programas de exercício para idosos podem ser benéficos em muitos aspectos. Esses programas podem:

- melhorar a capacidade de autocuidado e bem-estar geral;
- melhorar a condição cardiovascular e a resistência geral;
- aumentar a força e a resistência muscular;
- manter ou melhorar a flexibilidade, a coordenação e o equilíbrio;
- maximizar o contato social e o prazer de viver;
- melhorar o controle do peso e a nutrição;
- auxiliar a digestão e a diminuir a constipação;
- promover relaxamento;
- aliviar a ansiedade, a insônia e a depressão; e
- sustentar o vigor sexual.

Supervisão do exercício

Algumas diretrizes de manejo simples podem ajudar a criar um ambiente bem-sucedido para os participantes idosos. Sobretudo, tente tornar a experiência o mais divertida possível para todos os envolvidos. Esteja aberto e busque o retorno dos participantes. Seja entusiástico e conheça o seu grupo. Aqui, estão algumas sugestões que o ajudarão a supervisionar o programa de exercícios com os idosos.

- Explicações:
  - fornecer instruções claras e devagar; repeti-las;
  - falar alto;
  - usar linguagem simples;
  - fazer demonstrações;
  - não se dirigir aos participantes com tom de superioridade.

- Ambiente:
  - incentivar a interação social;
  - tocar uma música de fundo, quando apropriado;
  - minimizar as distrações;
  - não incentivar a competição indevida;
  - estimular o trabalho de acordo com o ritmo de cada um.

- Segurança:
  - insistir no uso de calçados adequados;
  - selecionar atividades apropriadas (de acordo com o nível de condicionamento, doença, etc.);
  - permitir a opção por não participar;
  - avaliar a dificuldade para sentar e levantar do colchonete ou do chão;
  - estar pronto para emergências (ressuscitação cardiopulmonar, primeiros socorros, telefonema para o 193, etc.);
  - praticar a resposta de emergência.

Treinamento físico de resistência

Atualmente, numerosas organizações reconhecem o efeito protetor do exercício regular contra o desenvolvimento de cardiopatia. A atividade física habitual é recomendada tanto para jovens como para idosos. Além disso, a Canadian Society for Exercise Physiology (CSEP) e o American College of Sports Medicine (ACSM) publicaram diretrizes detalhadas e específicas para a prescrição de exercícios para o treino de resistência destinado aos idosos.

- **Canadian Society for Exercise Physiology.** Em 1999, a CSEP e a Health Canada produziram o *Canada's physical activity guide to healthy active living for older adults* (Guia canadense de atividade física da vida ativa e saudável para idosos). O guia recomenda que os adultos de idade mais avançada participem de atividades de resistência com uma frequência de 4 a 7 dias por semana (exemplos: caminhada, natação, dança, prática de *skate*, esqui *cross-country*, ciclismo, pedestrianismo). Os participantes devem treinar para fazerem ao menos 10 minutos de atividade contínua de uma vez só, bem como tentar acumular 30 a 60 minutos de atividade por dia. Entre as importantes considerações referentes à segurança, estão: começar executando as atividades que podem ser feitas de modo confortável e progredir gradualmente para as atividades que exigem mais do indivíduo; usar calçados e roupas confortáveis; e usar botas que não derrapem no gelo e na neve para praticar as atividades de inverno.

- **American College of Sports Medicine.** Além das normas estabelecidas pela CSEP e anteriormente listadas, o ACSM indica que a intensidade do treinamento deve ser superior a 55% do nível de captação máxima de oxigênio do indivíduo, ou superior a 40% da reserva de frequência cardíaca do indivíduo (diferença entre frequência cardíaca máxima e frequência cardíaca em repouso). Os valores de intensidade mais baixos são mais aplicáveis aos indivíduos com nível de condicionamento muito baixo.

❯ Resumo

O avanço da idade produz efeitos profundos sobre os sistemas cardíaco, vascular e pulmonar. Essas alterações resultam na diminuição significativa da capacidade de exercício e no risco aumentado de desenvolvimento de várias DCV. Notavelmente, porém, uma parte considerável das consequências cardiovasculares deletérias do avanço da idade é atribuível aos efeitos de um nível reduzido de atividade física, como o declínio da função endotelial, ou pode ser adiada ou minimizada com a adoção de um estilo de vida ativo.

Questões a considerar

1. Descreva o controle mecânico e neural da frequência cardíaca e do volume sistólico.

2. Descreva as alterações na estrutura e função cardíacas que ocorrem com o avanço da idade.

3. Como o envelhecimento afeta a frequência cardíaca de repouso e o volume sistólico?

4. Liste os efeitos da idade sobre as características pulmonares. Como essas alterações afetam os padrões respiratórios na senescência?

5. Descreva os fatores cardíacos que contribuem para o declínio da capacidade de exercício com o avanço da idade.

6. Destaque a anatomia dos vasos sanguíneos condutores e descreva o modo como eles mudam com o avanço da idade, o treinamento físico ou ambos.

7. Qual é a consequência do enrijecimento dos vasos sanguíneos relacionada ao envelhecimento sobre a pressão sanguínea?

8. Liste os fatores de risco de DCV.

9. Descreva o motivo ou o modo como os aumentos da ativação do sistema nervoso simpático relacionados à idade parecem atuar como fator de risco de desenvolvimento de DCV.

Capítulo 2
SISTEMA MUSCULOESQUELÉTICO

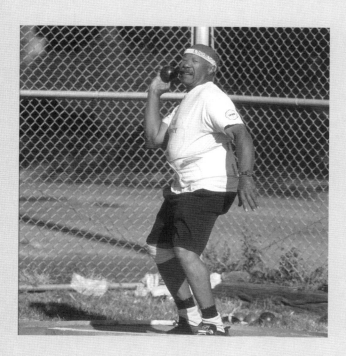

CONTEÚDO DESTE CAPÍTULO

Morfologia do músculo
    Constituição corporal
    Tamanho da fibra
    Número de fibras
    Capilares

Alterações das propriedades bioquímicas relacionadas à idade
    Atividade enzimática metabólica
    Outros parâmetros bioquímicos

Músculo esquelético, envelhecimento e treinamento
    Contratilidade muscular
    Resposta hipertrófica e atrofia do músculo esquelético
    Sarcopenia
        Fatores miogênicos
        Fatores neurogênicos

Doenças relacionadas à idade que limitam o exercício
    Espondilite anquilosante
    Fibromialgia
    Artrite reumatoide
    Osteoartrite

Recomendações para programas de exercícios

Resumo

> *"Com o envelhecimento, ocorrem alterações no músculo esquelético. As alterações mais evidentes são as diminuições da AST e do volume de tecido contrátil contido na AST. Ocorrem ainda alterações na função das fibras musculares, nas características de disparo da UM e na capacidade aeróbica do músculo esquelético (...) As pesquisas sugerem que o exercício regular, incluindo o treinamento de força e resistência de intensidade adequada, pode minimizar alguns dos efeitos fisiológicos do envelhecimento observados no músculo."*
>
> Williams, Higgins e Lewek (2002, p.67)

Este capítulo discute a fisiologia básica da musculatura esquelética, a bioquímica elementar dos músculos relacionada às vias energéticas, além da atividade e do envelhecimento. Será considerada com certo grau de detalhamento a principal doença relacionada ao movimento e à rigidez de articulações e músculos – a artrite. O capítulo também destaca as formas aceitáveis e comprovadas de terapia do exercício, bem como a terapia do exercício contraindicada.

Morfologia do músculo

O músculo esquelético dos mamíferos é constituído por mais de um tipo de fibra. A maioria dos mamíferos possui no mínimo três tipos de fibras diferentes (Abernethy et al., 1994; Noble et al., 2004). Entretanto, o músculo esquelético humano (Fig. 2.1) comprovadamente possui apenas dois tipos distintos de fibras (Lexell et al., 1983, 1988) – as fibras de contração rápida (CR) e as fibras de contração lenta (CL) – embora existam vários subtipos de cada um desses tipos (Noble et al., 2004). As fibras dos animais são mais frequentemente blocos de fibras, enquanto as fibras humanas compõem um padrão em mosaico. Sob condições normais, as fibras CR e CL humanas apresentam áreas de secção transversal (AST) similares (ver um exemplo na Fig. 2.1 e na referência de Larsson e Ansved, 1985). No entanto, está comprovado que determinados tipos de treinamento específicos podem produzir hipertrofia nesses dois tipos de fibras. Assim, o treinamento de força, por exemplo, pode promover crescimento primariamente nas fibras CR (McDonagh e Davies, 1984), enquanto o treinamento de aumento da resistência pode resultar em uma discreta hipertrofia das fibras CL (Taylor et al., 1978). O restante deste capítulo aborda somente a musculatura esquelética humana.

Com o avanço da idade, a AST diminui (Fig. 2.2). Esse fenômeno é causado pelo desuso gradual das fibras musculares que passa a ocorrer quando os idosos se tornam significativamente menos ativos do que eram. A perda preferencial dessa área é observada principalmente nas fibras CR. A lógica por trás dessa perda está na falta de movimentos explosivos com o envelhecimento do indivíduo. Um segundo fator que resulta em uma maior proporção de fibras CL parece ser a perda seletiva de motoneurônios rápidos (Doherty et al., 1993) nas fibras CR em processo de atrofia que, por sua vez, parecem ser reinervadas por unidades motoras lentas (brotamento colateral) (Fig. 2.3). Apesar da proporção relativamente maior de fibras CL disponíveis para a geração de força, a resistência à fadiga

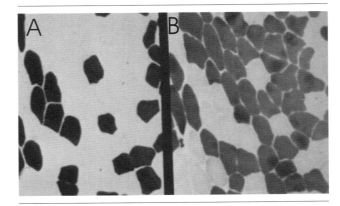

Figura 2.1 Note o padrão em mosaico desta secção transversal de músculo vasto lateral humano. Nessa reação da ATPase da miosina, a foto da esquerda mostra as fibras CR escurecidas pela coloração em pH 10,2. A secção mostrada na foto da direita é a coloração reversa em pH 4,6, e as fibras CL estão mais escurecidas pela coloração.
Adaptado, com permissão, de A.W. Taylor et al., 1978, "Effects of endurance training on fiber area and enzyme activities of skeletal muscle of French Canadians," *Third International Symposium in Biochemistry of Exercise*. (Miami, FL: Symposium Specialists Inc.), pp.267-278.

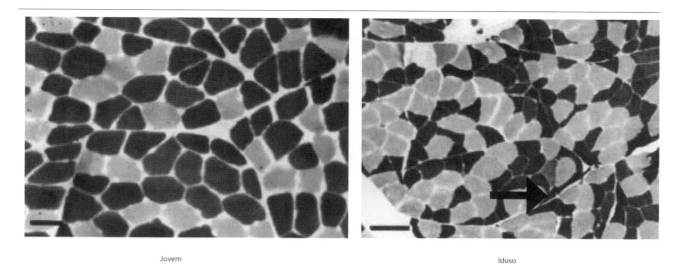

Figura 2.2 Coloração de ATPase da miosina (pH 10,2) de uma secção transversal de amostra de biópsia de vasto lateral humano. Note as diferenças de tamanho da fibra muscular de um jovem (*à esquerda*) e da fibra muscular de um idoso (*à direita*). O tamanho da fibra diminui com o avanço da idade.

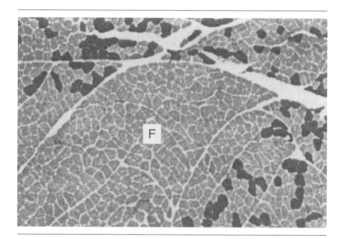

Figura 2.3 Músculo adutor do polegar da mão (amostra de autópsia, secção transversal) de uma mulher idosa que não apresentava sinais neurológicos clínicos. F: fascículo contendo apenas fibras de tipo 1, indicando reinervação. (ATPase, pH 9,4; as fibras de tipo 2 estão escurecidas pela coloração.)

do músculo senescente não é intensificada. Não se sabe por que isso ocorre, mas talvez a capacidade dos músculos envelhecidos não seja otimizada por falta de treinamento (Grimby et al., 1992; Taylor et al., 1992).

Constituição corporal

Conforme o envelhecimento prossegue e a musculatura se torna menos ativa, as áreas previamente designadas como músculo vão sendo substituídas por tecido adiposo e tecido conjuntivo (Rice et al., 1989, 1990). Observe, na Figura 2.4, as secções transversais de braços humanos. A foto da direita foi obtida de um homem jovem, enquanto a da esquerda foi tirada de um indivíduo de idade mais avançada e inativo. A área que já foi ocupada por tecido muscular está atrofiada, e o músculo foi substituído por tecido conjuntivo, tecido adiposo e espaço vazio (áreas escuras).

A Figura 2.5 mostra varreduras de tomografia computadorizada axial (TCA) obtidas da perna de um idoso (82 anos de idade) antes (à esquerda) e depois (à direita) do início de um regime de exercícios de resistência intensivo com duração de 6 meses.

Note que o músculo sofreu hipertrofia, e tanto o tecido conjuntivo como a gordura infundida foram substituídos por músculo esquelético. Essas varreduras de TCA demonstram que a taxa de declínio da área da fibra pode ser diminuída pelo exercício. De fato, o exercício regular parece reverter a maior parte da atrofia.

Lexell et al. (1988), enquanto trabalhavam com amostras de autópsia de seres humanos, notaram que, ao redor dos 50 anos de idade, o músculo já havia sofrido uma perda de massa de 10% e que, em torno dos 80 anos de idade, havia uma perda prevalente de 50%. Achados similares foram obtidos por outros pesquisadores ao redor do mundo, empregando técnicas diferentes, como a varredura por ultrassonografia (Young et al., 1984) e a varredura por tomografia computadorizada (Rice et al., 1988). A Figura 2.6 mostra as relações existentes entre idade e área muscular.

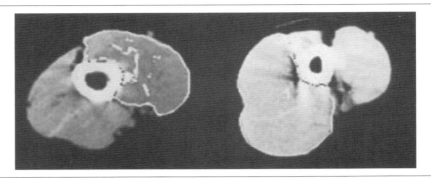

Figura 2.4 Secção transversal de braços humanos com o úmero no centro, mostrando o tecido adiposo (preto), músculo (cinza) e osso (branco). (À *direita*) Músculo de indivíduo jovem saudável. (À *esquerda*) Músculo de indivíduo idoso inativo, preenchido por tecido conjuntivo e tecido adiposo. A área destacada na imagem da esquerda mostra o compartimento flexor do cotovelo, incluindo o bíceps e o braquial. O compartimento do tríceps está embaixo, discretamente à esquerda do úmero, em ambos os painéis.
Reproduzido de Rice et al., 1989, "Arm and leg composition determined by computed tomography in young and elderly men", *Clinical Physiology* 9: 207-222.

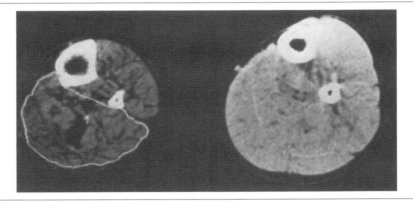

Figura 2.5 Secção transversal de uma perna humana mostrando a tíbia (osso maior) e a fíbula. O tecido adiposo aparece como áreas negras e o músculo como áreas cinzas. A imagem da esquerda mostra a perna de um idoso inativo, e a imagem da direita foi obtida da mesma perna após 6 meses de treinamento de resistência. Observe o retorno a uma condição saudável do músculo deste idoso de 82 anos. O compartimento destacado no painel da esquerda é o compartimento flexor plantar e inclui o sóleo, o gastrocnêmio e outros flexores plantares mais profundos.
Reproduzido de Rice et al., 1989, "Arm and leg composition determined by computed tomography in young and elderly men", *Clinical Physiology* 9: 207-222.

Tamanho da fibra

Em indivíduos inativos, o tamanho da fibra muscular diminui com o avanço da idade, após atingir o máximo ao redor dos 20 anos de idade. Os indivíduos que praticam exercícios regulares mantêm uma proporção muito alta do tamanho das fibras até completarem aproximadamente 60 anos de idade. É preciso enfatizar que os únicos músculos que mantêm o tamanho são aqueles exercitados regularmente. Portanto, conforme o indivíduo envelhece e perde massa muscular total, a diminuição observada ocorre por dois fatores: diminuição do número de fibras (principalmente de fibras CR) e diminuição do tamanho das fibras individuais (mais uma vez, essa perda envolve sobretudo as fibras CR dos músculos locomotores). Há relatos na literatura científica de que as principais reduções de tamanho ocorrem entre 60 e 80 anos de idade. Os mecanismos subjacentes parecem ser: (1) a inatividade e a imobilização; e (2) as alterações da demanda funcional por força, velocidade e duração.

A Figura 2.7 mostra a relação existente entre as áreas das fibras CR e CL e a idade, analisando o efeito da perda de fibras CR sobre a diminuição do tamanho do músculo que acompanha o avanço da idade. Entretanto, admite-se que até os indivíduos nonagenários consigam aumentar o tamanho das fibras musculares com o treinamento com carga (Fiatarone et al., 1990). Parece que o exercício progressivo

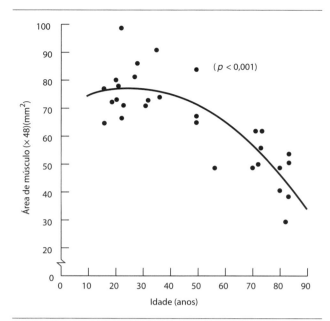

Figura 2.6 Relação existente entre idade e área muscular.
Reproduzido, com permissão, de J. Lexell, C.C. Taylor e M. Sjostrom, 1988, "What is the cause of the ageing atrophy? Total number, size and proportion of different fiber types studied in whole vastus lateralis muscles from 15- to 83-year-old men", *Journal of Neurological Science* 84: 275-294.

promove os mesmos efeitos sobre a musculatura esquelética de nonagenários e de adultos de 25 anos de idade (Tab. 2.1).

Número de fibras

Conforme já mencionado, o número de fibras diminui com o avanço da idade. Essa perda está estreitamente relacionada à perda acentuada de unidades motoras (UM) alfa (ver no Cap. 3 mais informações sobre o sistema nervoso). A perda de neurônios motores alfa (medula espinal) e a degeneração das fibras musculares correspondentes prossegue continuamente até a sétima década e, a partir de então, é acelerada. Tomlinson e Irving (1977), usando material obtido após a morte, não encontraram alterações nas contagens de UM (L1-L3) até os 60 anos de idade. Subsequentemente, as contagens de UM começaram a diminuir. Entretanto, Lexell et al. (1988) observaram uma perda de fibras musculares a partir dos 25 anos de idade, que era acelerada após os 60 anos (Fig. 2.8). Uma pergunta ainda não respondida é se a degeneração muscular tem origem neurológica ou intrínseca. Para uma leitura de nível mais avançado sobre esse tópico controverso e intrigante, os estudantes devem consultar os trabalhos de Doherty e Brown (1993), Klitgaard et al. (1990) e Noble et al. (2004). Até o presente, não há evidências científicas que demonstrem a reversão da perda de fibras associada ao envelhecimento. Entretanto, a

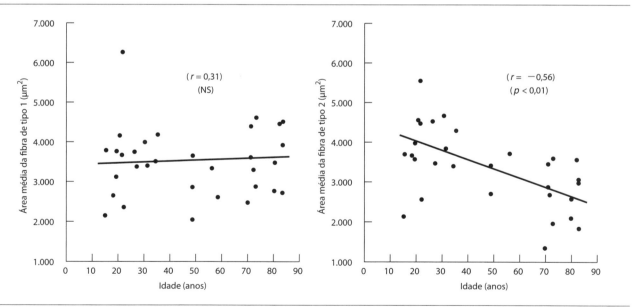

Figura 2.7 Relação existente entre idade e áreas de secção transversal médias das fibras musculares de contração lenta e de contração rápida.
Reproduzido, com permissão, de J. Lexell, C.C. Taylor e M. Sjostrom, 1988, "What is the cause of the ageing atrophy? Total number, size and proportion of different fiber types studied in whole vastus lateralis muscles from 15- to 83-year-old men", *Journal of Neurological Science* 84: 275-294.

Tabela 2.1 Efeitos do envelhecimento e do exercício progressivo sobre a massa muscular

Idade	Sexo	Programa de treinamento	Efeito do envelhecimento	Efeitos do treinamento
25	M	Exercícios de resistência progressiva com carga pesada e poucas repetições	↓	↑
25	F		↓	↑
60	M		↓	↑
60	F		↓	↑
90+	M		↓	↑
90+	F		↓	↑

Nota: ↑ = aumento; ↓ = diminuição

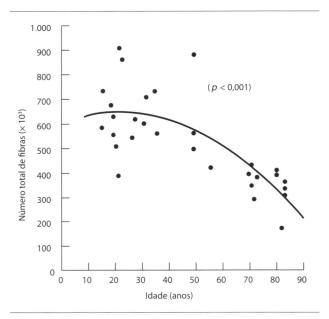

Figura 2.8 Relação existente entre idade e o número total de fibras.
Reproduzido, com permissão, de J. Lexell, C.C. Taylor e M. Sjostrom, 1988, "What is the cause of the ageing atrophy? Total number, size and proportion of different fiber types studied in whole vastus lateralis muscles from 15- to 83-year-old men", *Journal of Neurological Science* 84: 275-294.

taxa de perda (em especial de fibras CR) é atenuada pelo treinamento de força (MacDougall et al., 1984).

Capilares

Pesquisas limitadas têm sido conduzidas sobre os efeitos do envelhecimento e do exercício na capilarização do músculo esquelético. Como o tamanho das fibras diminui na ausência da prática regular de exercícios, assim como diminui o número de fibras, seria esperado que o número de capilares condutores de sangue e nutrientes para a musculatura também diminuísse. E é isso que aparentemente ocorre. A Tabela 2.2 exibe dados coletados por Coggan et al. (1992) que demonstram as diminuições esperadas na densidade de capilares, na proporção capilar/fibra e no número de capilares em contato com cada fibra muscular.

Um aspecto interessante da questão sobre os efeitos do exercício e do envelhecimento sobre a capilarização das fibras de músculo esquelético foi abordado por Chilibeck et al. (1997). Esses pesquisadores descobriram que a densidade capilar (ou seja, o número de capilares por AST) não é alterada com a prática regular de exercícios. Novamente, um aspecto benéfico do exercício de resistência regular foi apontado.

Alterações das propriedades bioquímicas relacionadas à idade

Uma das alterações relacionadas ao avanço da idade mais proeminentes a afetar as propriedades bioquímicas é uma alteração nas atividades enzimáticas metabólicas. A energia metabólica é consequente à ativação de diversas vias que dependem de enzimas para gerá-la. Conforme é discutido na próxima seção, os resultados de fato mostram uma diminuição dos níveis de enzimas regulatórias ou marcadoras que acompanha o envelhecimento das pessoas. Existem ainda mais três enzimas – hexoquinase, desidrogenase láctica e adenosina trifosfatase – que são usadas para medir alterações enzimáticas.

Atividade enzimática metabólica

O potencial energético metabólico existente no músculo esquelético é representado pela concentração de substratos e pela concentração e níveis de atividade das enzimas que atuam nas vias bioquímicas geradoras de energia. Essas vias incluem o ciclo do glicogênio, a glicólise, o ciclo de Krebs,

Tabela 2.2 Capilarização do músculo esquelético em homens e mulheres conforme o envelhecimento

	Homens jovens	Homens idosos	Mulheres jovens	Mulheres idosas	Efeito da idade	Efeito do sexo
Densidade de capilar (cap/mm²)	308 ± 16	228 ± 13	328 ± 19	248 ± 12	$p < 0,001$	Insignificante
Proporção capilar/fibra	1,72 ± 0,14	1,39 ± 0,13	1,56 ± 0,15	0,94 ± 0,07	$p < 0,001$	$p < 0,01$
Capilares em contato com cada fibra muscular	4,39 ± 0,28	3,55 ± 0,30	3,96 ± 0,35	2,67 ± 0,16	$p < 0,001$	$p < 0,05$

Reproduzido, com permissão, de A.R. Coggan et al., 1992, "Skeletal muscle adaptations to endurance training in 60-to-70-yr-old men and women," *Journal of Applied Physiology* 75: 1780-1786.

a via de oxidação de ácidos graxos livres (AGL), a cadeia de transporte de elétrons e, em certos casos, as vias de transaminação para utilização de proteína como substrato. Essas vias geram a energia utilizável por meio de uma variedade de reações que dependem de diversas enzimas. Na literatura, as enzimas marcadoras (indicativas da taxa de uma via) ou as enzimas regulatórias (enzimas que controlam a taxa de uma via) comumente usadas são a glicogênio-fosforilase (a), a fosfofrutoquinase (PFK), a succinato-desidrogenase (SDH) ou a citrato-sintase (CS), e a beta-hidroxiacildesidrogenase (BHAD) nas vias do ciclo do glicogênio, glicolítica, do ciclo de Krebs e da oxidação de AGL, respectivamente. Foi demonstrado que as concentrações dessas enzimas mudam com o envelhecimento. Esses achados fornecem uma explicação adicional para a função diminuída do músculo esquelético observada nos idosos.

Existem mais três enzimas importantes que são quantificadas para indicar as alterações metabólicas ocorridas nas vias associadas à produção de energia ou ainda para fornecer medidas diretas da produção energética. Essas enzimas são: (1) hexoquinase, que fornece uma medida indireta do transporte da glicose da circulação para dentro da célula muscular; (2) desidrogenase láctica (LDH), que converte o ácido láctico em ácido pirúvico; e (3) adenosina trifosfatase ativada por cálcio (ATPase; encontrada no complexo actina-miosina), que quebra os grupos fosfato da molécula de ATP para gerar energia. De uma forma geral, as concentrações ou os níveis de atividade (ou ambos) dessas enzimas são indicativos de quaisquer alterações ocorridas na taxa metabólica de uma determinada via.

Com o envelhecimento, os níveis de atividade de todas essas enzimas comprovadamente diminuem. Com o treinamento físico, porém, as concentrações ou os níveis de atividade (ou ambos) da maioria delas aumentam. Isso é importante porque os níveis de atividade dessas enzimas determinam a taxa (e provavelmente a quantidade total) de energia disponível para idoso. Nesse contexto, não pode ser esquecido que os sistemas atuantes no corpo raramente trabalham de modo isolado. Os substratos precisam ser distribuídos ao músculo que está trabalhando, enquanto os resíduos produzidos devem ser recolhidos ou eliminados, ou ainda convertidos em produtos úteis. No exercício prolongado, por exemplo, a duração da atividade está altamente correlacionada à atividade das enzimas que atuam nas vias metabólicas relevantes *e* à capacidade do sistema cardiovascular (Cap. 1) de distribuir oxigênio ao músculo em funcionamento, bem como à habilidade do músculo de utilizar o substrato oxigênio. Também é preciso notar que as atividades enzimáticas são algo específicas e estão altamente correlacionadas com o tipo de treinamento e os papéis das enzimas. Em outras palavras, o treinamento anaeróbico afeta sobretudo as enzimas anaeróbicas, e o treinamento aeróbico afeta sobretudo as enzimas aeróbicas. A Tabela 2.3 resume os efeitos do envelhecimento e do treinamento de resistência sobre as atividades das enzimas metabólicas da musculatura esquelética consideradas até aqui.

É interessante atentar para os efeitos do envelhecimento cronológico e do exercício sobre duas das enzimas estudadas com maior frequência que atuam no ciclo de Krebs e na via glicolítica – SDH e PFK, respectivamente. Na Figura 2.9, observe que, no caso da SDH, o treinamento físico de resistência desloca a curva para a direita, o que indica um efeito produzido pelo treinamento. Entretanto, na corrida de longa distância, os efeitos do envelhecimento prevalecem. No caso da PFK, todavia, o exercício de resistência pode ter pouco impacto sobre os efeitos do envelhecimento.

Outros parâmetros bioquímicos

Existem outros parâmetros bioquímicos que são igualmente importantes para o músculo esquelético tanto nos idosos como em indivíduos mais jovens. Esses parâmetros incluem substratos para a produção de energia, como glicogênio, AGL e proteína. Os metabólitos, os eletrólitos, as consequências especiais (lembre-se da infiltração gordurosa do músculo) e a concentração de fosfato livre atuam na produção da energia do músculo. A Tabela 2.4 resume os efeitos do envelhecimento e de vários tipos de exercício sobre parâmetros bioquímicos selecionados. Note que, para muitos desses fatores, foram realizados relativamente poucos estudos científicos sobre os efeitos do envelhecimento e treinamento.

Tabela 2.3 Efeitos do envelhecimento e do treinamento sobre as atividades enzimáticas musculoesqueléticas

Enzima	Idade	Sexo	Programa de treinamento	Efeitos do envelhecimento	Efeitos do treinamento
ATPase de Ca^{2+}	60-79	M	Resistência	↓	↓ ou →
Hexoquinase	60-79	M	Resistência	↓	→
PFK	60-79	M, F	Resistência	↑→↓	→
LDH	60-79	M, F	Resistência	↓	↑→↓
SDH	60-79	M, F	Resistência	↓	↑
CS	60-79	M, F	Resistência	↓	→
CPK	60-79	M, F	Resistência	↓	→ ou ↑

Nota: ↑ = aumento; ↓ = diminuição; → = sem alteração. PFK: fosfrutoquinase; LDH: desidrogenase láctica; SDH: succinato-desidrogenase; CS: citrato-sintase; CPK: creatinofosfoquinase.

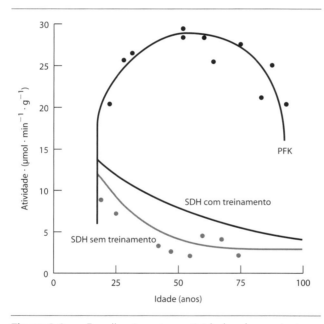

Figura 2.9 Envelhecimento e atividades de succinato-desidrogenase (SDH) e fosfofrutoquinase (PFK) com o treinamento de resistência.

> ### Músculo esquelético, envelhecimento e treinamento

Enquanto a expectativa de vida da população norte-americana continua aumentando graças aos avanços da medicina, a qualidade de vida dos indivíduos nos últimos anos de suas vidas parece estar declinando. A perda da capacidade de executar as tarefas básicas do dia a dia é uma causa direta desse declínio e está mais frequentemente associada a uma força muscular diminuída. Os estudos recentes que demonstraram a capacidade dos idosos de aumentar a força muscular trazem à população de idade avançada esperanças de manter a própria independência por muitos anos.

O declínio da força muscular observável com o avanço da idade frequentemente está associado tanto ao declínio da atividade como ao declínio de diversas funções musculoesqueléticas. Essas alterações fisiológicas que ocorrem na musculatura incluem a diminuição da contratilidade, a atrofia muscular (acompanhada de diminuição da capacidade hipertrófica), as alterações enzimáticas (que influenciam a função muscular e o desempenho) e a prevalência aumentada de várias doenças neuromusculares. As consequências dessas alterações da função muscular são a diminuição da flexibilidade e da força muscular. Entretanto, o treinamento de resistência é uma forma excelente de combater os efeitos debilitadores do envelhecimento sobre a função muscular. Uma prescrição de exercícios adequada pode favorecer a ocorrência de alterações consideráveis na força e, por fim, na qualidade de vida dos idosos.

Contratilidade muscular

O músculo esquelético é composto por muitas fibras musculares que, por sua vez, são formadas por numerosas miofibrilas constituídas de numerosos filamentos de actina e miosina (sarcômeros) (saiba mais sobre secção transversal do músculo esquelético em qualquer texto sobre anatomia). Quando um músculo se contrai, as cabeças de miosina ligam-se à actina. O ATP quebra a ligação. A miosina então se liga a um sítio de ligação adjacente (actina) e o sarcômero encolhe. Como já discutido, o avanço da idade causa diminuição da AST muscular (tecido contrátil) e aumento do tecido não muscular (tecidos adiposo e con-

Tabela 2.4 Efeitos do envelhecimento e do treinamento sobre parâmetros fisiológicos e bioquímicos relacionados ao músculo esquelético

Parâmetros	Idade	Sexo	Programa de treinamento	Efeitos do envelhecimento	Efeitos do treinamento
Ácidos graxos	65+	M	N/A	N/A	N/A
Colesterol	65+	M	N/A	→	N/A
Glicogênio	65+	M	Resistência	N/A	N/A
PCr/Pi	65+	M	Resistência	↓	→
Bomba de Na/K	65+	M	Resistência	N/A	N/A
Infiltração gordurosa	65+	M	Resistência	↑	↓
Área da fibra	65+	M	Resistência	N/A	→↓
Área da fibra	65+	M	Força	↓	↑
Quebra da proteína	58+	M	Força	N/A	N/A

Nota: ↑ = aumento; ↓ = diminuição; → = sem alteração. PCr/Pi: razão fosfocreatina/fosfato inorgânico.

juntivo). O resultado é a diminuição da força decorrente da diminuição do tamanho e da contratilidade muscular. Com o envelhecimento, ocorrem ainda outras alterações perceptíveis na fibra muscular:

- diminuição da atividade da ATPase;
- diminuição do número de neurônios motores;
- aumento da duração da contração;
- diminuição do limiar de excitação muscular;
- aumento da tensão de distensão;
- novos ramos nervosos axonais;
- diminuição da condução nervosa.

Resposta hipertrófica e atrofia do músculo esquelético

O crescimento muscular ocorre principalmente em resposta ao estresse mecânico (p. ex., exercício). Esse estresse pode induzir lesão muscular, sobretudo com o exercício excêntrico. O reparo costuma ser uma função do tipo, da intensidade e da duração do estímulo. A regeneração muscular por fim induz aumento da força por meio de mecanismos neurais e hipertróficos. Foi hipotetizado que os aumentos da AST muscular também ocorrem como resultado de um aumento do número de fibras musculares (hiperplasia). Entretanto, essa hipótese ainda é controversa, pois é admitido que o número de fibras seja determinado no momento ou logo após o nascimento. Acredita-se que os

aumentos da força ocorram principalmente com o aumento do diâmetro da fibra.

A via envolvida parece ser a seguinte:

Exercício (estímulo) ⟶ dano muscular ⟶ quebra da homeostasia intracelular ⟶ proteólise de várias proteínas musculares ⟶ expressão genética (fenótipo proteico dependente do estímulo) ⟶ síntese de proteína ⟶ proliferação de célula-satélite ⟶ hipertrofia ⟶ "tamanho do teto?" ⟶ divisão da fibra (hiperplasia?)

A atrofia muscular ou a AST diminuída são causadas por uma perda de fibras, diminuição da área da fibra ou uma combinação desses dois fatores atuando ao mesmo tempo. Está comprovado que a fibra sofre atrofia com a diminuição da atividade muscular, com a perda de proteína e como consequência de várias doenças distróficas. A atrofia é um fenômeno bem conhecido que acompanha o envelhecimento. Entretanto, também está comprovado que a velocidade da diminuição do tamanho dos músculos pode ser retardada com a prática regular de exercícios, em especial com o treinamento de resistência.

Sarcopenia

A sarcopenia consiste em uma perda de massa, força e qualidade da função contrátil muscular associada à idade. Embora sua causa propriamente dita ainda tenha que ser identificada, os principais grupos de fatores que poderiam ser responsáveis são neurogênicos (i. e., remodelamento da UM relacionado à idade) (ver Cap. 3) e miogênicos (i. e., causados por lesão conduzida por contração, atrofia muscular primária seletiva, alterações das influências hormonais sobre as proteínas contráteis ou alterações de transdução de sinal na fibra muscular), ou ainda uma combinação de ambos.

Fatores miogênicos

A lesão induzida por contração causa danos morfológicos a pequenos grupos focais de sarcômeros, como resultado do rompimento mecânico de filamentos espessos e delgados, ou fixações do disco Z (contrações excêntricas). Em adição, a lesão manifesta-se como uma resposta inflamatória que poderia ser causada por danos produzidos por radicais livres (sensibilidade muscular de aparecimento tardio [SMAT]). O músculo dos idosos é mais suscetível à lesão e demora mais para se recuperar, quando comparado ao músculo dos indivíduos mais jovens. A consequência disso é atrofia e degeneração, que potencialmente podem induzir o remodelamento associado ao avanço da idade.

É difícil atribuir a atrofia muscular unicamente ao envelhecimento. A atrofia muito provavelmente se deve à diminuição da atividade e de atividades com sustentação de carga. Dada a significativa diminuição observada na tensão específica (F/AST) das fibras musculares dos idosos (~20%), deve haver algo além da perda seletiva e da hipotrofia das fibras que explique o enfraquecimento muscular associado ao envelhecimento. Esses fatores poderiam incluir as alterações das isoformas da cadeia pesada da miosina (CPM), que estão relacionadas à velocidade do encurtamento contrátil (Larsson et al., 1997), ou as reduções nas taxas de síntese de proteína no músculo, que também afetam a atividade da ATPase da miosina.

Outra consideração poderia ser os níveis de hormônio anabólico, como mostra a Tabela 2.5, que podem afetar as taxas de renovação proteica. A influência hormonal sobre o crescimento muscular é substancial em vários estágios do crescimento. Nos indivíduos de idade mais avançada, um declínio hormonal que comprovadamente exerce efeito anabólico (testosterona, fator de crescimento insulina-símile 1, insulina, etc.) pode dar uma ideia da capacidade hipertrófica reduzida e do declínio geral da força. A reduzida proliferação de células-satélite também pode ser um fator limitante decisivo para o crescimento muscular induzido por trabalho. Contudo, o determinante mais evidente da força muscular é a atividade muscular (tensão), sendo que a diminuição da atividade física que acompanha o envelhecimento frequentemente é o determinante mais importante da atrofia da fibra muscular e da diminuição da força muscular.

Outro fator miogênico a ser considerado são as alterações associadas à idade do acoplamento contração-excitação (ACE) – os eventos que conectam a propagação de um impulso nervoso elétrico à contração muscular. Em particular, admite-se que há modificação das alterações do ACE relacionadas aos mecanismos do retículo sarcoplasmático (RS) de liberação/captação de Ca^{2+}. O número ou a qualidade dos canais de Ca^{2+} controlados por receptor que governam a liberação de Ca^{2+} a partir do RS são modificados com o avanço da idade. Para cada onda de despolarização, a quantidade de Ca^{2+} liberado no músculo dos idosos para deflagrar a contração é menor do que aquela liberada nos indivíduos mais jovens. Assim, a força contrátil diminui. A evidência não é tão forte para o comprometimento da captação de Ca^{2+} depois que a contração é deflagrada. Qualquer um desses fatores miogênicos aqui mencionados pode inibir a retroalimentação e promover desnervação das fibras. Infelizmente, os efeitos do treinamento físico sobre esses fatores ainda requer estudos adicionais.

Fatores neurogênicos

Os fatores neurogênicos são discutidos em maiores detalhes no Capítulo 3. Como é mais difícil dividir o sistema neuromuscular em duas partes distintas, as propriedades contráteis são discutidas brevemente nesta seção. As propriedades contráteis musculares como um todo podem ser estudadas de maneira invasiva ou indiretamente (com o emprego de técnicas de estimulação elétrica). Antigamente, a maioria dos laboratórios adotava o último método, por causa das complicações associadas ao uso das técnicas invasivas. A pesquisa realizada pela equipe de Rice (Rice, 2000; Rice et al., 1988, 1989, 1990; Klein et al., 2001) descobriu que o envelhecimento exerce um efeito severo sobre as propriedades contráteis da musculatura esquelética: tempo de pico de tensão (TPT); pico de tensão (Pt); tensão em 10, 20 e 50 ms (Po10, Po20, Po50); e velocidade contrátil máxima ($VC_{máx}$). A Tabela 2.6 mostra os efeitos do envelhecimento e do treinamento sobre essas propriedades contráteis em vários músculos esqueléticos. É notável que o treinamento físico regular consegue ao menos retardar o aparecimento dos efeitos debilitantes do processo de envelhecimento. Apesar das diferenças existentes entre homens

---

Tabela 2.5 Alterações hormonais com o envelhecimento

Hormônio	Alteração relativa
Níveis de insulina	$\uparrow (\rightarrow)$
Sensibilidade à insulina*	$\downarrow$
IGF-1	$\downarrow\downarrow$
Hormônio do crescimento	$\downarrow\downarrow$
Testosterona (biologicamente ativa)	$\downarrow$
DHEA-S	$\downarrow\downarrow$

*Pode estar relacionada à distribuição de tecido adiposo.
Nota: $\uparrow$ = aumento; $\downarrow$ = diminuição; $\rightarrow$ = sem alteração. IGF-1: fator de crescimento insulina-símile 1; DHEA: desidroepiandrosterona.

Tabela 2.6 Efeitos do envelhecimento e do treinamento sobre as propriedades contráteis

Propriedade contrátil	Idade	Sexo	Resultados	Músculo	Efeitos do envelhecimento	Efeitos do treinamento
TPT	25	M	105 ms	TS		
TPT	63-76	M	127 ms	TS	↑	↓
TPT	80-100	M	133 ms	GL	↑	→
TPT	80-100	F	145 ms	GL	↑	→
PT	25	M	87 N	TS		
PT	69	M	92 N	TS	→	→
Po10	25	M	493 N	TS		
Po10	63-76	M	388 N	TS	↓	↑
Po20	25	M	832 N	TS		
Po20	63-76	M	618 N	TS	↓	↑
Po50	25	M	1.027 N	TS		
Po50	63-76	M	760 N	TS	↓	↑
$VC_{máx}$	25	M	1.579 N	TS		
$VC_{máx}$	63-76	M	1.248 N	TS	↓	↑

Nota: ↑ = aumento; ↓ = diminuição; → = sem alteração. TPT: tempo de pico de tensão; PT: pico de tensão; Po10: tensão em 10 s; Po20: tensão em 20 s; Po50: tensão em 50 s; $VC_{máx}$ = velocidade contrátil máxima; TS: tríceps sural; GL: gastrocnêmio, cabeça lateral.

e mulheres, a tendência é a mesma, tanto para o processo de envelhecimento como para a resposta ao treinamento.

Doenças relacionadas à idade que limitam o exercício

Numerosas doenças que afetam a população idosa são diretamente atribuídas ao processo de envelhecimento. Muitas dessas condições afetam ou são afetadas pelos sistemas musculoesquelético e neuromuscular. É importante que os instrutores de exercícios de treinamento estejam a par dessas doenças e de seus respectivos sintomas (ver informação adicional nos Caps. 1, 3, 5 e 6). A seguir, são listadas as doenças do movimento e os distúrbios de idosos, bem como seus respectivos sinais indicadores.

- As doenças e sinais indicadores que afetam diretamente a capacidade de se exercitar incluem:
  - *Doença de Parkinson:* deprivação de dopamina para o cérebro; acarreta rigidez de músculos e articulações, tremor, bradicinesia.
  - *Distrofia muscular oftalmoplégica:* manifesta-se na fase adulta; afeta os músculos extraoculares e os músculos usados na deglutição; o aspecto facial é alterado.
  - *Tremor essencial (TE):* similar ao tremor de Parkinson; afeta os músculos das mãos, pernas, pescoço, faciais e fonatórios.
  - *Doença de Huntington:* caracterizada por um distúrbio do movimento, demência e alteração da personalidade.
  - *Distonia:* movimento involuntário que se caracteriza por torsão, repetição e continuidade; afeta o pescoço e os braços.
  - *Mioclônus:* contração repentina e involuntária de um músculo ou grupo de músculos; pode ser um sinal da existência de outras condições patológicas.

- As doenças e sinais indicadores que afetam indiretamente a capacidade de se exercitar incluem:
  - *Osteoartrite:* doença em que a estrutura articular enfraquece e começa a se romper; a gota é uma forma de artrite.
  - *Osteoporose:* diminuição da massa óssea; enfraquece a capacidade do corpo de sustentar peso (ver Cap. 6).

40   Fisiologia do exercício na terceira idade

– ***Demência:*** perda que envolve duas áreas de comportamentos complexos, de modo a interferir nas atividades diárias do indivíduo (ver Cap. 3).

Entre essas doenças e distúrbios, a artrite é a mais comum. De fato, a artrite é a principal causa de incapacitação a longo prazo na América do Norte, onde afeta um em cada sete indivíduos. Na América do Norte, espera-se que o número de indivíduos com artrite venha a aumentar em cerca de 10 milhões por década. Espera-se que o maior aumento da incidência ocorra na faixa etária acima dos 45 anos. Hoje, supõem-se que a artrite e suas complicações gerem despesas anuais aproximadas de 200 bilhões de dólares aos norte-americanos, em forma de perdas salariais e gastos com assistência médica. Existem vários tipos de artrite, mas poucas (as mais prevalentes) são consideradas aqui.

Espondilite anquilosante

Poucos conhecem o termo "espondilite anquilosante" (EA), mas muitos conhecem os sintomas dessa doença. O termo "anquilosante" significa "unir por fusão", enquanto "espondilite" consiste na inflamação das vértebras. Trata-se de um tipo doloroso e progressivo de doença reumática, que afeta a área vertebral, uma vez que as articulações e ossos se fundem. A condição usualmente atinge indivíduos do sexo masculino no final da adolescência e início da terceira década da vida. Os sintomas são:

- aparecimento lento e gradual de lombalgia e rigidez, no decorrer de algumas semanas ou meses, em vez de horas ou dias;
- possível persistência de uma dor que segue para as nádegas e coxas;
- rigidez e dor no início da manhã, que desaparecem ou diminuem de intensidade ao longo do dia com o exercício;
- persistência da dor por mais de três meses.

As causas da EA atualmente são incertas. Todos os pacientes com EA parecem ter um gene específico denominado antígeno leucocitário humano B27 (HLA-B27). Ter esse gene não garante que o indivíduo desenvolva EA, porém as chances de isso ocorrer aumentam em cerca de 20%. Não há evidências conclusivas, mas parece que o gene deve interagir com certas proteínas desconhecidas existentes no corpo e essa combinação altera o sistema imune humano, causando EA.

Não há cura conhecida para a EA, porém a manutenção de uma postura correta, o uso de fármacos anti-inflamatórios não hormonais (AINH) e a atividade física comprovadamente aliviam os sintomas. Para que as pessoas afetadas se sintam melhor após o exercício, é importante evitar excesso de peso para aliviar o estresse sobre as articulações afetadas. Assim, é importante que a EA seja diagnosticada ainda no início,

para excluir definitivamente a hipótese de uma lombalgia simples e porque a EA pode ser exacerbada por um programa de exercícios inadequado. O aparecimento da doença em geral ocorre antes dos 40 anos de idade, sendo o primeiro sinal a rigidez matinal da coluna vertebral. Obviamente, os exercícios que envolvem a rotação e a inclinação forçada da coluna vertebral são contraindicados. O alívio da dor parece melhorar com o movimento regular que não sobrecarrega a coluna vertebral.

Fibromialgia

Estima-se que a fibromialgia afete 2 a 6% da população. Os sintomas incluem a dor amplamente disseminada com duração mínima de três meses e a sensibilidade envolvendo 11 a 18 pontos ativos doloridos, bem como os sinais de fadiga e sono perturbado, rigidez e entorpecimento, inchaço de articulação ou tecido mole, e ressecamento ocular. Indivíduos com fibromialgia têm intolerância ao frio; sensibilidade a determinados alimentos, alérgenos e medicações; sensação de fraqueza; memória ou concentração fracas, que também podem ser acompanhadas por depressão, tensão ou enxaqueca; bexiga e intestino irritável; síndrome de fadiga crônica; e disfunção da articulação temporomandibular. As causas da fibromialgia são desconhecidas, mas os possíveis fatores envolvidos, seja de forma isolada ou combinados, incluem:

- problemas mecânicos no pescoço e na região lombar;
- acidentes de carro;
- lesões associadas ao trabalho;
- doenças virais;
- cirurgia;
- infecções;
- trauma emocional;
- estresse físico ou emocional.

Os tratamentos disponíveis para essa condição debilitante incluem medicação, fisioterapia e um programa de supervisão do estilo de vida. Uma atividade de resistência regular com um ritmo de caminhada lento promove alguns sinais de sucesso no alívio dos sintomas.

Artrite reumatoide

A artrite reumatoide (AR) é um distúrbio crônico, progressivo e sistêmico, que é classificado como doença inflamatória. As mulheres parecem mais frequentemente afetadas do que os homens (3:1), entretanto essa diferença tende a diminuir com o avanço da idade. O aparecimento da doença geralmente ocorre entre os 20 e os 50 anos de idade. A doença ocorre de modo bilateral e promove uma severa incapacitação. A extensão dessa incapacitação é tal que muitos indivíduos afetados pela doença desenvolvem distúrbios psicológicos de depressão, ansiedade e impotência aprendida. Os sinais e sintomas são:

- dor e inchaço nas articulações;
- rigidez matinal de articulações e músculos;
- enfraquecimento geral e fadiga;
- febre e perda de peso;
- sensibilidade, deformação e limitação do movimento;
- punhos, tornozelos e dedos do pé comumente afetados;
- cotovelos, ombros, pés, tornozelos, joelhos e quadril igualmente afetados.

Embora o mecanismo por trás da causa seja desconhecido, a AR é causada por uma falha do sistema imune do corpo. Uma resposta inflamatória impede que os leucócitos removam produtos estranhos presentes nas articulações, enquanto o acúmulo de células sanguíneas intensifica a inflamação. Parece haver um defeito no processo inflamatório, que persiste e exacerba o inchaço de líquido edematoso na articulação (infiltração de leucócitos), além de proliferação de sinoviócitos, vasos sanguíneos e vasos linfáticos. Os sinoviócitos crescem e se dividem de modo anormal, fazendo a membrana sinovial se tornar mais espessa, sensível e inchada. Dois tipos de leucócitos sanguíneos (linfócitos e outros leucócitos) são as primeiras unidades a lutarem contra a infecção primária no corpo. Os linfócitos são divididos em dois subtipos, células T e B. Nessa condição, as células T confundem o colágeno próprio do corpo com um antígeno estranho e, com sucesso, tentam destruí-lo. Esse processo estimula as células B a produzirem anticorpos que atacam o antígeno (as células do próprio corpo). A cascata de eventos que se segue leva a um ciclo vicioso em que o colágeno é destruído, o que resulta em deterioração do colágeno articular, necrose e, por fim, contratura. A consequência final é um efeito incapacitante irreversível.

O tratamento para a AR consiste na aplicação de calor para diminuir a dor; aplicação de gelo para diminuir a inflamação; e exercícios de alongamento e fortalecimento para ajudar a retardar a evolução da doença. Aparentemente, o exercício também alivia uma parte dos problemas psicológicos. AINH, fármacos antirreumáticos modificadores da doença (ARMD) e corticosteroides às vezes são úteis. A cirurgia é o último recurso.

Osteoartrite

A osteoartrite (OA) é um distúrbio funcional das articulações, caracterizado por uma anatomia articular alterada, sobretudo por causa da perda de cartilagem articular. Existem três tipos de OA: primária, secundária e primária generalizada. A prevalência da OA aumenta em paralelo com o avanço da idade. Ao redor dos setenta anos, cerca de 85% da população menos favorecida apresenta algum grau de OA. Foi observado o envolvimento de padrões raciais, ocupações variadas e estilos de vida, e cerca de 10% dos norte-americanos são afetados. Os sinais e sintomas incluem:

- dor e rigidez articular persistente;
- efeitos frequentes sobre as articulações sustentadoras de peso, como joelhos, quadril, coluna vertebral e pés;
- efeitos que afetam também as articulações dos dedos da mão e a base do polegar;
- a anatomia articular alterada (e não a cartilagem) é a fonte de dor;
- inflamação, em geral leve, quando presente;
- um possível som de rangido produzido quando as cartilagens irregulares atritam entre si.

Os fatores de risco da OA são comprovadamente o excesso de peso, a hereditariedade, a lesão e a idade. Os sintomas clínicos são bem definidos por alterações na anatomia articular, que podem ser observadas em uma radiografia simples. Há um estreitamento gradual dos espaços articulares que se deve a perda de cartilagem, espessamento das extremidades ósseas, desenvolvimento de cistos cheios de líquido profundamente localizados no osso e crescimento de esporas ósseas (osteófitos) nas margens das articulações ósseas. Ocorrem ainda outras alterações que não podem ser observadas por radiografia. A cartilagem torna-se corroída e rachada, com fissuras minúsculas; o revestimento da articulação é espessado e pode estar inflamado; a cápsula articular sofre espessamento; e há aumento do volume e do conteúdo de água do líquido sinovial.

A dor resultante é causada pelas contrações espasmódicas dos tendões, ligamentos e músculos, que tentam proteger a articulação contra o movimento. Ocorre inflamação quando a cartilagem corroída flutua no líquido sinovial e irrita a membrana sinovial. Quando a cartilagem está enfraquecida ou danificada, as terminações nervosas existentes no osso percebem a dor produzida pelas forças de sustentação de peso, que aumentam o fluxo de sangue (hiperemia) intensificando a dor. Em razão da erosão da cartilagem, os ossos atritam uns com os outros e isto aumenta ainda mais a dor. É preciso reconhecer que a OA não é uma doença inflamatória, embora apresente alguns sintomas semelhantes à inflamação. Também não se trata de uma doença simples, em termos de descoberta do mecanismo causal. Mais uma vez, uma cascata de eventos bastante complexa descreve a patologia da OA, incluindo a quebra estrutural da cartilagem e a proliferação de osso novo. A OA desenvolve-se quando os processos de reparação falham em manter o ritmo diante das alterações degenerativas. Cerca de 20 a 30% da população menos favorecida na faixa etária acima de 65 anos têm OA no joelho, sendo que as mulheres são duas vezes mais propensas do que os homens a desenvolverem OA nessa articulação. A coluna vertebral é a outra articulação mais frequentemente afetada pela OA.

A OA pode ser tratada com medicação, aplicação de calor ou frio, controle de peso, viscossuplementação, exercícios e, por último, cirurgia. Antes de começar uma terapia com treinamento físico, o paciente deve consultar um fisioterapeuta ou cinesiologista. Os objetivos primários dos programas de exercício são aliviar a dor, melhorar a amplitude de movimentos, aumentar a força, normalizar a marcha e permitir que o paciente realize as atividades do dia a dia. As metas gerais do exercício são reduzir o estresse sobre a articulação, melhorar a atenuação do choque, manter o movimento e o alinhamento ativos da articulação, prevenir a incapacitação e melhorar a condição geral de saúde. O programa de exercício deve incluir o condicionamento aeróbico, além de exercícios de flexibilidade, força e neuromusculares. Se a dor articular já estiver prevalente, então deve ser iniciado um treinamento sem carga que, na medida do possível, evolua gradualmente para o uso de carga. Lembre que o incentivo por parte do instrutor do treinamento de exercícios ou do profissional da saúde é muito importante para a iniciação e manutenção de um programa de exercícios.

Recomendações para programas de exercícios

As diretrizes do ACSM para exercícios de treinamento com peso destinados a indivíduos com mais de cinquenta anos (American College of Sports Medicine, 1998) recomendam os seguintes parâmetros para o treinamento básico destinado a idosos:

- Fazer uma sequência de 10 a 15 repetições de 8 a 10 exercícios, com uma frequência de 2 a 3 dias por semana.
- Usar resistência mínima durante as primeiras 8 semanas.
- Manter um padrão de respiração normal durante a execução de todos os exercícios.
- Aumentar o número de repetições; em seguida, aumentar a carga a ser erguida.
- Nunca usar uma carga com a qual não se consiga realizar pelo menos 8 repetições.
- Realizar todos os exercícios de forma controlada. Levantar a carga em 2 segundos e, então, descê-la em 4 segundos.
- Executar todos os exercícios dentro de um "arco livre de dor". Jamais "travar" a articulação ao tentar endireitar os braços ou pernas.
- Se o indivíduo tiver artrite, ele não deve participar de nenhuma sessão de exercícios enquanto houver dor ou inflamação.
- Não treinar excessivamente.
- Fazer pelo menos duas sessões de treinamento de força por semana, para obter resultados positivos.
- Não repetir os mesmos exercícios 2 vezes consecutivas, em uma mesma sessão.
- Engajar-se regularmente em um programa de treinamento de resistência durante o ano inteiro.
- Se tiver que interromper a participação no programa, retomar calmamente a rotina.
- Ao voltar de uma pausa temporária, começar usando resistências que não excedam 50% da intensidade na qual se estava treinando; depois, voltar a aumentar gradualmente a resistência.

Resumo

Na primeira parte deste capítulo, foram revisados os aspectos básicos da fisiologia da musculatura esquelética humana e explorados os efeitos do envelhecimento e do exercício físico sobre a fisiologia muscular. Os tipos de fibras foram discutidos em termos de tamanho, número total, AST e capilarização. As enzimas envolvidas em diversas vias metabólicas geradoras de energia foram discutidas, com referência particularmente ao exercício de resistência e ao envelhecimento. A sarcopenia foi definida e foram discutidos os fatores causadores, tanto miogênicos como neurogênicos, considerados responsáveis pela atrofia muscular. As propriedades contráteis, em particular, que afetam os músculos e que são afetadas pelo processo de envelhecimento e pelo exercício, foram enfatizadas. Uma parte significativa do conteúdo deste capítulo é consistente com um mecanismo proposto por Porter et al. (1995) para a perda da força que ocorre com o envelhecimento, bem como para os efeitos do exercício (Fig. 2.10). As limitações à prática de exercícios em decorrência de vários estados patológicos foram introduzidas, enquanto a artrite foi destacada em detalhes. As diretrizes para o treinamento com carga destinado aos idosos, segundo as recomendações do ACSM, foram listadas.

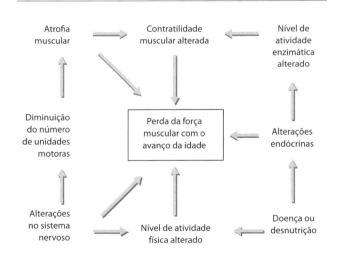

Figura 2.10 Mecanismos propostos como causadores de perda da força muscular associada ao avanço da idade.
Reproduzido, com permissão, de M.M. Porter, A.A. Vandervoort e J. Lexell, 1995, "Aging of human muscle: Structure, function and adaptability", *Scandinavian Journal of Medicine and Science in Sports* 5: 138.

Questões a considerar

1. Quais tipos de fibras são encontrados no músculo esquelético humano? Eles diferem dos tipos de fibras encontrados em outros mamíferos? Quais são os efeitos do envelhecimento sobre esses tipos de fibras?

2. Os leitos capilares são afetados pelo envelhecimento? E pelo exercício?

3. Quais enzimas primárias controlam as vias metabólicas da geração de energia? As mesmas vias ocorrem em todos os mamíferos?

4. O músculo esquelético dos idosos responde ao exercício da mesma forma que o músculo esquelético dos indivíduos mais jovens?

5. Como a força muscular é produzida?

6. O que é sarcopenia?

7. O músculo dos idosos é capaz de se adaptar com o treinamento com carga? Se não for, quais são os mecanismos que previnem as alterações?

8. Como o tamanho das fibras e a massa muscular são afetados pelo envelhecimento e pelo exercício? Considere diferentes tipos de exercício.

9. Existe uma curva de área envelhecimento-músculo? Caso exista, qual é a diferença de uma curva fibra-idade? Se a resposta for negativa, por que uma curva não seria apropriada?

10. Existe uma relação linear entre o envelhecimento e qualquer uma das enzimas marcadoras ou regulatórias das vias de geração de energia?

11. Qual é o grau de especificidade do treinamento físico para as atividades das enzimas regulatórias? E para as concentrações dessas enzimas?

12. Por que o músculo esquelético de mulheres e homens reage de modo diferente ao exercício e ao envelhecimento? E como se dá essa diferença?

13. Que tipo de artrite pode ser curado com exercícios?

14. A artrite pode ser induzida pelo exercício? Se puder, como? Se não puder, por quê?

15. Por que a flexibilidade é tão importante para os idosos?

Capítulo 3

SISTEMA NERVOSO

Michel J. Johnson, PhD, e Anthony A. Vandervoort, PhD

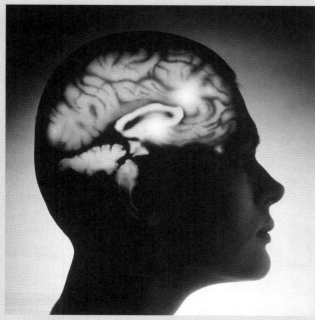

CONTEÚDO DESTE CAPÍTULO

Visão geral do sistema nervoso
    Sistema nervoso central
        O encéfalo
        A medula espinal
        Alterações do SNC relacionadas à idade
    Sistema nervoso periférico
        Estrutura
        Alterações no SNP relacionadas à idade

Doenças relacionadas à idade
    Tipos e demografia da demência
    Doença de Alzheimer
        Fatores de risco e diagnóstico
        Tratamento

Recomendações para programas de exercícios
    Diretrizes
    Implicações de liderança

Resumo

© Photodisc

> *"Não se lamente por envelhecer: trata-se de um privilégio negado a muitos."*
>
> Autor desconhecido (citado em 29 de junho de 2006, no site da Division of Aging and Seniors, Public Health Agency of Canada: www.phac-aspc.gc.ca)

Nos idosos, é possível observar as alterações funcionais que ocorrem no sistema nervoso, incluindo as alterações nas capacidades funcionais e cognitivas. É difícil identificar as alterações associadas unicamente ao processo de envelhecimento, uma vez que a doença e o estilo de vida, por exemplo, assim como a inatividade prolongada e a nutrição, também podem influenciar a função do sistema nervoso.

> Visão geral do sistema nervoso

O sistema nervoso consiste nos componentes central e periférico. O sistema nervoso central (SNC) é composto pelo cérebro e pela medula espinal, enquanto o sistema nervoso periférico (SNP) contém os neurônios sensoriais e motores que retransmitem as informações oriundas da periferia para o SNC e vice-versa.

São encontrados dois tipos de tecido neural no sistema nervoso: os neurônios e a neuroglia. Os neurônios geram e transmitem impulsos elétricos e constituem a unidade funcional do sistema nervoso. Tipicamente, os neurônios consistem em um soma (corpo celular), um axônio, dendritos e terminais axonais (Fig. 3.1). Os dendritos conduzem sinais oriundos de outros corpos celulares até o soma. O soma contém o núcleo e as organelas celulares, e integra a informação recebida a partir dos dendritos. Os impulsos nervosos são conduzidos ao longo de toda a extensão do axônio para os terminais axonais, que estão em contato com outras células ou efetores, como os músculos ou glândulas. Os axônios são circundados por uma bainha de mielina com interrupções regulares, chamadas de nódulos de Ranvier. Os impulsos nervosos podem saltar de um nódulo de Ranvier para outro (condução saltatória) e, assim, acelerar a velocidade de condução. Os neurônios podem ser divididos em três classes funcionais: aferentes, eferentes e interneuronais. Os neurônios aferentes transmitem a informação vinda da periferia para o SNC. Os neurônios eferentes transmitem a informação oriunda do SNC para a periferia. Os interneurônios conectam os neurônios entre si no SNC.

A maioria das células do sistema nervoso são células da neuroglia, ou células gigantes. A neuroglia fornece aos neurônios nutrientes, proteção e sustentação estrutural. Os três tipos de neuroglia existentes são a oligodendroglia, a astroglia e a micróglia. A oligodendroglia forma a mielina que circunda os axônios. A astroglia executa muitas funções, como metabolismo, sinalização e desenvolvimento neural, no SNC. A micróglia contribui para a função imune.

Como os números de nervos e células musculares humanas são considerados fixos em um estado pós-mitótico, antes ou logo após o nascimento, seu declínio nas fases mais tardias da vida é representativo de princípios importantes do processo de envelhecimento: trata-se de um fenômeno intrínseco, progressivo, deletério e irreversível. Entretanto, como observaram Fries e Crapo (1981) em seu influente livro, é importante lembrar que o envelhecimento normal muitas vezes é confundido com os efeitos de um estilo de vida sedentário. Até certo ponto, a notável longevidade de um neurônio humano ou fibra muscular é digna de admiração. Há pessoas que vivem mais de um século, nas quais algumas das células têm que permanecer gerando potenciais de ação e fabricando uma ampla gama de proteínas durante todo esse período. Por outro lado, outras células excitáveis que estiveram presentes durante o processo de maturação acabam desaparecendo, deixando as reservas diminuídas. Essa perda de neurônios foi demonstrada em todo o sistema nervoso, apesar das variações regionais em termos da extensão em que esse processo ocorre.

A ocorrência da perda neuronal pode ser mínima e, em geral, devidamente compensada até mesmo nos indivíduos mais idosos. Entretanto, uma excessiva degeneração e perda celular localizada são observadas em condições clínicas como o parkinsonismo (gânglios basais), a demência senil do tipo alzheimer (neocórtex e hipocampo) ou a ataxia de Friedreich (cerebelo). É preciso notar ainda que as células

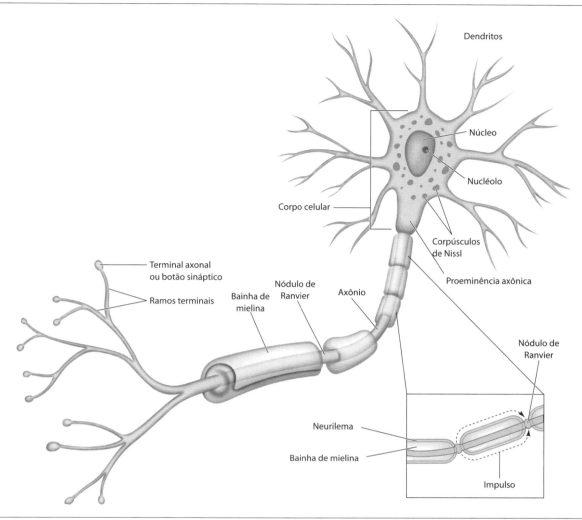

Figura 3.1 Estrutura de um neurônio.
Reproduzido, com permissão, de J. Wilmore e D. Costill, 2003, *Fisiologia do esporte e do exercício*, 3. ed. (Barueri: Manole), 62.

motoras podem estar presentes à observação anatômica, ainda que disfuncionais, em função das alterações bioquímicas ocorridas internamente (MacIntosh et al., 2006). As células nervosas comunicam-se entre si por meio de neurotransmissores. Este aspecto atraiu interesse considerável para a investigação do efeito do envelhecimento sobre esses mensageiros químicos. Essa pesquisa é complicada em razão da natureza complexa da sinalização – síntese, liberação, difusão, recepção, ação pós-receptora e degradação de um determinado neurotransmissor – e também pela variedade sempre crescente de compostos químicos neurotransmissores encontrados no sistema nervoso (p. ex., acetilcolina, dopamina, noradrenalina, serotonina, ácido gama-aminobutírico [GABA] e numerosos peptídios, incluindo as endorfinas). Contudo, no caso dos neurotransmissores ubíquos, como a acetilcolina e a dopamina, foram observadas diferenças entre o sistema nervoso jovem e o sistema nervoso envelhecido com relação a cada aspecto da sinalização (Magnoni et al., 1991). Por fim, as células nervosas também apresentam perda de conexões dendríticas e sinápticas no sistema nervoso envelhecido, além de alterações microscópicas, como o acúmulo de lipofucsina e os triângulos neurofibrilares. Todavia, a notável redundância do sistema nervoso também se torna evidente diante da percepção de que, apesar dessas alterações, a função mental da maioria dos indivíduos de idade avançada continua adequada para a manutenção de um estilo de vida independente.

Sistema nervoso central

O sistema nervoso central (SNC) é composto pelo cérebro e pela medula espinal. É essencial à iniciação e à regulação dos mecanismos motores, cognitivos, autonômicos e sensoriais. Uma breve revisão de sua estrutura e função ajudará os leitores a entender melhor o potencial impacto das alterações ocorridas no SNC associadas ao envelhecimento.

O encéfalo

As subdivisões anatômicas do encéfalo são o cérebro, o diencéfalo, o tronco encefálico e o cerebelo (Fig. 3.2).

- **Cérebro.** O cérebro é dividido por uma profunda fenda longitudinal nos hemisférios cerebrais esquerdo e direito. Os dois hemisférios cerebrais estão conectados pelo corpo caloso. Cada hemisfério cerebral consiste em um córtex cerebral, núcleos subjacentes e tratos de fibras mielinizadas, que constituem a substância branca.
  - *Córtex cerebral.* O córtex de cada hemisfério é dividido em quatro lobos: frontal, parietal, occipital e temporal. Certas áreas do córtex cerebral são dedicadas ao processamento da informação sensorial ou motora. Essas áreas são chamadas primárias, secundárias ou terciárias, dependendo do nível de processamento. As áreas de associação circundam as áreas primárias, secundárias e terciárias, além de ajudarem a integrar a informação.
  - *Núcleos subcorticais.* Existem numerosos núcleos subcorticais profundamente localizados no encéfalo. Os gânglios basais, compostos pelo núcleo caudato, putame, globo pálido, núcleo subtalâmico e substância negra, são núcleos subcorticais que participam do controle do movimento, da postura e do comportamento.
  - *Substância branca.* A substância branca consiste em coleções densas de axônios mielinizados. A mielina é uma proteína rica em lipídios que confere isolamento ao axônio. Esse isolamento facilita a transmissão dos impulsos elétricos adiante, ao longo do axônio até a sinapse.

- **Diencéfalo.** O diencéfalo está centralmente localizado e é quase circundado pelos hemisférios cerebrais. Inclui o tálamo, o hipotálamo e o epitálamo. O tálamo atua como estação de condução dos impulsos sensoriais. O hipotálamo exerce um papel decisivo na manutenção da homeostase, na regulação dos batimentos cardíacos, na temperatura corporal e no equilíbrio de líquidos. As funções do epitálamo são a secreção de melatonina e a regulação da fome e da sede.

- **Tronco encefálico.** O tronco encefálico é formado pelo mesencéfalo, pela ponte e pela medula oblonga. O mesencéfalo ajuda a regular os reflexos auditivos e visuais. A medula está envolvida na respiração, deglutição, circulação sanguínea e tônus muscular. A ponte participa do controle do movimento, do sono e do despertar.

- **Cerebelo.** O cerebelo está localizado abaixo dos lobos occipitais cerebrais. Exerce papel importante na coordenação e no aprendizado dos movimentos, bem como no controle da postura e do equilíbrio. O cerebelo recebe informação vinda dos músculos, articulações, pele, olhos, orelhas, vísceras e outras partes do cérebro envolvidas no movimento.

A medula espinal

A medula espinal estende-se do forame magno, na base do crânio, até o nível da primeira vértebra lombar. A medula espinal exerce duas funções principais. Atua como via de condução dos impulsos que vão e vêm do cérebro, e como centro reflexo. Muitos reflexos são mediados na medula espinal, sem seguirem até os centros cerebrais mais altos.

Alterações do SNC relacionadas à idade

A perda tecidual que ocorre no cérebro começa já na terceira década da vida. O peso do cérebro pode sofrer uma diminuição aproximada de 10% entre os 30 e 90 anos de idade. Em média, estima-se que as perdas teciduais associadas ao avanço da idade sejam de 14% no córtex cerebral; 35% no hipocampo e 26% na substância branca cerebral (Jernigan et al., 2001). Perdas particularmente significativas são descritas nos córtex frontal, parietal e temporal. A diminuição da concentração de certas enzimas, receptores e neurotransmissores no cérebro também é observada com o envelhecimento. O número de células presentes na medula espinal também diminui com o avanço da idade.

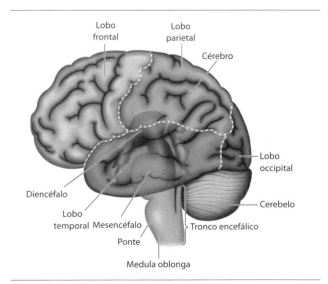

Figura 3.2 Divisões anatômicas do encéfalo.
Reproduzido, com permissão, de J. Wilmore e D. Costill, 2003, *Fisiologia do esporte e do exercício*, 3. ed. (Barueri: Manole), 69.

Foi sugerido que o exercício aeróbico, além de proporcionar benefícios para o condicionamento cardiovascular, pode retardar o progresso das alterações relacionadas à idade. Uma menor perda tecidual nos córtices frontal, parietal e temporal de adultos de idade mais avançada foi associada ao condicionamento aeróbico desses indivíduos (Colcombe et al., 2003). O condicionamento cardiovascular pode afetar as estruturas corticais, o fluxo sanguíneo ou a atividade neurotransmissora cerebral (Colcombe et al., 2004).

Sistema nervoso periférico

O sistema nervoso periférico (SNP) contém 43 pares de nervos: 12 pares de nervos cranianos e 31 pares de nervos espinais (8 cervicais, 12 torácicos, 5 lombares, 5 sacrais e 1 coccígeo), que transportam as informações eferentes e aferentes. O SNP, então, pode ser dividido em aferente e eferente. A divisão eferente consiste no sistema nervoso autônomo (SNA) e no sistema nervoso somático (SNS). Em geral, os neurônios do SNA (involuntário) inervam a musculatura lisa, o miocárdio e as glândulas, enquanto os neurônios do SNS (voluntário) (neurônios motores) inervam a musculatura esquelética.

Estrutura

Os neurônios usam mensageiros químicos, chamados neurotransmissores, para se comunicarem uns com os outros e com outras células-alvo. Centenas de substâncias foram identificadas como sendo possíveis neurotransmissores. As principais classes de neurotransmissores são (1) aminas biogênicas, que são sintetizadas a partir de aminoácidos e contêm um grupo amino (acetilcolina, catecolaminas, serotonina, histamina); (2) aminoácidos (glutamato, aspartato, GABA, glicina); (3) neuropeptídios, que são constituídos por dois ou mais aminoácidos ligados (betaendorfina, encefalinas, dinorfinas, substância P, somatostatina, etc.); (4) gases (óxido nítrico, monóxido de carbono); e (5) purinas (adenosina, trifosfato de adenosina).

Os corpos celulares dos neurônios motores estão localizados no córtex cerebral e no tronco encefálico. O axônio de cada neurônio motor estende-se desde a origem, no SNC, até as fibras musculares-alvo. Os impulsos nervosos enviados ao longo dos neurônios motores deflagram a liberação do neurotransmissor acetilcolina (Ach) na junção neuromuscular. Em contraste com a organização em neurônio único do sistema motor, as vias descendentes do SNA usam uma cadeia bineuronal para alcançar os órgãos-alvo. O corpo celular dos primeiros neurônios (pré-ganglionares) está localizado no SNC, enquanto seus axônios fazem sinapse nos gânglios localizados no SNP. A partir do gânglio autônomo, um segundo neurônio (pós-ganglionar) alcança os órgãos-alvo (músculo liso, miocárdio, glândulas), onde os neurotransmissores são liberados. O SNA é dividido nos componentes simpático e parassimpático. As fibras nervosas desses componentes saem do SNC em diferentes níveis. Aquelas que saem da divisão simpática (divisão toracolombar) deixam o SNC a partir das regiões torácica e lombar da medula espinal. As fibras que partem da divisão parassimpática (divisão craniossacral) saem através do cérebro e das partes sacrais da medula espinal. A acetilcolina é liberada entre as fibras pós-ganglionares e o tecido-alvo no sistema parassimpático. A noradrenalina (NOR) é o principal neurotransmissor liberado entre as fibras pós-ganglionares e o tecido-alvo na divisão simpática. Entretanto, algumas fibras pós-ganglionares simpáticas liberam acetilcolina e pelo menos um cotransmissor também pode ser liberado (trifosfato de adenosina, dopamina, etc.). Alguns neurônios pré-ganglionares simpáticos alcançam a medula suprarrenal, onde iniciam a liberação de adrenalina (80%) e de um pouco de noradrenalina (20%) na circulação sanguínea.

Os dois tipos principais de receptores colinérgicos (da Ach) são os receptores muscarínicos (responsivos à muscarina, que é um veneno derivado de cogumelos) e os receptores nicotínicos (responsivos à nicotina). Esses receptores interagem com as proteínas G que, por sua vez, afetam diferentes enzimas e canais iônicos. Há também dois tipos principais de receptores adrenérgicos (da NOR): os alfarreceptores e os betarreceptores. Os receptores adrenérgicos estão agrupados em alfa-1 e alfa-2-receptores e beta-1 e beta-2-receptores (identificados com base na reação a certos fármacos).

Alterações no SNP relacionadas à idade

O tempo de condução nervosa diminui com o avanço da idade, em decorrência da desmielinização. Mesmo assim, isso não resulta em alteração significativa da função dos nervos periféricos. A reinervação de nervos danificados é mais lenta em idosos do que em indivíduos mais jovens. A atividade física pode não só retardar as alterações associadas ao avanço da idade como também facilitar a recuperação subsequente à lesão nos idosos (Vaynman e Gomez-Pinilla, 2005).

O SNC executa os planos de movimento ao ativar as unidades motoras (UM). Cada UM consiste em um único motoneurônio e sua família de células musculares inervadas. A variabilidade das propriedades contráteis entre estas confere uma flexibilidade considerável às vias motoras periféricas. O uso da técnica eletrofisiológica de estimação de UM permitiu demonstrar a ocorrência de um declínio acentuado do número de UM excitáveis presentes na musculatura esquelética a partir da sétima década da vida (Doherty et al., 1993; McComas, 1996). As implicações funcionais dessa perda de massa muscular são amplas e, em consequência, existe bastante interesse na atrofia, tanto do ponto de vista biológico como da perspectiva da reabilitação.

As técnicas radiológicas modernas permitem medir com acurácia as áreas de secção transversal muscular em indivíduos saudáveis de diferentes idades. Os músculos da coxa exibem reduções significativas (25-35%) de tamanho nos indivíduos de idade mais avançada, em comparação com os indivíduos mais jovens, ainda que a musculatura do membro superior nem sempre exiba o mesmo grau de atrofia (Lexell e Vandervoort, 2002; Doherty, 2003). Essa diferença regional sugere que os músculos da perna estudados apresentavam uma forma de atrofia por desuso (i. e., os adultos de idade mais avançada tinham parado de exercitar esses músculos). Ainda que essa hipótese seja atraente para aqueles que tentam promover o aumento da atividade com carga, os gerontologistas também estão estudando outros fatores, como as alterações no suprimento trófico a partir dos motoneurônios e níveis sistêmicos de hormônios circulantes. É igualmente importante lembrar que as medidas antropométricas simples podem levar ao erro na estimativa da massa muscular em grupos de indivíduos de idade mais avançada. O formato geral e a circunferência externa dos membros dos indivíduos de idade mais avançada parecem não sofrer alterações se o tecido adiposo e o tecido conjuntivo substituíram o músculo que está desaparecendo.

Entre os músculos esqueléticos investigados, o vasto lateral, do grupo do quadríceps, recebeu atenção especial dos gerontologistas (Lexell e Vandervoort, 2002). Em um estudo realizado em cadáveres, o número total de fibras musculares observadas diminuiu substancialmente com o avanço da idade, de modo que, no corpo de um idoso de 80 anos, havia 50% a menos de fibras do que no corpo de um adulto jovem. Também foram encontradas evidências de atrofia da fibra, embora esse achado tenha sido específico para as fibras de contração rápida de tipo II e não tenha sido observado nas fibras de contração lenta de tipo I. O motivo pelo qual as fibras de tipo II seriam mais suscetíveis à deterioração associada à idade é desconhecido, apesar do achado incentivador de que as fibras remanescentes parecem ser capazes de hipertrofiar durante um programa de exercícios com carga (Porter, 2001; Lexell e Vandervoort, 2002).

A atrofia preferencial das fibras de tipo II e algumas evidências de agrupamento de tipos de fibra foram interpretadas como evidências de um processo de desnervação e reinervação em curso que pode favorecer a preservação das fibras de tipo I nos músculos de indivíduos de idade mais avançada. Também foi postulado que alguns dos motoneurônios de tipo I na verdade ampliam seu próprio território de UM por meio da captura das fibras adjacentes que estão se tornando "órfãs" em decorrência da deterioração de seus axônios originais. Sustentando essa teoria, o declínio do número de UM funcionais está acoplado ao aparecimento de alguns potenciais eletromiográficos no perfil de um músculo mais envelhecido (McComas, 1996). Foi sugerido que os idosos fragilizados manifestam essa alteração fisiológica com mais frequência do que os indivíduos saudáveis.

As alterações ocorridas nas fibras e UM contribuem para retardar a contração muscular. O retardo da contração é desvantajoso, pois confere ao músculo envelhecido uma menor capacidade de produzir força rapidamente durante os reflexos protetores (i. e., diante da necessidade de reações balísticas e fásicas). Esse fator de lentificação combina-se a outras alterações que ocorrem no sistema neuromuscular, ampliando o déficit funcional (Vandervoort, 1999). Exemplificando, quando um idoso pisa em um obstáculo, a sensação cinestésica e a sensação de dor são menos intensas, e os impulsos nervosos demoram mais para percorrer a alça reflexa até o músculo. Depois que o sinal chega no músculo, a geração real de torque restaurador é mais lenta e pode não acontecer a tempo de evitar uma perda de equilíbrio. Do mesmo modo, a resposta muscular deve agir contra a resistência passiva aumentada oferecida pelas estruturas de tecido conjuntivo dos músculos antagonistas – um fator que impede o alongamento rápido e, em consequência, a rotação das articulações envelhecidas, sobretudo em mulheres muito idosas.

Há evidências nítidas da deterioração de todo o sistema de controle postural associada ao processo de envelhecimento. Embora até certo ponto essas alterações degenerativas possam parecer pequenas e insignificantes, a soma dos déficits aumentará o risco de respostas incorretas ou inefetivas e a subsequente perda da coordenação, em particular quando se tenta exigir uma atividade funcional (p. ex., descer escadas carregando peso, mover-se para os lados para evitar uma colisão). Os reflexos posturais mais lentos, de forma isolada, nem sempre são a causa de uma queda. Entretanto, quando combinados a outras alterações biológicas, como um atraso na detecção do desequilíbrio e a desorganização do processamento central, esses reflexos mais lentos aumentam o risco ao qual os idosos estão expostos.

❯ Doenças relacionadas à idade

Numerosas doenças podem afetar a função do SNC e do SNP, porém uma discussão sobre cada uma dessas condições foge ao escopo deste livro. Sendo assim, decidiu-se explorar a demência, que é uma síndrome associada a várias doenças e cujo impacto se estende tanto aos indivíduos afetados como aos seus cuidadores.

Tipos e demografia da demência

O termo "demência" é usado para descrever o grupo de sintomas associados a alterações cerebrais causadoras de problemas cognitivos. Entre os sintomas mais comuns, estão a confusão, a perda da memória, a dificuldade para executar tarefas familiares, problemas de linguagem e alterações de humor ou comportamento. Para os propósitos deste texto, serão considerados os três tipos distintos de demência em idosos: a doença de Alzheimer, a demência vascular e a demência do corpúsculo de Lewy. A doença de Alzheimer é o tipo mais comum de demência, representando cerca de dois terços de todos os casos de demência. Caracteriza-se por um declínio contínuo da memória, que surge gradualmente e não é explicado por outros distúrbios. A demência vascular está associada a problemas circulatórios sanguíneos cerebrais (doença cerebrovascular). Geralmente, resulta de um dano funcional cerebral decorrente de um ou múltiplos episódios de acidente vascular encefálico (AVE) (demência por múltiplos infartos) e representa cerca de 20% de todos os casos de demência registrados no Canadá. Em 1991, 1,5% da população na faixa etária de 65 anos ou mais tinha alguma forma de demência vascular. A demência por corpúsculos de Lewy está associada à presença de depósitos proteicos anormais, denominados corpúsculos de Lewy, encontrados nos neurônios. O dr. Frederick Lewy descreveu essas estruturas pela primeira vez no início século XX. Algumas das manifestações mais comuns incluem declínio cognitivo, sintomas flutuantes, alucinações visuais recorrentes, dificuldades de movimentação, hipersensibilidade a neurolépticos (fármacos antipsicóticos) e quedas repetidas.

Embora possa ocorre em qualquer idade, a demência é principalmente uma doença de idosos, que afeta mais de 15% dos indivíduos com mais de 65 anos e até 40% dos indivíduos com mais de oitenta anos. Em 1991 (National Advisory Council on Aging, 1996), 8% dos canadenses (± 250 mil) com idade acima de 65 anos sofriam de demência e os custos econômicos associados à doença estavam estimados em mais de 3,9 bilhões de dólares ao ano (± 5,8% do total de despesas com assistência médica). Em 1991, as mulheres representavam 68% dos casos de demência. O maior número de mulheres com demência reflete principalmente a predominância das mulheres nos grupos de faixas etárias mais altas, em que a probabilidade de demência é ainda maior. Espera-se que, por volta de 2031, o número de casos triplique e as despesas subam para 12 bilhões de dólares ao ano. Cerca de 50% dos idosos com demência vivem na comunidade, enquanto o restante vive em instituições. As despesas financeiras líquidas do tratamento de um paciente com demência que vive na comunidade são da ordem de 10.100 dólares, em comparação aos gastos de 19.100 dólares do tratamento institucional. É possível atribuir até 10 mil mortes por ano diretamente à demência (dados de 1985).

Doença de Alzheimer

A doença de Alzheimer (DA) é o principal tipo de demência. Segundo as expectativas, o número de indivíduos com DA deve triplicar nos próximos 20 anos, conforme a população for envelhecendo. Estima-se que, por volta de 2025, até 22 milhões de pessoas em todo o mundo poderão sofrer de DA. Essa doença não foi reconhecida como forma única de demência até a década de 1960, apesar de o neurologista alemão Alois Alzheimer ter caracterizado a síndrome em uma conferência realizada em Munique, em 1906. Durante esse encontro, ele descreveu

os sintomas observados em uma paciente de 51 anos de idade (Auguste D.), que morreu após sofrer de demência progressiva por vários anos. Os sintomas descritos incluíam comprometimento progressivo da memória; alteração da função cognitiva; alteração comportamental (inclusive com paranoia, ilusões e perda da adequação social); e declínio progressivo da função da linguagem. Durante uma autópsia, Alzheimer também observou que o tecido cerebral da paciente apresentava grumos anormais e nós irregulares de células cerebrais. Esses sinais continuam sendo a principal característica da doença.

Estima-se que 8,5% da população mundial com mais de 65 anos de idade e 28% da população mundial na faixa etária de 85 anos ou mais estejam sofrendo de DA. Em 1991, estimava-se que 5,1% da população canadense na faixa etária de 65 anos ou mais tinham DA (± 161 mil). Esse percentual correspondia a cerca de dois terços de todos os casos de demência.

Fatores de risco e diagnóstico

Embora nenhuma causa definida de DA tenha sido identificada, alguns fatores foram associados a um risco aumentado de desenvolvimento da doença:

- história de traumatismo craniano;
- hereditariedade;
- vírus de ação lenta;
- toxinas ambientais;
- defeito genético mitocondrial;
- fluxo sanguíneo cerebral diminuído (oxigenação e distribuição de glicose inadequadas).

Nos estágios iniciais da DA, algumas alterações podem ser muito sutis e frequentemente não se consegue identificar os problemas de imediato. Não existe um exame diagnóstico único que possa identificar se um paciente tem DA. Os métodos clínicos padrão combinam exames físicos e neuropsicológicos às informações fornecidas pelos cuidadores e ao julgamento médico. O diagnóstico, em grande parte, continua sendo estabelecido por meio da exclusão de outras doenças que possam causar comprometimento intelectual (tumores cerebrais, problemas de tireoide, etc.), até que o avaliador chegue à conclusão de que os sintomas sejam mais provavelmente resultantes de DA: um diagnóstico provável. As ferramentas diagnósticas atualmente disponíveis permitem diagnosticar a DA com acurácia em cerca de 90% dos casos. A doença de Alzheimer está associada a alterações que envolvem os neurotransmissores (i. e., perda de acetilcolina e serotonina) e alterações estruturais no cérebro. Um diagnóstico definido de DA pode ser estabelecido somente por autópsia, realizada no momento da morte do paciente. Durante a autópsia, são observadas três anormalidades estruturais distintas na DA: (1) perda de neurônios; (2) placas de amiloide; e (3) novelos neurofibrilares.

Tratamento

A progressão da DA é variável (2-20 anos) e pode ser influenciada por fatores como idade do paciente no momento do aparecimento da doença, ambiente e patologias concomitantes (AVE, Parkinson, etc.). Embora não exista cura comprovada para a DA, o tratamento adequado pode retardar a progressão da doença. As estratégias terapêuticas corretas incluem:

- controlar a medicação;
- manter os ciclos de despertar/sono normais;
- garantir uma nutrição adequada;
- otimizar a saúde física;
- minimizar o isolamento social.

A terapia farmacológica, na DA, objetiva melhorar a memória (fármacos colinérgicos) e retardar a progressão (fator de crescimento de nervo, bloqueadores de canal de cálcio) da doença. Entre as medicações mais comuns, estão as seguintes:

- **Tacrine.** O tacrine pode melhorar as capacidades mentais em cerca de 30% nos indivíduos com DA leve a moderada. Para tanto, atua retardando a quebra dos neurotransmissores no cérebro. Seu uso, porém, foi associado ao desenvolvimento de complicações hepáticas.

- **Donepezil.** Essa medicação também diminui os sintomas leves a moderados do Alzheimer, melhorando os níveis de neurotransmissores no cérebro. Seus efeitos colaterais, que incluem náusea, diarreia e fadiga, usualmente são leves e de curta duração.

- **Rivastigamina.** Assim como o tacrine e o donepezil, a rivastigamina bloqueia a quebra dos neurotransmissores no cérebro, amenizando os sintomas. A náusea e o vômito podem estar entre os efeitos colaterais.

- **Outros.** A medicação destinada a melhorar os sintomas comportamentais que comumente acompanham o Alzheimer também são prescritas com frequência. Esses sintomas incluem a falta de sono, o comportamento errante, a ansiedade, a agitação e a depressão.

> ### Recomendações para programas de exercícios

O exercício é parte importante do plano de tratamento de idosos com demência, pois a rotina diária ajuda os pacientes a reterem um senso de autoestima e a manterem os comportamentos disruptivos sob controle. Há também evidências da existência de uma relação positiva entre

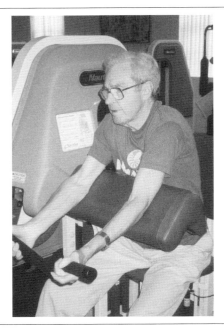

Este senhor (com 89 anos no momento da foto) aderiu a um programa de atividade física que incluía uma caminhada diária de pelo menos 1,6 km e também um circuito de treinamento de força no aparelho Nautilus 15, com uma frequência de três vezes por semana. Ele tinha 87 anos de idade quando o Alzheimer se manifestou, mas manteve um alto nível de qualidade de vida por mais de uma década, graças ao nível de condicionamento alcançado pelo programa de exercício que ele continuou seguindo até completar 97 anos de idade.
Cortesia de Wayne A. Westcott.

condicionamento e cognição. Além disso, o exercício capacitará o paciente a permanecer funcionalmente móvel, ativo e saudável.

Diretrizes

A seguir, são descritas as diretrizes a serem seguidas pelos programas destinados a idosos com demência.

- Qual é o melhor tipo de exercício?
  - A atividade aeróbica (caminhada) é altamente recomendada, pois aumenta o fluxo sanguíneo cerebral.
  - Jogos modificados, danças e atividades intergerações são recomendados.
  - Os movimentos repetitivos e familiares, como as tarefas domésticas, devem ser incentivados.
  - Considerar as capacidades físicas, os processos de percepção e as funções cognitivas.
  - Planejar atividades que criem oportunidades para o sucesso.
  - Organizar atividades no horário mais apropriado do dia.

- Monitorar a capacidade funcional do participante (aumentar ou diminuir os níveis de dificuldade dos exercícios, conforme a adequação).
- Ao planejar as atividades, estas devem ser familiares, simples, repetitivas, estruturadas, flexíveis, bem-sucedidas e divertidas.

- Princípio FITT.
  - Frequência: os participantes devem praticar exercícios pelo menos três vezes por semana, a uma intensidade adequada para alcançar a melhora da capacidade funcional.
  - Intensidade: a intensidade deve ser suficiente para desafiar o paciente sem ser percebida como uma dificuldade indevida.
  - Tempo: um programa de exercícios estruturado com duração de 20 a 30 minutos é o recomendado.
  - Tipo: a atividade deve ser específica para a meta desejada.

- Programas de caminhada.
  - Fazer os participantes caminharem em áreas não tumultuadas.
  - Os participantes caminharão com mais segurança se puderem contar com um alvo visual.
  - Quebrar uma caminhada longa em percursos menores.
  - Sinalizar os obstáculos e as irregularidades existentes no terreno.
  - Estabelecer um ritmo de caminhada. Você pode ajudar estabelecendo um ritmo um pouco mais acelerado.
  - Se um participante estiver com dificuldades, use comandos de uma única palavra.

Implicações de liderança

Os idosos com demência requerem um estilo exclusivo de liderança.

- Apresentação da atividade:
  - descrever ao participante os objetivos da atividade;
  - quebrar o exercício em etapas lógicas e simples;
  - empregar afirmações concisas (p. ex., "Levantar");
  - limitar as distrações (i. e., tumulto, barulho, interrupções);
  - certificar-se de que todos os equipamentos estejam presentes;

  - incentivar as rotinas nos grupos de exercícios, para que o processo se torne familiar aos participantes.

- Orientação durante o exercício:
  - fornecer apenas a orientação necessária;
  - começar com uma indicação verbal (p. ex., "Arremesse a bola") e, então, tentar fazer gestos (i. e., fingir que está lançando a bola). Em seguida, demonstrar (i. e., lançar a bola enquanto o participante observa). Por fim, tentar orientar na prática (i. e., colocar a bola na mão do participante, com as suas mãos sobre a dele, e demonstrar o lançamento);
  - parar gradativamente de orientar o participante assim que ele conseguir realizar o exercício.

- Instruções verbais:
  - dar apenas instruções de etapa única;
  - dar suporte às instruções verbais com indicações visuais;
  - é útil dizer o nome do participante para conseguir sua atenção antes de fazer uma afirmação;
  - usar frases curtas e consistentes;
  - tranquilizar os participantes, quando necessário, mas evitar distraí-los.

- Direcionamento prático:
  - se o participante não estiver vendo o instrutor, avisá-lo de que ele será orientado;
  - colocar a mão por alguns instantes sobre o participante, antes de começar a dar instruções sobre a execução de um movimento;
  - nunca insistir em mover um membro que esteja totalmente passivo ou resistente;
  - fornecer o mínimo de orientação manual, somente conforme necessário.

❯ Resumo

Alterações importantes ocorrem no sistema nervoso com o avanço da idade. Muitas dessas alterações exercem um impacto funcional mínimo, enquanto outras influenciam sobremaneira a qualidade de vida. Com o envelhecimento da população, o papel da atividade física no tratamento da demência e da DA é de grande interesse para os pesquisadores e profissionais da área. Também é preciso ter atenção especial ao avaliar o papel e as responsabilidades dos cuidadores.

Questões a considerar

1. Como o exercício poderia ser adaptado aos diferentes estágios da progressão da DA?
2. Discuta as similaridades e as diferenças entre as teorias de DA e as teorias relacionadas ao envelhecimento em geral.
3. Como a atividade física regular poderia contrapor os potenciais fatores de risco de DA?

Capítulo 4

SISTEMAS SENSORIAIS

Michel J. Johnson, PhD, e Anthony A. Vandervoort, PhD

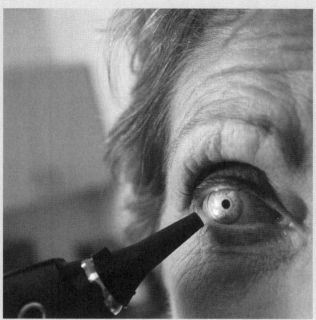
© Photodisc

CONTEÚDO DESTE CAPÍTULO

Audição
　Estrutura e função
　Perda da audição

Visão
　Estrutura e função
　Alterações relacionadas à idade e oftalmopatia

Tato

Olfato e paladar
　Estrutura e função
　Alterações do olfato e do paladar relacionadas à idade

Recomendações para programas de exercícios
　Para indivíduos com comprometimento auditivo
　Para indivíduos com comprometimento visual
　Para indivíduos com comprometimento tátil

Resumo

> *"Nós não paramos de brincar porque envelhecemos. Nós envelhecemos porque paramos de brincar."*
>
> George Bernard Shaw

O declínio funcional dos diversos sistemas sensoriais do corpo pode ser facilmente observado em um idoso fragilizado. Uma das alterações mais prevalentes é a perda da acuidade visual. Às vezes, o primeiro sinal dessa alteração ocorre na meia-idade, quando o indivíduo passa a necessitar de óculos para ler. Outras alterações visuais relevantes para o movimento incluem a diminuição da discriminação espacial, a restrição do olhar fixo para cima e a diminuição da capacidade de perseguir objetos.

Outro sinal bem conhecido do envelhecimento é a perda da audição, que geralmente ocorre em fases mais tardias da vida em comparação às alterações visuais. Tanto o aparelho auditivo como as vias nervosas associadas parecem sofrer um declínio funcional que pode causar problemas de comunicação para os idosos. Do mesmo modo, surgem alterações morfológicas nos órgãos vestibulares que contribuem para o declínio da capacidade de detecção da orientação espacial. O sistema olfativo e os receptores do paladar também são afetados, sendo que as perdas que envolvem esses sentidos podem levar à redução do apetite e a um estado nutricional precário.

> Audição

As dificuldades auditivas podem variar da incapacidade de compreender certas palavras ou sons até a surdez total. As alterações das capacidades auditivas que ocorrem com o avanço da idade podem influenciar de maneira significativa as interações sociais do indivíduo diante de circunstâncias desfavoráveis à audição.

Estrutura e função

A orelha é constituída por três áreas: externa, média e interna (Fig. 4.1). As estruturas pertencentes à orelha externa e à orelha média estão envolvidas na audição. As estruturas da orelha interna atuam na audição e no equilíbrio.

A orelha externa é composta pela aurícula e pelo canal auditivo externo. A aurícula, que é a parte mais externa da orelha, está conectada a uma abertura denominada canal auditivo. Ao final do canal auditivo, está a membrana timpânica (ou tímpano), que serve de limite entre as orelhas externa e média. As ondas sonoras passam pelo canal auditivo e fazem o tímpano vibrar. A vibração do tímpano faz vibrarem os pequenos ossos (ossículos) que se estendem pela orelha média. O martelo está conectado ao centro do tímpano, pelo lado interno. Ao vibrar, o tímpano movimenta o martelo de um lado para outro, como se fosse uma alavanca. A outra extremidade do martelo está conectada à bigorna, que está fixa ao estribo. Este se ajusta internamente à janela oval, entre as orelhas média e interna. Quando a janela oval vibra, o líquido contido dentro da orelha interna transmite as vibrações para dentro do órgão auditivo da orelha interna, a cóclea. No interior da cóclea, está o órgão de Corti, onde estão contidas milhares de células pilosas que constituem os verdadeiros receptores de vibração. Os cílios das células pilosas entram em contato com outra membrana, denominada membrana tectória. Quando as células pilosas são excitadas pela vibração, um

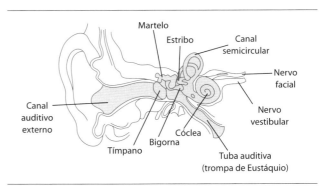

Figura 4.1   Estrutura da orelha.

impulso nervoso é gerado no nervo auditivo. Esses impulsos então são enviados para o cérebro.

Perda da audição

Com a perda da audição, o indivíduo perde também a capacidade de distinguir e discriminar os sons. A perda da audição afeta 30% dos adultos na faixa etária de 65 a 74 anos de idade, e 50% dos indivíduos na faixa etária de 75 a 80 anos (Wallhagen et al., 2006). O comprometimento auditivo causa declínio da capacidade de comunicação eficiente e pode levar ao isolamento e à depressão. Esses estados fisiológicos podem exercer um efeito negativo sobre a adesão ao exercício. O equilíbrio também deve ser considerado durante o delineamento dos programas. Os indivíduos que apresentam esse tipo de déficit necessitarão de adaptações exclusivas ou provisões no contexto de um programa institucional, para que possam desenvolver seu potencial. Os dois tipos mais comuns de perda da audição são a presbiacusia e a perda decorrente de fatores ocupacionais ou relacionados ao estilo de vida.

- **Presbiacusia (comprometimento sensorioneural).** A presbiacusia envolve alterações na delicada orelha interna. Indivíduos de idade mais avançada são mais frequentemente afetados pela presbiacusia do que por cardiopatia, cegueira e artrite. Embora o desenvolvimento direto seja desconhecido, a melhor correlação possível é com a percepção sonora do nervo auditivo associada à idade. Ocorre uma perda progressiva dos tons altos que torna difícil para o indivíduo entender aquilo que é dito e tolerar o barulho alto. Primeiramente, apenas os tons altos que estão fora da faixa da fala podem ser afetados, contudo a faixa de tons mais baixos eventualmente pode ser inibida, diminuindo ainda mais a compreensão da voz. Como a orelha interna também atua na manutenção do equilíbrio, essa perda sensorial contribui para uma incidência aumentada de quedas. A presbiacusia não tem cura nem pode ser corrigida.

- **Perda da audição relacionada à ocupação ou associada ao estilo de vida.** A perda da audição também pode ser causada por fatores controláveis, como a exposição vitalícia ao barulho ambiental, em vez da degeneração fisiológica (Tab. 4.1). A exposição prolongada a níveis sonoros altos é um dos principais fatores relacionados à perda auditiva permanente. É comum os indivíduos relatarem uma perda auditiva leve de até 25 decibéis. Entretanto, aqueles que se expõem a sons de alta intensidade, frequência e tom podem sofrer perdas profundas de mais de 99 decibéis. Muitos locais de trabalho implementaram programas como o Workplace Hazardous Materials Information System (WHMIS; Sistema de informação sobre materiais perigosos no

Tabela 4.1 Níveis de som e resposta humana

Sons comuns	Nível de barulho em decibéis (dB)	Efeito
Motor de avião a jato (perto)	140	Dor e danos
Disparo de arma de fogo, decolagem de avião a jato (30,5-61 m)	130	Limiar da dor (cerca de 125 dB)
Trovão (perto), discoteca	120	Limiar da sensação
Serra elétrica, britadeira, banda de rock	110	A exposição regular por mais de 1 minuto está associada ao risco de perda permanente da audição
Caminhão de coleta de lixo	100	Recomenda-se no máximo 1 minuto de exposição sem proteção
Metrô, motocicleta, cortador de grama	90	Bastante incômodo
Barbeador elétrico, muitos locais industriais de trabalho	85	Nível em que começa a haver dano auditivo após uma exposição de 8 horas ou mais
Barulho do trânsito de uma cidade comum	80	Incômodo; interfere na conversação
Aspirador de pó, secador de cabelo, interior de um carro	70	Invasivo; interfere na conversação ao telefone
Conversação normal	60	

local de trabalho), para destacar a importância da adoção de medidas de proteção que possibilitem retardar o desenvolvimento da perda da audição.

Visão

O olho é o órgão da visão. Trata-se de uma complexa estrutura captadora de luz, que a concentra sobre os nervos para que estes sejam estimulados e enviem mensagens para o cérebro.

Estrutura e função

O olho é constituído pelas camadas externa, média e interna (Fig. 4.2). A camada externa é constituída pela esclera (um tecido fibroso resistente que compõe a parede externa branca do olho) e pela córnea (uma protuberância transparente e forte, localizada na parte frontal do olho, que permite a entrada da luz). A camada média consiste na coroide, no corpo ciliar e na íris. A coroide absorve a luz para minimizar a reflexão interna no olho, além de conter os vasos sanguíneos que fornecem nutrientes e removem os resíduos. O corpo ciliar contém os músculos ciliares que estão presos à lente, uma estrutura límpida e flexível localizada atrás da íris e da pupila. Juntos, a lente e os músculos ciliares ajudam a controlar a focalização da luz, conforme esta atravessa o olho. A íris possui dois conjuntos de músculos que atuam juntos na regulação do tamanho da pupila, para controlar a entrada da luz no olho.

A camada interna consiste na retina, onde estão contidos os fotorreceptores – bastonetes e cones. Os bastonetes são responsáveis pela visão com baixa luminosidade, enquanto os cones são responsáveis pela visão das cores e dos detalhes. Na parte detrás do olho, está a mácula. Esta é constituída principalmente por cones e é responsável pela visão central. No centro da mácula, existe uma área denominada fóvea que contém apenas cones e é responsável pela visualização dos detalhes finos. As fibras nervosas existentes na retina conduzem informações para o cérebro através do nervo óptico. O ponto de partida desse nervo pela retina não possui cones nem bastonetes e, por esse motivo, produz um "ponto cego". A lente e o corpo ciliar dividem o olho em duas câmaras repletas de líquido. A cavidade anterior é preenchida por um líquido aquoso e transparente, denominado humor aquoso, que fornece nutrientes para a córnea e a lente. A câmara vítrea, localizada atrás da lente e do corpo ciliar, é preenchida por um material gelatinoso e firme, denominado humor vítreo. O humor vítreo ajuda a manter a estrutura do olho.

Alterações relacionadas à idade e oftalmopatia

Algumas alterações que ocorrem no olho surgem a partir da quarta década da vida. Ao redor da sexta década de vida, é provável que a maioria dos indivíduos tenha que usar óculos ao menos em parte do tempo. O comprometimento visual pode afetar de modo significativo a qualidade de vida, acarretando a perda de capacidades básicas, perda da facilidade de comunicação, perda da confiança e falta da sensação de pertencer à comunidade. À medida que se

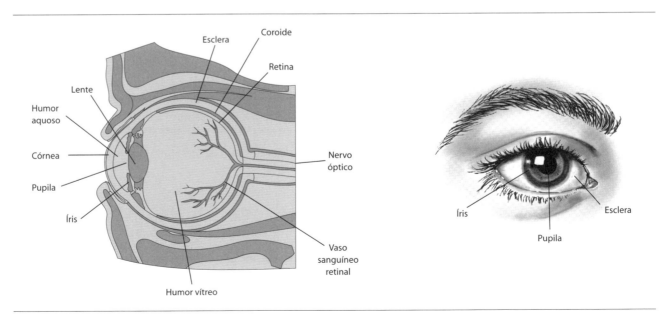

Figura 4.2 Estrutura do olho.

envelhece, é possível observar a ocorrência de alterações significativas nas estruturas oculares. A córnea muda de formato, passando da forma semelhante a um rim para uma conformação de superfície mais plana. Uma dispersão maior dos raios luminosos produz um efeito de visão borrada. Na íris, os músculos enfraquecem e a pupila se torna menor, passa a reagir mais lentamente à luz e se dilata mais devagar no escuro. Isso contribui para uma maior dificuldade de enxergar ao se mover de áreas mais escuras para áreas mais iluminadas ou vice-versa. A lente sofre espessamento e adquire uma tonalidade amarelada, enquanto uma quantidade menor de luz consegue chegar até os fotorreceptores.

Na maioria dos casos, a perda da visão pode ser atribuída a uma entre quatro patologias associadas ao avanço da idade. Estas patologias são a catarata, o glaucoma, a degeneração macular e a retinopatia diabética (Whiteside et al., 2006).

- **Catarata.** Ocorre quando a lente interna fica turva e opaca, em consequência de alterações químicas inerentes à própria lente. Quase metade da população na faixa etária de 65 anos ou mais apresenta algum grau de turvamento. Os tratamentos mais comuns são:
  - *Cirurgia para catarata:* restaura a visão em mais de 95% dos casos.
  - *Óculos:* aumenta o tamanho dos objetos em 25%.
  - *Lentes de contato:* aumentam o tamanho dos objetos em 6%.
  - *Lentes bifocais:* aumentam o tamanho da imagem em 1% e corrigem as visões central e periférica.

- **Glaucoma.** Causa perturbação das fibras do nervo óptico por um aumento da pressão ocular provocado pelo acúmulo de líquido. Os sintomas incluem a dificuldade de adaptar os olhos a um recinto escuro, a visão enevoada e a flutuação do foco. O tratamento do glaucoma é médico, à base de colírio.

- **Degeneração macular.** A mácula é uma pequena mancha localizada próximo ao centro da retina. Contém uma concentração extremamente alta de cones e é a fonte primária da visão central. A degeneração macular resulta em perda do campo visual central e da sensibilidade ao contraste. Existem ainda dois tipos de degeneração macular: úmida e seca. O tipo seco é o mais comum, representando 90% dos casos. O tipo úmido corresponde a cerca de 10% dos casos de degeneração macular. Nesse tipo, há vazamento de líquido a partir dos vasos sanguíneos danificados situados embaixo da mácula, com consequente torção da retina. O tratamento à base de fotocoagulação a *laser* pode ser usado para selar os vasos sanguíneos danificados. Contudo, esse tratamento frequentemente é inefetivo e as recidivas são comuns.

- **Retinopatia diabética.** É causada por alterações nos vasos sanguíneos da retina e é importante como causa de cegueira. A forma mais avançada e grave da doença é chamada retinopatia proliferativa. Durante a retinopatia proliferativa, surgem novos vasos sanguíneos no olho. Esses vasos sanguíneos novos são frágeis e podem sangrar, causando perda da visão e formação de cicatrizes na retina. Todos os diabéticos apresentam risco de desenvolvimento de retinopatia diabética. O tratamento inclui estratégias de controle da glicemia, da pressão arterial e dos níveis de colesterol.

Tato

O sistema somatossensorial contém vários receptores localizados na pele, que fornecem informação sobre o toque (mecanorreceptores), a temperatura (termorreceptores) e a dor (nociceptores). As vias somatossensoriais levam a informação sensorial que chega aos receptores periféricos até o cérebro (Fig. 4.3). A via da coluna dorsal-leminisco medial transporta informações sobre toque e vibração oriundas da pele, bem como informações proprioceptivas oriundas dos membros. A via espinotalâmica transporta informações sobre dor e temperatura.

Os mecanorreceptores respondem à pressão. Existem duas formas de mecanorreceptores – de adaptação rápida e de adaptação lenta. Os dois tipos de receptores respondem à pressão. Entretanto, a frequência com que os receptores terminam os disparos é diferente. Os corpúsculos de Pacini (corpúsculos lamelados) e os corpúsculos de Meissner (corpúsculos táteis) são mecanorreceptores de adaptação rápida. Os corpúsculos de Pacini são receptores de pressão altamente sensíveis e estão localizados nas camadas profundas da pele. Os corpúsculos de Meissner são receptores de toque fino, encontrados em abundância na ponta dos dedos. Os discos de Merkel e as terminações de Ruffini são mecanorreceptores de adaptação lenta. Os discos de Merkel são receptores táteis que respondem melhor à endentação gradual da pele. As terminações de Ruffini respondem à tensão e ao estiramento gradual na pele. As terminações nervosas livres existentes por toda a pele, músculos, ossos e tecido conjuntivo percebem as alterações de temperatura e a dor. Há relatos de sensação diminuída ou alterada de dor, vibração, frio, calor, pressão e tato associada ao envelhecimento. Contudo, ainda não está claro se essas alterações decorrem do processo de envelhecimento ou do impacto de doenças.

Olfato e paladar

Os receptores de olfato e do paladar são quimiorreceptores. Para distinguir a maioria dos aromas e sabores, o cérebro precisa receber informações sobre o olfato e o

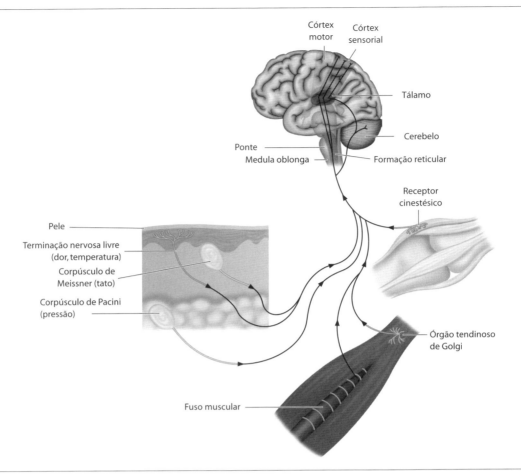

Figura 4.3 Vias somatossensoriais.
Reproduzido, com permissão, de J. Wilmore e D. Costill, 2003, *Fisiologia do esporte e do exercício*, 3. ed. (Barueri: Manole), 75.

paladar. Os receptores de paladar são estimulados pelos alimentos dissolvidos na saliva, enquanto os receptores de olfato detectam compostos químicos transportados pelo ar, dissolvidos nos líquidos que cobrem as membranas nasais.

Estrutura e função

A área de membrana mucosa que reveste o teto da cavidade nasal – o epitélio olfatório – contém neurônios chamados de células receptoras olfatórias. Os cílios dessas células estendem-se para dentro da mucosa de epitélio olfatório. As moléculas transportadas pelo ar (odores) entram na cavidade nasal, dissolvem-se na mucosa e se ligam aos receptores nos cílios. Os sinais são transmitidos dos cílios através das fibras nervosas que se estendem pelo teto da cavidade nasal (lâmina cribriforme) e estão conectadas aos bulbos olfatórios. Estes formam os nervos olfatórios que seguem em direção ao cérebro (Fig. 4.4).

O alimento estimula os receptores do paladar que, por sua vez, detectam os sabores doce, ácido, salgado e amargo. A ponta da língua é mais sensível aos sabores doce e salgado, as laterais são mais sensíveis ao sabor ácido e a parte detrás, ao sabor amargo. Os receptores de sabor, localizados nos cálculos gustatórios, são encontrados principalmente na língua, nas papilas gustativas. Estas são saliências delgadas que cobrem a superfície da porção superior e das laterais da língua. Os cálculos gustatórios também são encontrados no palato, na faringe e na porção superior do esôfago. A maioria dos cálculos gustatórios é encontrada em torno das papilas circunvaladas, localizadas na parte posterior da língua, e nas papilas fungiformes (em forma de cogumelo), que são abundantes na ponta e nas laterais da língua (Fig. 4.5). Os cálculos gustatórios possuem receptores especializados, os cílios gustativos (pelos gustativos), que se estendem pelo poro gustativo até a superfície da língua, onde são banhados pela saliva. As moléculas de alimento estimulam os cílios, deflagrando um impulso nervoso nas fibras nervosas associadas. Estas estão conectadas aos nervos cranianos do paladar (os nervos facial e glossofaríngeo). O impulso percorre esses nervos cranianos até chegar ao

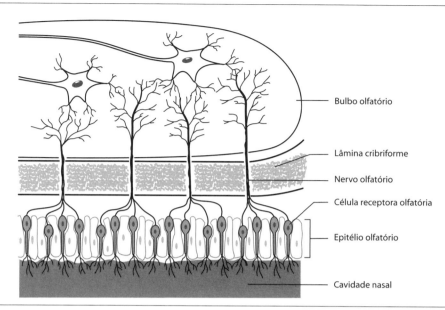

Figura 4.4 Sentido do olfato.

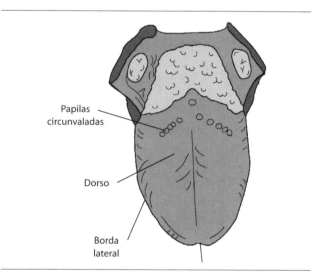

Figura 4.5 As papilas fungiformes, onde estão localizados os cálculos gustatórios da parte posterior da língua, são nitidamente visíveis.

cérebro, que, então, interpreta o impulso como sendo um sabor diferente.

Alterações do olfato e do paladar relacionadas à idade

O olfato e o paladar são sensações químicas que já estão bastante aguçadas no momento do nascimento. Entretanto, a partir da quinta década da vida, os sentidos de olfato e paladar começam a diminuir. Em torno da sétima década da vida, os sentidos diminuídos podem suavizar o sabor dos alimentos e o apetite pode diminuir bastante. Mais de 77% dos indivíduos de idade avançada apresentam perda significativa da sensibilidade do paladar e do olfato. Essa perda torna-se mais perceptível nas pessoas, em média, ao redor dos 70 a 80 anos de idade. Mais de dois milhões de norte-americanos apresentam distúrbios do paladar e do olfato. Esses distúrbios afetam mais os homens do que as mulheres, e também são mais frequentes em indivíduos adoecidos do que em indivíduos saudáveis. Os distúrbios crônicos do paladar e do olfato foram amplamente negligenciados por serem fatais apenas em casos raros e, diferente das deficiências visuais e auditivas, não são considerados uma desvantagem séria. Esses distúrbios são vistos principalmente como "problemas incômodos", que afetam a qualidade de vida (Boyce e Shone, 2006). O exercício ajuda a aumentar o apetite, retarda o processo de envelhecimento e ameniza os efeitos da perda sensorial. Entretanto, os déficits de olfato e paladar dispensam adaptações especiais.

> ### Recomendações para programas de exercícios

Até mesmo as modificações mínimas introduzidas no ambiente podem tornar a prática de atividade física mais segura e mais agradável para idosos que apresentam perda sensorial. Embora, às vezes, possa ser necessário realizar alterações mais significativas, uma abordagem bem pensada e de consenso com frequência é suficiente.

É importante obter um relatório médico basal sobre os déficits e recomendações antes de submeter um idoso com comprometimento sensorial a um protocolo de exercício. Ao adaptar um programa de exercícios, é importante não só promover o condicionamento físico e o bem-estar como também evitar o desapontamento e as situações de risco. É preciso considerar que pode haver pessoas com níveis variados de audição e atividade física em um determinado grupo.

Para indivíduos com comprometimento auditivo

Seguir as diretrizes para programas de exercício destinados a indivíduos com comprometimento da audição listadas a seguir.

- Posicionar os idosos com comprometimento auditivo na frente da classe e falar diretamente com eles. Ao dar as instruções, é importante não ficar de costas para os participantes. Olhá-los de frente lhes permitirá que leiam seus lábios ou pelo menos vejam o que você está dizendo.

- Fornecer indícios físicos e visuais. Eliminar os sons altos. Fazer sinais com os braços e gestos físicos.

- O tratamento acústico adequado de paredes, pisos e telhados evita que os sons ecoem.

- Falar de maneira distintiva, devagar e com tom de voz baixo.

- Enquanto estiver dando as instruções, minimizar o barulho de fundo, como o som de ventiladores, outros grupos conversando e música tocando. Evitar os volumes de som altos, que podem ser prejudiciais aos usuários de aparelhos auditivos.

- Se os indivíduos tiverem que usar aparelho auditivo, é preciso ter cuidado para evitar golpes na orelha ou movimentos rápidos (que podem deslocar o aparelho). Os indivíduos também podem se sentir confusos diante de duas fontes de barulho simultâneas.

- Evitar usar sons em volume alto ou apitos, que podem ser prejudiciais a um indivíduo que usa aparelho auditivo.

- Adotar as devidas precauções para garantir que os idosos não sejam expostos a situações em que possam perder o equilíbrio.

Para indivíduos com comprometimento visual

Estas são considerações especiais que devem ser incorporadas a qualquer programa de exercícios que envolva idosos com comprometimento visual.

- Falar com os participantes empregando tom de voz normal, abordando-os pelo nome e fornecendo instruções acuradas.

- Não partir do princípio de que alguém precisa de ajuda. É importante perguntar antes, auxiliar tocando-lhe o braço e sempre descrever as adjacências.

- As instalações devem ser bem iluminadas e ter superfícies atapetadas, para diminuir o brilho ofuscante. Usar cores de fundo contrastantes.

- Considerar a escolha de cores para os equipamentos, tendo em mente os indivíduos que não enxergam cores, bem como a segurança do equipamento (p. ex., as bolas devem ser leves; o equipamento não pode ter extremidades pontudas). Em tudo o que for escrito, usar sempre letras grandes.

Para indivíduos com comprometimento tátil

As adaptações apropriadas para os exercícios são:

- passar fita adesiva em bastões, alças de barras, raquetes;
- usar bolas com superfície texturizada (não homogênea); e
- incluir um parceiro ou espelho.

A sensibilidade ao calor e à dor são os aspectos mais preocupantes com relação aos participantes idosos (ar-condicionado, água do banho, picadas de agulha, geladura). Para prevenir lesões, prestar atenção aos seguintes aspectos:

- sapatos apertados demais;
- temperatura da água da piscina, almofadas elétricas de aquecimento e água da banheira;
- vestuário adequado.

> ## Resumo

As pessoas são afetadas por graus variáveis de perda sensorial e em diferentes idades. A genética, o ambiente e o estilo de vida são fatores que levam ao declínio das capacidades sensoriais. As alterações sensoriais podem exercer um impacto enorme sobre uma pessoa. Para essa pessoa, tais alterações podem dificultar a comunicação, o aproveitamento de certas atividades e a interação com outras pessoas. Isso pode causar sentimentos de isolamento e solidão. As adaptações dos programas de exercício podem melhorar bastante a experiência dos idosos com a perda sensorial. Muitas modificações simples podem ser introduzidas no ambiente onde os exercícios são praticados, de modo a permitir que indivíduos de todas as idades possam participar juntos.

É importante considerar a função do sistema somatossensorial nos idosos. Estudos anatômicos demonstraram a ocorrência de alterações quantitativas e estruturais em receptores de terminações nervosas especializados localizados na pele, como os corpúsculos de Meissner e Pacini (Katzman e Terry, 1983). Foi comprovado que os grupos de indivíduos de idade mais avançada são menos sensíveis à vibração, pressão tátil, dor cutânea e temperatura. As diminuições associadas ao envelhecimento também são observadas na capacidade de tolerância e de adaptação às temperaturas frias e quentes do ambiente (Wilmore e Costill, 2004). Fatores como a deterioração do controle hipotalâmico da homeostasia corporal, combinados à função alterada do sistema nervoso autônomo e à alteração da sensibilidade à temperatura, resultam na diminuição da capacidade de regular a temperatura corporal. Por esse motivo, torna-se necessário adotar precauções extras em situações como o exercício extenuante e em climas quentes ou úmidos.

Questões a considerar

1. Em geral, quais alterações são observadas nos sentidos à medida que se envelhece?
2. Descreva a estrutura e a função das orelhas externa, média e interna.
3. O que é presbiacusia?
4. Descreva a estrutura e a função do olho.
5. Liste e descreva as causas mais comuns de perda da visão no envelhecimento.
6. Descreva os mecanorreceptores.
7. Descreva os processos de paladar e olfato.
8. Como se pode mudar o ambiente de exercícios para acomodar as alterações das capacidades sensoriais associadas ao envelhecimento?
9. Como um instrutor de exercícios lideraria uma turma composta por indivíduos com e sem comprometimento? Quais estratégias beneficiariam ambos os grupos?
10. Quais atividades poderiam ser usadas para ajudar os profissionais de educação física mais jovens a observarem as perdas sensoriais relacionadas à idade?

Parte II

NUTRIÇÃO, DOENÇAS COMUNS E PAPEL DA ATIVIDADE FÍSICA

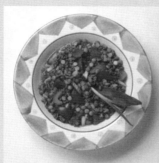
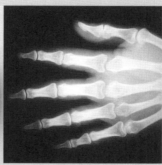

A Parte II deste livro é composta pelos Capítulos 5 e 6, que abordam os aspectos nutricionais do envelhecimento. No Capítulo 5, são discutidas as escolhas saudáveis e os nutrientes importantes. Todos os componentes da nutrição saudável são importantes. Entretanto, nutrientes específicos são mais importantes para adultos de idade mais avançada do que para os jovens, por causa dos efeitos agravantes do processo de envelhecimento. A doença mais insidiosa do envelhecimento é o diabetes de tipo 2. Está comprovado que o aparecimento dessa condição ocorre ao redor dos 55 anos na maioria dos indivíduos de descendência caucasiana. Entretanto, foi demonstrado que o aparecimento do diabetes de tipo 2 ocorre 5 a 10 anos mais cedo em afro-americanos e indivíduos de descendência hispânica ou aborígene. Mais significativamente, a idade do indivíduo no momento do aparecimento da condição está diminuindo de modo rápido, de modo que a doença agora está sendo identificada em adolescentes. Existe uma correlação direta e uma relação de causa e efeito entre o diabetes de tipo 2 e a obesidade. O fato desconcertante é que o diabetes de tipo 2 pode ser controlado simplesmente por meio da escolha de uma dieta de qualidade e com a prática de atividade diária. No Capítulo 5, é destacado o conteúdo de uma dieta saudável, e são definidos os benefícios de um programa de exercício funcional para os idosos.

O Capítulo 5 contém ainda informações sobre os tipos de diabetes, o controle do transporte da glicose, os sintomas da doença, os principais fatores de risco e os vários métodos diagnósticos atualmente em uso. Em adição, são explicados os efeitos de uma nutrição adequada e de um bom programa de exercícios sobre a doença, bem como os sinais de hiperglicemia e de hipoglicemia. Ainda mais importante, são delineados as complicações do diabetes e os meios pelos quais a nutrição e o exercício podem compensar essas complicações e promover uma qualidade de vida mais saudável.

No Capítulo 6, são discutidos a nutrição óssea e os efeitos que a boa nutrição e o exercício podem promover sobre a osteoporose. Antigamente, acreditava-se que a osteoporose era encontrada sobretudo nas mulheres em pós-menopausa. Hoje, todos têm consciência de que essa doença surge ao redor dos 30 anos de idade e que a osteoporose ataca também os homens e as mulheres em pré-menopausa. As causas, os fatores de risco e os métodos de diagnóstico são delineados. Uma parte significativa deste capítulo aborda o tratamento da osteoporose, a partir das perspectivas farmacológica, nutricional e da atividade física.

Ainda não foi demonstrado que é possível controlar totalmente a osteoporose. Entretanto, está comprovado que uma boa nutrição e os tipos de impacto produzidos pela atividade física podem, talvez, retardar o aparecimento e, com certeza, a evolução da doença. Foi incluída uma longa seção sobre os melhores exercícios para combater o progresso da osteoporose, bem como outras formas e meios de diminuir os efeitos da doença, inclusive a influência da postura correta.

Capítulo 5

NUTRIÇÃO E DIABETES

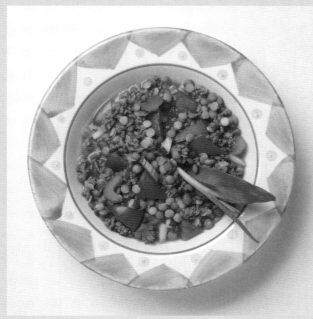
© Photodisc

CONTEÚDO DESTE CAPÍTULO

Nutrição para idosos
    Opções de alimentos saudáveis
    Nutrientes importantes
        Fibras
        Proteínas
        Minerais
        Antioxidantes
        Água

Benefícios do exercício e da alimentação saudável

Diabetes
    Transporte de glicose
    Fatores de risco, sintomas e diagnóstico de diabetes
        Fatores de risco
        Sintomas
        Diagnóstico
    Tratamento do diabetes de tipo 2
        Diabetes de tipo 2 e nutrição
        Diabetes de tipo 2 e exercício
        Controle da glicose
    Complicações do diabetes

Recomendações para programas de exercícios

Resumo

> *"A atividade física regular e a alimentação saudável comprovadamente contribuem para o bem-estar geral. A atividade física não só diminui os fatores de risco de desenvolvimento de certas doenças crônicas como também promove alterações favoráveis na constituição corporal, no nível de condicionamento e na capacidade funcional. Similarmente, foi demonstrado que a alimentação saudável influencia o aparecimento e o tratamento de várias condições crônicas, bem como a constituição corporal e a capacidade funcional."*
>
> Shanthi Johnson, PhD, PDt (2004, ALCOA *Research update*, p.1 #7, Março)

Neste capítulo, é discutida uma dieta saudável para os idosos. São abordados tópicos como opções de alimentos saudáveis, nutrientes importantes e doses recomendadas de nutrientes específicos. As necessidades nutricionais mudam ao longo de todo o ciclo da vida, porém uma dieta balanceada, variada e nutricionalmente sólida é essencial à boa saúde em todas as fases da vida.

A nutrição adequada e a atividade regular são as duas ferramentas mais efetivas para a prevenção de cardiopatias, diabetes, osteoporose e outras condições comumente associadas ao envelhecimento. Manter-se saudável ajuda a diminuir a probabilidade de adoecimento.

O exercício tem papel importante na redução da gordura corporal (peso) e isso se deve a muitas razões. Isoladamente, a dieta muitas vezes resulta na perda de tecido magro, com consequente desaceleração do metabolismo e comprometimento da evolução, além de uma diminuição significativa da força. O exercício, além de melhorar a constituição corporal, exerce efeitos positivos sobre a pressão arterial, os níveis séricos de colesterol e a função cardiorrespiratória. Desta forma, para obter benefícios máximos em termos de saúde, é recomendável combinar um padrão alimentar saudável a um programa regular de atividade física.

Este capítulo também traz informações relacionadas aos efeitos da nutrição, do envelhecimento e do exercício sobre o aparecimento e o controle do diabetes, em particular o diabetes de tipo 2, que constitui uma das principais doenças associadas ao envelhecimento. As alterações fisiológicas observadas no envelhecimento incluem os fatores que afetam o pâncreas, portanto, incluem também os fatores que afetam a secreção de insulina e os sítios sensíveis a insulina presentes na musculatura esquelética. Desta forma, o exercício tem consequências diretas sobre a secreção de insulina e o transporte da glicose no músculo esquelético. São destacados os fatores de risco, sintomas, técnicas diagnósticas, medicações comuns, transporte de glicose e efeitos da hipoglicemia e da hiperglicemia. Ainda, são discutidos os papéis primários do exercício e da nutrição sobre o controle dessa doença. As complicações derivadas do diabetes de tipo 2 não controlado também são destacadas.

Nutrição para idosos

Conforme os adultos envelhecem, muitos fatores podem influenciar suas escolhas alimentares, como fatores econômicos, variáveis sociais, perda de entes queridos, solidão, falta de apetite e tédio. Em adição, a falta de recursos, a falta de apoio financeiro e pessoal e a inconveniência do planejamento e do preparo das refeições interferem nos padrões adequados do consumo nutricional. Isso pode acarretar alterações no estado de saúde e na condição nutricional. Algumas alterações fisiológicas comumente associadas ao envelhecimento e com implicação direta na nutrição incluem:

- diminuição do tecido magro corporal, com aumento concomitante do conteúdo de gordura corporal;
- diminuição da taxa metabólica em repouso e das necessidades energéticas;
- diminuição da capacidade de exercício (diminuição do $\dot{V}O_{2máx}$, diminuição do número de hemácias, diminuição do sentido de equilíbrio);
- diminuição da massa óssea, com consequente aumento do risco de osteoporose;
- declínio da função imune, que aumenta o risco de infecção;
- diminuição da percepção do paladar e do olfato, que contribui para a falta de apetite;
- perda de dentes e ressecamento da boca, com consequente comprometimento da ingesta dos alimentos;
- declínio da função renal e do mecanismo da sede, com consequente aumento do risco de desidratação;

- alterações funcionais gastrintestinais, que contribuem para a constipação e o comprometimento da absorção de nutrientes.

Opções de alimentos saudáveis

Embora seja inevitável, o envelhecimento é altamente variável entre os indivíduos. Alimentar-se bem e viver bem podem tornar o envelhecimento bem-sucedido uma realidade. As escolhas alimentares saudáveis para idosos devem focar e incluir os seguintes elementos:

- alimentos com alto teor de nutrientes, que atendam às necessidades de vitaminas e minerais, dentro de uma faixa reduzida de requerimentos energéticos;
- derivados do leite, que são fontes excelentes de cálcio e vitamina D, para manter a saúde dos ossos;
- alimentos ricos em proteínas e vitaminas A, B6, C, D e E, bem como zinco, para manter a saúde do sistema imune;
- alimentos coloridos e saborosos, para estimular o apetite;
- alimentos com textura modificada, para facilitar a mastigação e a deglutição;
- consumo aumentado de líquidos e fibras, para minimizar a desidratação e as perturbações digestivas, respectivamente.

Algumas deficiências nutricionais comumente encontradas na população idosa incluem fibras, proteínas, cálcio, zinco, ferro e certas vitaminas. Cada um desses nutrientes importantes é discutido na próxima seção.

Nutrientes importantes

É importante que as pessoas consumam todos os nutrientes conhecidos. Entretanto, o metabolismo básico do adulto de idade mais avançada é perturbado pelo processo de envelhecimento e, como resultado, alguns constituintes tornam-se mais importantes do que outros para esses indivíduos. Aqui, esses constituintes são destacados e é explicado por que eles são essenciais para os idosos.

Fibras

A fibra, um carboidrato complexo, geralmente é definida como a parte das plantas que não pode ser digerida. Desta forma, a fibra não acrescenta quase nenhuma caloria à dieta. Por outro lado, a fibra pode exercer muitos papéis distintos importantes sobre a saúde geral. Uma dieta com alto conteúdo de fibras ajuda a diminuir a produção de colesterol, aumenta a excreção de colesterol e diminui a pressão arterial. Todos esses efeitos, por sua vez, ajudam a diminuir o risco de cardiopatias.

Recomenda-se que os adultos consumam 35 g de fibras por dia. Para garantir a ingesta adequada de fibras, um indivíduo precisa obter 50 a 60% da ingesta energética diária a partir do consumo de carboidratos complexos. Quaisquer alterações dietéticas que possam resultar em aumento significativo da ingesta dietética de fibras devem ser introduzidas gradualmente, para que o corpo tenha uma oportunidade adequada de se adaptar.

Existem dois tipos de fibras – hidrossolúveis e insolúveis. Ambos os tipos de fibras têm fontes e funções distintas.

- **Fibras hidrossolúveis.** As fibras hidrossolúveis (solúveis em água) exercem um papel muito importante na redução dos níveis de colesterol. Os produtos que contêm fibra de aveia podem ser rotulados como saudáveis para o coração. As fibras hidrossolúveis também diminuem a taxa de absorção da glicose, que é especialmente importante para os diabéticos. Algumas fontes de fibras hidrossolúveis são frutas (maçãs, peras, frutas cítricas, morangos), vegetais, ervilhas e feijões desidratados, oleaginosas, sementes, arroz

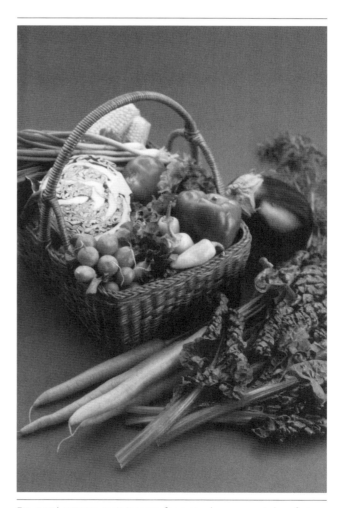

Em geral, quanto mais intensa for a cor de um vegetal ou fruta, mais ricos em nutrientes são esses alimentos. Escolha alimentos de cores intensas, como as cenouras, o repolho roxo, os pimentões verdes e amarelos, a acelga e os tomates, por exemplo.
© Photodisc

integral, cevada, aveia e farelo de arroz. Os alimentos volumosos e ricos em fibras também podem ajudar no controle de peso, pois as fibras, quando saturadas com água, conferem a sensação de repleção sem adicionar calorias. Os alimentos com fibras também demoram mais para serem mastigados e isso ajuda a diminuir a velocidade com que as pessoas comem.

- **Fibras insolúveis.** As fibras insolúveis (insolúveis em água) promovem a regularidade, porque mantêm a movimentação dos produtos ingeridos ao longo de todo o trato digestivo. Há sugestões de que essas fibras diminuam a incidência de câncer de cólon e de que também possam aliviar alguns distúrbios digestivos. Algumas fontes de fibras insolúveis são o trigos, o farelo de milho, pães integrais, cereais, vegetais, casca de frutas e oleaginosas.

Proteínas

As proteínas são essenciais em qualquer idade. Porém, é nas fases mais tardias da vida que elas exercem papel integral na manutenção dos tecidos corporais e são essenciais ao sistema imune.

A ingesta insuficiente de proteínas pode resultar em perda acelerada de tecido muscular, risco aumentado de infecções e diminuição da capacidade de suporte nas situações de traumatismo e infecção. A necessidade de proteínas é provavelmente similar em idosos e adultos jovens. Assim, homens e mulheres com mais de 50 anos de idade devem consumir 60 a 70 g de proteína por dia, que equivalem a 0,8 a 1 g de proteína/kg de peso corporal seco. Em geral, com o avanço da idade, as demandas energéticas do indivíduo diminuem por causa da diminuição do nível de atividade e do tecido magro. Desta forma, à medida que envelhece, o indivíduo passa a ter como meta escolher alimentos mais ricos em proteína e nutrientes, que contenham menos gorduras e calorias.

De acordo com o *Canada's food guide to healthy eating* (2007), os adultos devem consumir diariamente 2 a 3 porções de carne e produtos alternativos, aliadas a 2 a 4 porções de leite e derivados. Essa ingesta deve fornecer uma quantidade adequada de proteínas se for combinada a uma dieta adequada de grãos, que também fornece pequenas quantidades de proteína. As principais fontes de proteína são carnes vermelhas, aves, peixes, ovos, leite, queijo, iogurtes, sorvetes, amendoim, manteiga de amendoim, oleaginosas e sementes.

Minerais

- **Cálcio.** Mineral essencial, usado na construção e manutenção de ossos fortes, que também atua auxiliando a contração muscular e os batimentos cardíacos. Além disso, o cálcio regula processos como a coagulação sanguínea, a divisão celular e os impulsos nervosos. As estatísticas atuais mostram que três em cada quatro mulheres adultas que vivem na América do Norte não consomem a ingesta recomendada de 1.200 mg de cálcio/dia. Isso também pode afetar outros nutrientes vitais, pois as dietas pobres em cálcio frequentemente também são pobres em vitaminas A, D, B6 e B12, riboflavina, magnésio, potássio e folato. Os outros fatos sobre o cálcio que é preciso ter em mente incluem:
  - O cálcio atua na prevenção e no tratamento de numerosas doenças ou condições comumente associadas ao envelhecimento, como osteoporose, hipertensão, câncer de cólon e cálculos renais.
  - A doença mais comumente associada à ingesta insuficiente de cálcio é a osteoporose (ver Cap. 6). Em seguida à menopausa, os níveis de estrogênio caem nas mulheres e isso causa o declínio da força óssea. Uma ingesta adequada de cálcio pode prevenir perdas adicionais e ajudar a construir osso novo quando combinada à prática de atividades com carga, como caminhada, dança, tênis e golfe (sem carrinho de carregar tacos), além do treinamento de força.
  - Para os indivíduos intolerantes à lactose, os derivados de leite isentos de lactose e os alimentos enriquecidos com cálcio (p. ex., cereais matinais e barras nutritivas) são boas alternativas.

- **Zinco.** A deficiência de zinco é bastante comum. Mais de 90% dos idosos sofrem de deficiência de zinco em razão da diminuição da absorção do mineral (muitas vezes, como efeito de medicações). Essa deficiência agrava ainda mais as preocupações nutricionais, pois a falta de zinco diminui o apetite e enfraquece a percepção do paladar, levando frequentemente a ingestas calóricas baixas demais. A maior parte do zinco presente em uma dieta típica é oriunda dos produtos de origem animal, como carnes, fígado, ovos e frutos do mar, em especial as ostras. O zinco também é fornecido por outras fontes, como legumes, cereais integrais, germe de trigo e oleaginosas. Entretanto, o zinco oriundo dessas fontes pode não ser tão bem absorvido quanto o zinco oriundo dos produtos de origem animal.

- **Ferro.** Em geral, a deficiência de ferro pode ser evitada com o consumo da principal fonte desse nutriente, ou seja, os órgãos de animais. Se isso não for possível (p. ex., porque o indivíduo tem aversão a esse alimento), o idoso ativo deve procurar alimentos enriquecidos com ferro. A deficiência de ferro é menos comum nas mulheres idosas, em que as perdas de ferro pela menstruação deixam de ocorrer. Entretanto, podem ocorrer perdas de ferro nos homens idosos e também em algumas mulheres, que se devem aos seguintes fatores:
  - dietas de baixa caloria;
  - perda de sangue crônica por meio de úlceras ou hemorroidas;

- absorção mais precária, em decorrência da diminuição da secreção de ácidos gástricos;
- uso excessivo de antiácidos (que interfere na absorção de ferro);
- uso de medicamentos que intensificam as perdas de sangue (anticoagulantes, fármacos para tratamento de artrite).

A principal fonte de ferro são os órgãos de animais, embora atualmente existam muitos alimentos enriquecidos com ferro.

Antioxidantes

Os antioxidantes são vitaminas, minerais e outros compostos encontrados nos alimentos ou consumidos como pílulas (cápsulas), que podem ajudar a retardar ou prevenir o processo de oxidação e, desta forma, auxiliar a evitar ou reparar os danos celulares causados pelos radicais livres. Também foi demonstrado que os antioxidantes intensificam a função imune e, possivelmente, diminuem o risco de infecção e câncer. Tanto a degeneração macular como as cataratas foram associadas a dietas pobres em frutas e vegetais. Alguns exemplos de vitaminas e minerais antioxidantes são os carotenoides (betacaroteno), o cobre, o magnésio, o selênio, as vitaminas C e E e o zinco.

Água

A desidratação é uma das causas mais frequentes de internação entre os indivíduos com mais de 65 anos de idade. A desidratação é uma preocupação comum em idosos, porque o avanço da idade está associado à imprecisão do mecanismo da sede, diminuição da capacidade renal de retenção de líquidos e menor conteúdo corporal de água total. Essas alterações fisiológicas podem resultar em uma variedade de problemas, como enfraquecimento muscular, confusão mental, incapacidade de tolerar temperaturas ambientais elevadas e sofrimento intestinal. Alguns dos primeiros sinais de desidratação são o ressecamento da boca, pele ruborizada, fadiga, cefaleia, aumento das frequências respiratória e de pulsação e tontura.

Benefícios do exercício e da alimentação saudável

Nos Estados Unidos, embora a importância da alimentação saudável aliada à atividade física regular seja reconhecida pelas leis públicas e pelo sistema de assistência médica, apenas 24% dos adultos de idade mais avançada são ativos o bastante para conseguir obter os benefícios de saúde desejados. Apenas um em cada oito indivíduos com mais de 65 anos consome as cinco porções diárias de frutas e vegetais recomendadas. As implicações dos maus hábitos alimentares são igualmente comprovadas, mas, mesmo assim, uma parte significativa da comunidade idosa alcança um nível nutricional aquém do ideal. A alimentação saudável consiste no consumo de uma variedade de alimentos em quantidades adequadas (sendo a quantidade e a qualidade aspectos importantes) para a promoção de um estado nutricional satisfatório.

O *Canada's food guide to healthy eating* é reconhecido em todo o mundo como o principal padrão para orientação de uma alimentação saudável. A Figura 5.1 mostra um programa personalizado que uma mulher de 60 anos de idade criou para si mesma empregando a versão do guia disponibilizada no site Health Canada. Os quatro grupos de alimentos (grãos, frutas e vegetais, laticínios e carnes e substitutos da carne) estão representados ao lado de exemplos dos alimentos escolhidos pela mulher em questão. Cada grupo alimentar fornece um conjunto de nutrientes essenciais. A categoria "outros alimentos", que inclui os alimentos ricos em açúcar, alimentos com alto teor de gordura e bebidas, oferece menos nutrientes do que os quatro grupos alimentares principais e, portanto, não é incluída. Para a população em envelhecimento, é importante o fato de que os requerimentos de nutrientes totais sejam mantidos, enquanto as necessidades energéticas totais diminuem.

O guia também pode ser comprado na forma impressa. Ele é acessível ao usuário, está impresso com cores destacadas em papel opaco e emprega letras grandes que facilitam o uso por idosos. A URL para o guia é www.healthcanada.gc.ca/foodguide.

Ao mesmo tempo, o *Canada's physical activity guide to healthy active living for older adults* (cujo estilo é similar ao do guia alimentar) explica a necessidade de atividade física regular para os idosos. As atividades são desmembradas, desde a mais simples até a mais complexa, e o material é de fácil leitura e compreensão. O guia recomenda os níveis de atividade que ajudarão a diminuir o risco de desenvolvimento de algumas das doenças mencionadas nos capítulos anteriores. Do mesmo modo, ele abrange os componentes do exercício, incluindo força, resistência, equilíbrio e flexibilidade.

Nos Estados Unidos, a liderança dos aspectos concernentes aos efeitos da boa nutrição sobre o envelhecimento saudável foi assumida pela American Academy of Family Physicians. As referências sobre o trabalho dessa organização podem ser encontradas no Capítulo 11 e no Apêndice B. Com relação aos efeitos do exercício e o envelhecimento, a liderança sem dúvida cabe ao American College of Sports Medicine (ACSM). A organização assumiu uma posição, em 1998, com relação aos efeitos da atividade física sobre os adultos de idade mais avançada. O ACSM é reconhecido mundialmente e considerado a última palavra sobre este assunto. Em 2000, deu seguimento a sua liderança publicando as diretrizes para avaliação e prescrição de exercícios. No ano seguinte, publicou essas diretrizes na

Meu guia de alimentos

Porções diárias recomendadas pelo meu guia de alimentos Nome: _____

Meus números (Mulheres na faixa etária de 51 a 70 anos)	Meus exemplos (Cada exemplo representa uma porção de alimentos do guia)					
Vegetais e frutas 7 Comer pelo menos um vegetal de cor verde-escura ou alaranjada por dia. Escolher vegetais e frutas preparadas com pouca ou nenhuma adição de gordura, açúcar ou sal. Consumir vegetais e frutas com mais frequência do que os sucos.	Aspargos, 125 mL, 1/2 xícara, 6 brotos	Brócolis, 125 mL, 1/2 xícara	Espinafre, 250 mL, 1 xícara (cru)	Batata-doce, 125 mL, 1/2 xícara	Banana, 1 unidade (média)	Laranja, 1 unidade (média)
Produtos à base de grãos 6 Pelo menos metade dos produtos à base de grãos consumidos diariamente devem conter grãos integrais. Escolha produtos à base de grãos com baixo teor de gordura, açúcar ou sal.	Pão integral (do tipo bagel), 1/2 unidade, 45 g	Pão integral, 1 fatia, 35 g	Cereal, quente, 150 g, 175 mL, 3/4 de xícara (cozido)	Macarrão/_lamen_, 125 mL, 1/2 xícara (cozido)	Arroz integral, 125 mL, 1/2 xícara (cozido)	Pipoca, simples, 500 mL, 2 xícaras
Leite e produtos alternativos 3 Beber leite desnatado (1 a 2%) diariamente. Escolher substitutos do leite que tenham baixo teor de gordura.	Leite 1 a 2% de gordura, desnatado, 250 mL, 1 xícara	Soro de leite coalhado, 250 mL, 1 xícara	Queijo, 50 g	Queijo, cottage, 500 mL, 2 xícaras	Bebida à base de soja, enriquecida, 250 mL, 1 xícara	Iogurte, 175 g, 3/4 de xícara
Carne e produtos alternativos 2 Consumir produtos alternativos à carne, como feijão, lentilha e tofu com frequência. Comer semanalmente pelo menos duas porções de peixe recomendadas pelo guia de alimentos. Escolha carnes magras e produtos alternativos preparados com pouca ou nenhuma adição de gordura ou sal.	Feijão, 175 mL, 3/4 de xícara	Oleaginosas, sem casca, 60 mL, 1/4 de xícara	Tofu, 150 g, 175 mL, 3/4 de xícara	Frango, 75 g	Peixe e marisco, enlatado, 75 g	Peixe, fresco ou congelado, 75 g
Nota: para idade ≥ 50 anos, incluir suplementação de vitamina D de 10 mcg (400 UI). Incluir 30 a 60 minutos de atividade física por dia, todos os dias.	Alguns exemplos para sua escolha: · Ciclismo · Corrida leve · Treinamento com carga					

Figura 5.1   Exemplo do _Canada's food guide for healthy living_ para uma mulher ativa de 60 anos de idade.

Fonte: _Canada's Food Guide_, Health Canada, 2006. Adaptado, com permissão, do Minister of Public Works and Government Services, Canada, 2007.

forma de um texto que atualmente é adotado no mundo inteiro. Não resta dúvidas de que o ACSM se tornou líder mundial como fonte de referência sobre avaliação de exercícios, prescrição e fatores de risco para indivíduos de todas as faixas etárias. As referências sobre essas fontes são mencionadas nos Capítulos 7 e 8.

A atividade física regular e a alimentação saudável formam uma equipe inseparável quando se trata de manter uma qualidade de vida saudável com a progressão do envelhecimento. Infelizmente, é raro esses domínios serem explorados juntos. Os efeitos positivos da alimentação saudável e da atividade física regular são evidentes e incluem os efeitos positivos sobre várias doenças crônicas e enfermidades associadas ao envelhecimento. Um excelente teste de estado nutricional criado pela Nutritional Screening Initiative é disponibilizado no Apêndice B. Esse teste pode ser usado com facilidade por leigos para avaliar o estado nutricional de qualquer idoso.

Diabetes

O diabetes é um problema de saúde internacional. Quase 25 milhões de norte-americanos sofrem de diabetes e cerca de um terço desses casos não são diagnosticados. O diabetes é uma doença grave, associada a complicações prejudiciais à vida. A maioria dos diabéticos, em especial aqueles com doença não diagnosticada por tempo prolongado, desenvolvem complicações a longo prazo. A falta de atividade física e os hábitos alimentares precários levam ao aparecimento precoce do diabetes de tipo 2. Como esse processo às vezes é demorado, o diabetes de tipo 2 torna-se prevalente na população idosa. O ônus humano é refletido na expectativa de vida reduzida, no aumento do estresse sobre os pacientes e seus familiares, no aumento das faltas na escola e no trabalho, nas interrupções de carreira e no sofrimento pessoal. De fato, os gastos com assistência médica para tratamento do diabetes e suas complicações foram estimados em 100 bilhões de dólares ao ano, apenas na América do Norte.

O diabetes é caracterizado como uma doença metabólica, em que o corpo não consegue armazenar e usar adequadamente a glicose para atender as necessidades energéticas. Sob circunstâncias normais, para que a glicose seja usada apropriadamente, o corpo necessita de insulina. Com o aparecimento do diabetes, o corpo torna-se incapaz de produzir insulina (tipo 1) ou de usar a insulina que produz (em geral, no tipo 2). A glicose não utilizada se acumula na circulação sanguínea ou é eliminada na urina. Os sintomas da retenção de glicose, então, manifestam-se de modo diretamente proporcional à glicemia (concentração de glicose no sangue). Depois disso, torna-se necessária uma intervenção médica direta inicial. Se nada for feito para conter a progressão do diabetes, há desenvolvimento de consequências crônicas e, por fim, agudas.

A descoberta da insulina por Sir Frederick Banting é considerada uma das descobertas médicas mais importantes de toda a história. Banting iniciou seu trabalho em 1920, na University of Western Ontario em London, no Canadá, e concluiu em 1922 o primeiro uso endócrino bem-sucedido da insulina em um ser humano, na University of Toronto, auxiliado habilmente pelos colaboradores Best, Collip e McLeod.

Hoje, está comprovado que existem três tipos de diabetes que manifestam sintomas semelhantes, mas possuem etiologias distintas. Estes tipos de diabetes são conhecidos como tipo 1, tipo 2 e gestacional. Por ocorrer somente na gravidez, o diabetes gestacional não é discutido aqui.

- **Tipo 1.** O diabetes de tipo 1 também é conhecido como diabetes juvenil ou diabetes melito insulino-dependente (DMID). O próprio sistema imune do indivíduo ataca as células beta do pâncreas, que são responsáveis pela produção de insulina. Como resultado, há elevação dos níveis de glicose no sangue, uma vez que a insulina é o hormônio encarregado de transportar a glicose pelo sangue até os tecidos corporais. Desta forma, o indivíduo afetado precisa autoadministrar injeções de insulina regularmente, a fim de controlar os níveis de açúcar no sangue de forma efetiva. Cerca de 10% dos indivíduos com diabetes têm o tipo 1 da doença.

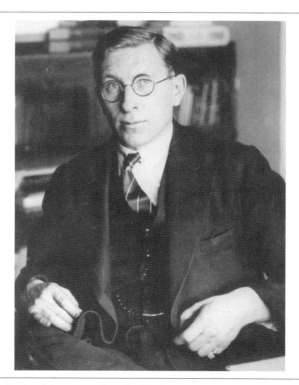

Sir Frederick Banting, o descobridor da insulina (por volta de 1930).
© Getty Images

- **Tipo 2.** O diabetes de tipo 2 também é conhecido como diabetes da fase adulta ou diabetes melito não insulino-dependente (DMNID). Essa doença usualmente afeta indivíduos com mais de 30 anos de idade. A produção de insulina pelo pâncreas é insuficiente ou o corpo não usa a insulina efetivamente produzida, em geral como resultado de uma diminuição da sensibilidade dos receptores e das células à insulina. Em consequência, os níveis de glicose no sangue aumentam. Em muitos casos, uma dieta apropriada para diabéticos, o controle do peso e a prática regular de exercícios conseguem controlar o diabetes de tipo 2. Entretanto, muitas vezes há necessidade de medicação e insulina nos casos em que a doença está presente há muito tempo ou em decorrência de um controle inadequado da doença. A Tabela 5.1 apresenta um resumo das medicações comumente usadas no tratamento do diabetes de tipo 2.

Somente o diabetes de tipo 2 é pertinente ao tópico abordado neste livro, pois o diabetes de tipo 1 e o diabetes gestacional não podem ser controlados com dieta e exercícios. O diabetes de tipo 1 é mencionado neste capítulo apenas para esclarecer como ele difere do diabetes de tipo 2.

Transporte de glicose

A glicose é captada para dentro dos músculos por um sistema de transporte. Esse sistema entra em ação quando os músculos são expostos à insulina ou diante da contração muscular. A insulina e um transportador são necessários para deslocar a glicose presente na corrente sanguínea para dentro da célula, onde será utilizada. Esse transportador é chamado GLUT-4. Quando o complexo insulina/receptor de insulina é formado, as proteínas transportadoras de glicose (GLUT-4) carregam a glicose para dentro da célula muscular (Fig. 5.2).

Quando um músculo se contrai, mais transportadores GLUT-4 são trazidos à superfície celular e atuam de modo mais eficiente. Desta forma, neste momento é possível internalizar mais glicose na célula.

Fatores de risco, sintomas e diagnóstico de diabetes

Os tipos 1 e 2 de diabetes compartilham vários fatores de risco e sintomas comuns, embora sejam diferentes entre si. As próximas seções descrevem esses aspectos em detalhe. Se tais fatores de risco e sintomas estão presentes em um indivíduo, o diagnóstico de diabetes pode ser estabelecido por meio de três exames de sangue.

Fatores de risco

Os fatores de risco de diabetes de tipos 1 e 2 são distintivos:

- **Diabetes de tipo 1.** Possui uma relação definida com a raça ou etnia (o diabetes é mais prevalente entre os descendentes de aborígenes, africanos e latino-americanos). Indivíduos com história familiar de diabetes têm se mostrado mais suscetíveis à doença.

- **Diabetes de tipo 2.** Seu principal fator de incidência é a idade. Todos os indivíduos com mais de 45 anos de idade devem realizar exames médicos anuais para avaliação dessa condição. O segundo fator de risco é a obesidade. O número de indivíduos com diabetes de tipo 2 incluídos em uma faixa de peso não saudável é duas vezes maior do que na população sem diabetes. Outros fatores que talvez sejam menos evidentes incluem:
  - colesterol alto;
  - estilo de vida sedentário;
  - história familiar;

Tabela 5.1 Ação de medicamentos comuns usados no tratamento do diabetes de tipo 2

Classe de medicação	Marca comercial®	Ação
Sulfonilureias	Diabinese, Diamicron	Estimulam o pâncreas a produzir mais insulina. Quando um indivíduo toma os comprimidos, é muito importante que faça as três refeições diárias regulares.
Biguanidas	Glucophage	Ajudam o corpo a usar o açúcar de modo mais eficiente.
Acarbose	Glucobay, Aglucose	Prolonga a absorção de carboidratos após a refeição. Para que os comprimidos atuem, o indivíduo deve consumir alimentos.
Tiazolidinedionas	Actos, Avandia	Controlam a glicemia ao aumentar a sensibilidade das células musculares à insulina.

Reproduzido, com permissão, de P. Tidus, 2008, *Skeletal muscle damage and repair: mechanisms and interventions* (Champaign, IL: Human Kinetics).

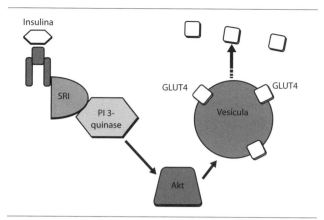

Figura 5.2 Transporte da glicose para dentro da célula muscular.
SRI = substrato receptor de insulina; PI3-quinase = fosfatidilinositol 3-quinase; Akt = enzima da família das proteínas quinases. Dados da AAFP.

- pressão arterial elevada;
- descendência aborígene, africana, latino-americana ou asiática;
- dar à luz um bebê grande (peso maior que 4 kg);
- diagnóstico prévio de comprometimento da tolerância à glicose.

Sintomas

Embora os tipos 1 e 2 de diabetes apresentem muitos sintomas em comum, outros sintomas são bastante diferentes.

- **Tipo 1.** O diabetes de tipo 1 manifesta-se como micção frequente e de grandes volumes de urina, sede incomum, fome extremada, perda de peso incomum, fadiga extrema, irritabilidade, náusea, vômitos e hálito adocicado (acetona).

- **Tipo 2.** O diabetes de tipo 2 manifesta-se como infecções frequentes, cortes e contusões que demoram a cicatrizar, formigamento ou dormência nas mãos ou pés, prurido na pele, infecções recorrentes na pele, gengiva ou bexiga, micção frequente, sede incomum, fome extremada, perda de peso incomum, fadiga extrema, irritabilidade, náusea, vômitos e hálito adocicado. Adicionalmente, nas mulheres, ocorrem infecções fúngicas vaginais frequentes.

Diagnóstico

O diabetes é diagnosticado por exame de sangue para determinação da glicemia. Os níveis sanguíneos de glicose são rapidamente afetados pela ingesta de alimentos, por isso o momento em que o exame é realizado é decisivo.

Um teste simples para diabetes consiste na avaliação casual da concentração plasmática de glicose. Esse teste é realizado independentemente do horário da última refeição. Um segundo teste é a glicemia de jejum (GJ), que é realizado com o paciente em jejum de pelo menos 8 horas. Uma glicemia de jejum comprometida está associada a valores da ordem de 6,1-6,9 mmol/L, enquanto a condição diabética está associada a valores da ordem de 7+ mmol/L.

Um terceiro teste é o teste de tolerância à glicose oral (TTGO). Essa medida é obtida após um jejum de 8 horas e utilizada com frequência como teste de pós-parto e em pesquisas científicas. É uma medida da capacidade do corpo de metabolizar carboidratos. Os pacientes recebem uma dose padronizada de glicose, e a concentração de glicose no sangue e na urina é medida a intervalos regulares. Os indivíduos com diabetes apresentam níveis plasmáticos de glicose maiores que 11,1 mmol/L duas horas após receberem uma carga de glicose de 75 g.

Tratamento do diabetes de tipo 2

O diabetes de tipo 2 em geral pode ser controlado com uma combinação de exercícios e dieta. Os indivíduos com essa doença devem permanecer vigilantes em relação à nutrição e aos exercícios, pois os riscos envolvidos são consideráveis quando esse controle não é mantido. Entretanto, se o diabetes de tipo 2 for controlado, os pacientes afetados conseguem levar uma vida saudável, desfrutando de muitos de seus alimentos preferidos e praticando exercícios.

Diabetes de tipo 2 e nutrição

Uma das ferramentas mais importantes para o tratamento do diabetes de tipo 2 é a nutrição. As metas primárias para os diabéticos são o monitoramento da ingesta energética, a manutenção de um peso saudável (com frequência, há uma significativa necessidade de perda de peso) e o controle da glicemia. A diminuição do peso corporal a níveis aceitáveis melhora a sensibilidade à insulina. Com um planejamento minucioso, o paciente diabético consegue desfrutar de muitos dos seus alimentos prediletos. A principal questão é o quanto e com que frequência os alimentos são consumidos. A Canadian Diabetes Association (CDA, 2000) recomenda que os indivíduos afetados sigam os seguintes passos (e muitas vezes com auxílio de um nutricionista licenciado):

- fazer três refeições diárias, com intervalos de 4 a 6 horas entre cada refeição;
- se tiver o hábito de fazer lanches entre as refeições, esses lanches devem ser pequenos;
- comer algum alimento rico em amido entre as refeições (p. ex., pão, macarrão, batata ou arroz);
- incluir em cada refeição um alimento de cada um dos grupos alimentares;
- se estiver com sobrepeso, comer porções pequenas;
- quando estiver com sede, beber água (evitar sucos de frutas em excesso);

- evitar o consumo abundante e excessivo de pipoca, balas, chocolate e outros doces;
- evitar alimentos gordurosos, como batata frita, sorvete, frituras, carnes processadas e laticínios com alto teor de gordura.

É importante para os diabéticos monitorar intensivamente a ingesta de carboidratos, pois são esses macronutrientes que afetam de maneira mais significativa a glicemia (os carboidratos complexos são quebrados em açúcares simples). Esse controle pode ser feito de forma bastante simples, com auxílio de um *sistema de troca de carboidratos*. Esse sistema de troca consiste em um plano que permite o consumo de uma quantidade específica de carboidratos, em porções medidas, ao longo do dia, para garantir a manutenção de uma glicemia estável. Existem dois tipos de carboidratos: os amidos (complexos) e os açúcares (simples). Os amidos incluem cereais, pães, macarrão e muitos vegetais. Os açúcares incluem balas, frutas, a maioria dos sucos, doces, bolos e biscoitos.

Diabetes de tipo 2 e exercício

O envelhecimento está associado ao desenvolvimento de comprometimento da tolerância à glicose. O diabetes de tipo 2 é bastante comum em adultos com mais de 65 anos. Não está esclarecido se o comprometimento da tolerância à glicose é um efeito primário do envelhecimento ou de outras alterações associadas ao avanço da idade, como o aumento do tecido adiposo corporal, a diminuição da massa muscular e a diminuição da atividade física. Sabe-se que o exercício regular pode ajudar a reverter a diminuição habitual da sensibilidade à insulina normalmente associada ao envelhecimento. O indivíduo com diabetes é suscetível à aterosclerose, danos em vasos sanguíneos e nervos, além de infecções.

O papel do exercício muitas vezes não é suficientemente enfatizado no tratamento do diabetes. A atividade regular pode diminuir de modo significativo a probabilidade de obesidade, além de melhorar a constituição corporal (diminuir o conteúdo de gordura corporal). O exercício regular promove numerosos benefícios físicos adicionais, incluindo o condicionamento cardiovascular, uma pressão arterial diminuída, um perfil lipídico melhorado (maior conteúdo de lipoproteína de alta densidade, menor concentração de lipoproteína de baixa densidade, níveis reduzidos de colesterol total) e a intensificação do efeito da insulina. Os efeitos benéficos da insulina incluem o aumento da sensibilidade à insulina, a intensificação da ação da insulina e o aumento da ligação da insulina. Esses efeitos se devem à combinação dos efeitos agudos do exercício às adaptações realizadas a curto prazo. Sendo assim, os pacientes diabéticos devem manter um estilo de vida fisicamente ativo, a fim de preservar os benefícios conquistados.

De acordo com o CDA (2000), ser ativo é uma das influências mais positivas sobre a saúde do diabético, uma vez que a atividade física:

- diminui a pressão arterial;
- diminui a glicemia;
- ajuda a perder peso;
- melhora a saúde cardíaca e pulmonar;
- melhora o bem-estar geral;
- melhora o tônus e a força muscular.

É mais importante lembrar que o exercício auxilia o transporte da glicose e a regulação dos níveis de glicemia. O monitoramento regular desses níveis é valioso, sobretudo quando o paciente está envolvido em atividades físicas de alta intensidade.

Controle da glicose

Um dos principais enfoques de qualquer plano de tratamento do diabetes é garantir o controle dos níveis de glicemia. O exercício que é realizado regularmente, com duração e intensidade adequadas, pode produzir efeitos positivos sobre os níveis de glicose. É importante garantir que esses níveis sejam monitorados regularmente, a fim de proteger o paciente contra a queda da glicemia, conhecida como hipoglicemia, e também para indicar a elevação não saudável da glicemia, conhecida como hiperglicemia. A seguir, são explicados os aspectos básicos que devem ser conhecidos sobre de cada uma dessas condições:

- **Hipoglicemia.** Pode ocorrer hipoglicemia quando os níveis de glicose no sangue caem abaixo da faixa aceitável como normal, em decorrência do aumento da demanda energética imposto ao corpo durante o exercício.
  - Os testes de glicemia e uma ingesta de carboidratos em quantidade suficiente, antes da prática da atividade, podem ajudar na prevenção da hipoglicemia.
  - Os sinais de alerta para hipoglicemia incluem tremedeira, tontura, "cabeça leve", sudorese, fome incontrolável, visão turva, alteração do humor, irritabilidade, fadiga, pensamento irracional e obscuro, palpitações cardíacas, cefaleia, nervoso e ansiedade.
  - As causas de hipoglicemia incluem as refeições atrasadas ou perdidas, a prática de exercícios sem monitoramento da glicemia nem controle dos níveis de glicose com alimentos, o excesso de medicação ou de insulina, doença ou estresse.
  - O melhor tratamento para hipoglicemia é a administração de carboidratos de ação rápida (açúcar). Suco de laranja, balas, refrigerante normal (não *diet*), uva-passa e ponche de frutas são bons exemplos.

- **Hiperglicemia.** A maioria das complicações associadas ao diabetes resulta de níveis altos de glicemia e de seu impacto sobre o corpo.
  - Alguns dos sinais que um indivíduo diabético pode apresentar no estado hiperglicêmico são micção

frequente, sede extremada, fadiga, irritabilidade, visão turva e hálito adocicado.
– As causas da hiperglicemia incluem excesso de alimentos (em especial carboidratos), pouquíssimo exercício, esquecer a medicação, doença e estresse incomum.
– Como tratamento, os níveis de glicemia devem ser testados para que uma leitura acurada seja obtida, enquanto a insulina ou outras medicações devem ser administradas quando for necessário.

Complicações do diabetes

O diabetes é uma das doenças mais insidiosas conhecidas. Suas complicações podem levar ao aparecimento de outras doenças graves, que são descritas a seguir. Essas doenças variam em termos de intensidade, desde uma hipoglicemia leve ao sofrimento cardiovascular, podendo levar à amputação de membros e eventualmente à morte, se o indivíduo não for monitorado todos os dias e tratado de modo adequado. Algumas complicações selecionadas são listadas a seguir.

- **Dano microvascular (pequenos vasos sanguíneos).** Existem três áreas principais de doença microvascular associada ao diabetes:
  - *Retinopatia.* Consiste no comprometimento ou perda da visão consequente ao dano vascular sanguíneo nos olhos. É a única causa de cegueira em 86% dos pacientes com diabetes de tipo 1 e em 33% dos pacientes com diabetes de tipo 2. De todos os casos de cegueira em adultos, 12% são causados por diabetes.
  - *Neuropatia.* É primariamente demonstrada pelo dano a um nervo e por problemas no pé, por causa de um dano vascular sanguíneo no sistema nervoso. Entre os diabéticos, 40 a 50% são afetados pela neuropatia. A amputação de membro inferior é 11 vezes mais frequente entre os diabéticos do que nos indivíduos sem diabetes, em razão da precária circulação sanguínea nos membros inferiores resultante da neuropatia.
  - *Nefropatia.* Trata-se de uma doença renal, cuja etiologia é o dano a um vaso sanguíneo nos rins. Um total de 12% dos idosos com diabetes apresentam doença renal. A nefropatia é uma das principais causas de doença e de morte prematura de indivíduos com diabetes, além de ser a principal causa de insuficiência renal em estágio terminal na América do Norte.

- **Dano macrovascular (vasos sanguíneos de grande calibre).** Existem dois problemas principais relacionados ao diabetes que resultam em sofrimento macrovascular:
  - *Problemas cardíacos.* Os riscos de cardiopatia, pressão arterial elevada e acidente vascular encefálico (AVE) são duas vezes maiores entre os homens e 3 a 4 vezes maiores nas mulheres.

  - *Hipertensão (pressão arterial elevada).* Idosos diabéticos são mais propensos ao desenvolvimento de hipertensão do que os idosos sem diabetes.

- **Outras complicações.** A condição diabética leva ao desenvolvimento de muitas complicações fisiológicas em seres humanos, entre as quais:
  - *Infecção.* Indivíduos diabéticos ficam mais suscetíveis a infecções (boca, gengivas, trato urinário, membros inferiores, incisões pós-cirúrgicas) quando os níveis de glicemia não são monitorados nem controlados. Mesmo com o tratamento adequado, o diabetes prolongado pode resultar na amputação de um membro inferior.
  - *Impotência.* Entre os homens com diabetes, 50 a 60% sofrem de impotência.
  - *Risco aumentado de desenvolvimento de diabetes de tipo 2 em fases tardias da vida, tanto para a mãe como para o bebê.* Isso ocorre em mulheres que desenvolveram diabetes gestacional.

> ## Recomendações para programas de exercícios

É mais importante levar ao conhecimento dos diabéticos que desejam iniciar um regime de exercícios que o primeiro passo é, sempre que possível, consultar um médico especializado em diabetes. Diante das possíveis complicações graves dessa doença, os indivíduos com diabetes devem procurar parceiros para praticar exercícios, apenas por uma questão de segurança. A regularidade do programa de exercícios planejado não pode diferir da regularidade dos programas em que os outros estão engajados. O exercício promove tantos benefícios positivos que os tipos, a frequência e a duração do exercício devem ser modestamente ajustados, levando-se o diabetes em consideração.

Verifique os princípios do exercício para idosos destacados no Capítulo 7 e adapte-os para atender às necessidades dos indivíduos com diabetes. Lembre-se de começar devagar, monitorar os níveis de glicemia antes e após o exercício, e aplicar os princípios de aquecimento e relaxamento, que são importantes para os diabéticos. Dentro do possível, mantenha os níveis de glicose constantes. As contraindicações ao exercício são:

- recomendação médica;
- paciente com dor ou sentindo-se mal;
- glicemia baixa demais;
- glicemia mal controlada e acima de 16 mmol/L;
- presença de cetonas na urina;
- extremos de temperatura severos (i. e., calor ou frio, umidade excessiva ou alertas de poluição).

Fisiologia do exercício na terceira idade

> ### Resumo

Neste capítulo, foram revisados os três tipos de diabetes. O diabetes de tipo 2 foi discutido em detalhe. As causas de diabetes, os fatores de risco e os efeitos do diabetes sobre envelhecimento, nutrição e exercício foram todos discutidos. Do mesmo modo, foi explicado brevemente o mecanismo fisiológico por trás do transporte da glicose do sangue até a célula muscular.

Enfatizou-se a necessidade de uma alimentação saudável combinada à atividade física regular para auxiliar as pessoas a desfrutarem da qualidade de vida à medida que vão envelhecendo. Os nutrientes específicos pertinentes à população idosa foram explicados. Ainda, os efeitos positivos da atividade física regular sobre a melhora de várias enfermidades e doenças foram mencionados. A mensagem que fica é a de que uma alimentação saudável e a prática regular de exercícios, em suma, melhoram a qualidade de vida da população idosa. Este capítulo inclui a sintomatologia do diabetes e os efeitos benéficos do exercício regular, quando combinado ao controle da dieta.

Questões a considerar

1. Por que alguns nutrientes são mais importantes para a população em envelhecimento do que para os jovens?

2. Os suplementos vitamínicos são necessários para a maioria dos adultos de idade mais avançada? Sejam ou não, explique por quê.

3. Por que a atividade física regular é importante para a população em envelhecimento?

4. Os requerimentos dietéticos das mulheres idosas diferem dos requerimentos dietéticos dos homens idosos?

5. Descreva uma dieta saudável de três dias para um casal de idosos.

6. O que é mais importante para a população idosa – uma dieta saudável ou o exercício regular?

7. Descreva as causas dos três tipos de diabetes que ocorrem em seres humanos.

8. Quais são os sintomas e fatores de risco associados ao diabetes?

9. Quais são os benefícios promovidos pelo exercício regular para os indivíduos com diabetes de tipo 2?

10. Quais são as regras de alimentação e nutrição para diabéticos?

11. O transporte de glicose difere em indivíduos com e sem diabetes?

12. Em quais aspectos o transporte da glicose difere nos tipos 1 e 2 de diabetes?

13. Quais são os principais problemas relacionados à doença microvascular? E à doença macrovascular?

14. Qual é a incidência do diabetes na América do Norte?

15. Destaque um programa de exercícios para um adulto de 65 anos que tem diabetes de tipo 2 e jamais esteve envolvido em um regime de exercícios regulares.

16. Quais recomendações nutricionais você daria ao indivíduo descrito na Questão 15? Você daria conselhos adicionais?

Capítulo 6

SAÚDE ÓSSEA E OSTEOPOROSE

Dr. Darien Lazowski-Fraher, BSc, MSc, PhD, BScPT

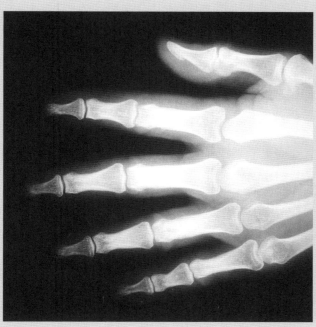
© Photodisc

CONTEÚDO DESTE CAPÍTULO

Função e estrutura óssea
    Função
    Estrutura
    Remodelamento ósseo

Osteoporose
    Definição e causas
    Fatores de risco
    Causas da perda óssea
    Demografia e custos
    Diagnóstico
    Tratamento

Nutrição para saúde óssea
    Cálcio
    Vitamina D
    Proteína, cafeína e sódio
    Micronutrientes

Atividade física para saúde óssea
    Prevenção da osteoporose
    Saúde óssea geral

Recomendações para programas de exercícios
    Recomendações gerais
    Postura correta
    Atividades específicas
    Resumo das precauções destinadas a indivíduos com osteoporose

Resumo

"Certa vez, um fazendeiro me disse: 'Você não pode viver comendo apenas vegetais, que não fornecem nenhum dos elementos constituintes dos ossos'. E assim ele dedica religiosamente uma parte de seu dia ao fornecimento de matéria-prima óssea para o organismo; caminha enquanto fala atrás de seus bois que, com os ossos feitos de vegetais, movem-no com seu pesado arado aos solavancos, obstáculo após obstáculo."

Henry David Thoreau (1817-1862), "Economy", *Walden (1854)*

Este capítulo trata principalmente de osso e osteoporose, um distúrbio do metabolismo ósseo que resulta em ossos fracos e porosos, que podem ser fraturados com traumatismos mínimos. São discutidos os fatores que afetam os ossos e a osteoporose, como nutrição, atividade e menopausa. Várias rotinas de exercício benéficas são identificadas, incluindo caminhada, corrida, natação, treinamento com carga, esportes e dança. Os meios e os modos de praticar exercícios para auxiliar a diminuição do risco de fratura são destacados, bem como os exercícios específicos considerados seguros e aqueles que são contraindicados.

Função e estrutura óssea

O osso é um dos órgãos mais importantes, complexos e fascinantes do corpo humano. Tem sido utilizado ao longo do tempo para uma variedade de funções: em ferramentas, vasilhas, armas, decoração e joias; como resultado, é frequentemente citado na literatura. O esqueleto é uma imagem reconhecida até mesmo por crianças muito novas e apresenta inúmeros e diferentes significados nas várias culturas de todo o mundo.

Função

A função mais conhecida dos ossos é a formação do esqueleto – que confere estrutura, estatura, movimento e proteção. A rigidez do esqueleto permite a movimentação, sua flexibilidade possibilita a respiração e sua estrutura preserva a integridade dos órgãos. O esqueleto atua como estrutura de sustentação para fixação dos músculos; confere proteção aos órgãos vitais, como coração, pulmões, cérebro e medula espinal; e, por ser o maior reservatório de cálcio do corpo, é vital à homeostasia desse mineral. Internamente, os ossos proporcionam um ambiente seguro, protegido e rico para a medula óssea, que contém as valiosas células-tronco e células imune.

Os ossos frequentemente são negligenciados, até que um deles se quebra. É neste momento que sua importância é reconhecida. Manter os ossos saudáveis é um esforço vitalício que começa no momento da concepção. A construção de um esqueleto sadio pode ser um trabalho árduo, porém mantê-lo saudável por toda a vida é uma tarefa ainda mais difícil. As recompensas, todavia, sobretudo nas fases mais tardias da vida, sem dúvida superam todas as dificuldades.

Estrutura

O osso é um tecido dinâmico, vivo e em crescimento, que é constituído principalmente por colágeno, uma proteína que confere uma estrutura maleável, além de fosfato de cálcio, um composto mineral que confere resistência e enrijece a estrutura. Essa combinação de colágeno e cálcio torna o osso forte, ainda que flexível (Davison et al., 2006). Mais de 99% do cálcio corporal está contido nos ossos e nos dentes. O 1% restante é encontrado no sangue e nos líquidos intersticiais (Rosen et al., 1999).

Dois tipos de ossos são encontrados no corpo: cortical e trabecular. O osso cortical é denso, compacto e organizado em camadas concêntricas ao redor dos vasos sanguíneos. Esse osso constitui a camada mais externa dos ossos. O osso trabecular compõe a parte interna dos ossos e possui uma estrutura esponjosa, semelhante a favos de mel. A estrutura trabecular e a integridade conferem a maior parte da resistência dos ossos. Ossos diferentes apresentam proporções variáveis de osso cortical e osso trabecular. Os ossos longos do corpo contêm mais osso cortical, enquanto os ossos vertebrais consistem principalmente de osso trabecular (Rosen et al., 1999).

Remodelamento ósseo

O osso é renovado continuamente por meio de um processo conhecido como remodelamento ósseo (Parfitt, 1996). Esse processo consiste em dois estágios, reabsorção e formação, sendo orquestrado pelas células da unidade multicelular básica (UMB) do osso – os osteoclastos e osteoblastos. Durante a reabsorção, os grandes osteoclastos multinucleados se quebram e removem do organismo o tecido ósseo antigo ou danificado. Os fatores de crescimento liberados durante a reabsorção e produzidos pelas células progenitoras osteoblásticas estimulam a produção dos osteoblastos maduros que, então, iniciam a formação do osso novo (Jilka, 2003). As funções dos osteoclastos e dos osteoblastos estão estreitamente correlacionadas e sob a regulação endócrina de vários hormônios, incluindo a calcitonina, o paratormônio, a vitamina D, os estrogênios (em mulheres) e a testosterona (em homens), entre outros.

A equipe da *Mayo Clinic* sugere que "o osso pode ser comparado a uma conta bancária, em que você faz 'depósitos' (formação) e 'saques' (reabsorção) do tecido ósseo. Durante a infância e na adolescência, ossos novos são adicionados ao esqueleto mais rapidamente do que os ossos velhos são removidos. Como resultado, os ossos tornam-se maiores, mais pesados e mais densos. A formação de osso prossegue em um ritmo mais rápido do que a remoção, até que um pico de massa óssea seja atingido (densidade e resistência ósseas máximas), ao redor dos 30 anos de idade. Lembre-se que, para conseguir 'fazer depósitos' de tecido ósseo e atingir o pico de massa óssea (PMO), é preciso quantidades suficientes de cálcio, vitamina D e exercício – fatores importantes na construção do osso" (Bailey et al., 1996; Bass et al., 1998; Welten et al., 1994). (Veja o site www.osteoporosis.mayoclinic.com.)

Uma vez alcançado o PMO, os "saques" de osso podem começar a exceder os "depósitos". Em termos gerais, a perda óssea pode ser minimizada se as pessoas praticarem bons hábitos de saúde óssea – continuando a consumir cálcio e vitamina D em quantidades apropriadas, bem como praticando exercícios com carga. O tabaco e o consumo de quantidades excessivas de cafeína, ou ainda o consumo de álcool, devem ser evitados (Hernandez-Avila et al., 1991). O desenvolvimento de osteoporose é mais provável quando o PMO atingido na fase de construção óssea foi menor do que deveria ser (Brown e Josse, 2002).

Osteoporose

A osteoporose é uma doença dos ossos que acarreta seu enfraquecimento e os torna propensos à fratura (Fig. 6.1). Os ossos afetados tornam-se mais delgados e estruturalmente mais fracos e mais suscetíveis à quebra. É importante notar que qualquer osso pode ser afetado, porém os ossos que apresentam maior risco de fratura são os do punho, do quadril e da coluna dorsal (Kanis et al., 1994).

Definição e causas

A osteoporose é frequentemente chamada de "ladrão silencioso", pois a perda óssea não está associada a nenhum sintoma e a condição pode ser percebida somente após a fratura de um osso. As fraturas osteoporóticas podem ocorrer até mesmo diante de lesões mínimas, como uma queda de alturas baixas (equivalente à altura do indivíduo em pé ou menor), ou na ausência de traumatismo evidente. Muitas

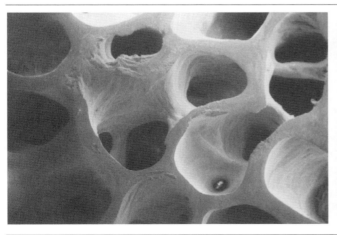
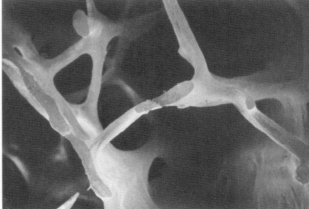

Figura 6.1 A osteoporose é uma condição de enfraquecimento ósseo causada pela perda de massa óssea e por uma alteração da qualidade óssea.
Reproduzido, com permissão, de Dempster, D.W. et al., 1986, "A simple method for correlative light and scanning electron microscopy of human iliac crest bone biopsies: Qualitative observations in normal and osteoporotic subjects". *Journal of Bone and Mineral Research* 1: 15-21. American Society for Bone and Mineral Research, Washington DC, USA, pp. 129-137, com permissão da American Society for Bone and Mineral Research.

fraturas da coluna vertebral ocorrem sem dor. Em alguns casos, a lombalgia pode ser interpretada como uma distensão muscular ou problema em um disco vertebral. Nos casos em que não há suspeita nem é investigada a hipótese de fratura da coluna vertebral, o diagnóstico de osteoporose é estabelecido como achado incidental ao exame radiográfico (Ismail et al., 1999; Jackson et al., 2000; Giangregorio et al., 2006; Lentle et al., 2007).

Fatores de risco

Muitos fatores aumentam o risco de se desenvolver osteoporose e sofrer uma fratura. Alguns desses fatores de risco podem ser modificados, mas outros são imutáveis. Identificar os fatores de risco pessoais de alguém é importante para prevenir a continuação do desenvolvimento de osteoporose ou para seguir as etapas que conduzem à minimização do risco de perda e fratura óssea.

Em 2002, o Osteoporosis Canada publicou as primeiras diretrizes mundiais baseadas em evidência para a osteoporose, intitulada *"Clinical Practice Guidelines for the Diagnosis and Management of Osteoporosis in Canada"* ("Diretrizes da Prática Clínica para Diagnóstico e Tratamento da Osteoporose no Canadá") (Brown e Josse, 2002). Esse documento especifica os riscos mais e menos significativos que identificam as pessoas que devem passar por uma avaliação para osteoporose. Uma medida da densidade mineral óssea (DMO) é recomendada para indivíduos que apresentam pelo menos um ou dois fatores de risco (Tab. 6.1).

Causas da perda óssea

A natureza da perda óssea é multifatorial. A perda óssea associada à idade ocorre tanto em homens como em mulheres, depois que o PMO é alcançado (em geral, na faixa etária de 20 a 30 anos), e continua por toda a vida (Rosen et al., 1999).

Nas mulheres, a taxa de perda de óssea aumenta por 5 a 15 anos durante a menopausa, em decorrência da perda dos hormônios ovarianos que promovem um efeito preservador dos ossos. É esta fase de perda óssea acelerada que, combinada a uma média de PMO menor, impõe às mulheres um risco aumentado de osteoporose e fraturas em comparação aos homens (Seeman, 2002).

Os fatores nutricionais produzem efeitos deletérios sobre a massa óssea e a resistência dos ossos. Entre esses fatores, estão a ingesta alimentar insuficiente de cálcio e vitamina D; incapacidade de absorver o cálcio dos alimentos (como na doença de Crohn ou na colite ulcerativa); consumo excessivo de cafeína, álcool ou sal; transtornos alimentares; dietas de redução de peso; e gastrectomia ou grampeamento gástrico (Rosen et al., 1999).

A perda óssea também ocorre com a falta de atividade física com carga (Jonsson et al., 1992). As atividades com carga produzem estresses biomecânicos sobre os ossos, iniciando uma cascata de eventos que produz remodelamento ósseo (i. e., fortalecimento do osso na direção dos estresses a ele impostos) (Kannus et al., 1995). Para manter a força, o osso necessita de uma estimulação que seja contínua e tenha magnitude suficiente para permitir-lhe superar o estresse imposto pelas atividades físicas sob uma atmosfera dependente da gravidade. Um estilo de vida sedentário ou a deficiência de exercícios acarretam perda óssea, pois o esqueleto perde o estímulo para sofrer o remodelamento ósseo que o mantém forte (Henderson et al., 1998).

Uma combinação de baixo PMO, deficiência hormonal, deficiência de cálcio ou vitamina D, estilo de vida sedentário e avanço da idade resulta no rápido aparecimento e progressão da osteoporose (Brown e Josse, 2002).

Tabela 6.1 Fatores de risco para osteoporose

Principais fatores de risco	Fatores de risco minoritários
Idade > 65 anos	Artrite reumatoide
Fratura por compressão vertebral	História anterior de hipertireoidismo clínico
Fratura por fragilidade após os 40 anos de idade	Terapia anticonvulsiva crônica
História familiar de fratura osteoporótica (em especial, fratura de quadril materno)	Baixa ingesta dietética de cálcio
Terapia com glicocorticoides sistêmicos com duração superior a 3 meses	Tabagismo
Síndrome da má absorção	Consumo excessivo de álcool
Hiperparatireoidismo primário	Ingesta excessiva de cafeína (> 4 xícaras de café/dia)
Propensão à queda	Peso < 57 kg
Osteopenia evidente na radiografia	Perda de peso > 10% do peso aos 25 anos de idade
Hipogonadismo (diminuição dos níveis de estrogênio em mulheres, ou de testosterona em homens)	Terapia com heparina crônica
Menopausa precoce (antes de 45 anos), natural ou cirúrgica	

Demografia e custos

A osteoporose é mais comum em indivíduos de idade mais avançada e em mulheres brancas não hispânicas do que nos demais grupos, mas pode ocorrer em qualquer idade, tanto em homens como em mulheres, bem como em qualquer grupo étnico (Brown e Josse, 2002).

Nos Estados Unidos, as despesas totais com o tratamento agudo da osteoporose são de 15 a 20 bilhões de dólares ao ano. Uma proporção de 1 em cada 3 mulheres com mais de 50 anos de idade sofrerá fraturas osteoporóticas em algum momento da vida. Para os homens, esta proporção é de 1 em cada 5 indivíduos. A mortalidade é significativa e amplamente subidentificada. A maioria das mulheres teme muito mais desenvolver câncer de mama do que vir a desenvolver osteoporose. Por outro lado, segundo as pesquisas, o risco de desenvolvimento de fratura de quadril ao longo da vida (1 em cada 6) é significativamente maior do que o risco de desenvolvimento de câncer de mama (1 em cada 9), e a taxa de mortalidade associada à fratura de quadril também é maior. Além disso, cerca de 50% das mulheres que já sofreram fratura de quadril não conseguem recuperar o nível funcional na execução das tarefas diárias que tinham antes da fratura, enquanto 20% necessitam de tratamento prolongado (Brown e Josse, 2002; Lofman et al., 2002).

No mundo, a incidência da osteoporose varia entre os diversos grupos raciais. Os caucasianos e asiáticos são mais propensos a sofrerem fraturas relacionadas à osteoporose (Johnell et al., 2001). Os hispânicos e não hispânicos afrodescendentes também podem desenvolver osteoporose e as fraturas associadas, mas apresentam risco menor, em comparação aos caucasianos e asiáticos. As causas da variabilidade em termos de suscetibilidade ao desenvolvimento de osteoporose e fraturas entre os diversos grupos étnicos são complexas. A genética certamente é um dos fatores envolvidos, contudo, o estilo de vida, os hábitos culturais, a dieta e os padrões usuais de trabalho e atividade física também exercem algum papel (Brown e Josse, 2002).

Osteoporose e fraturas da coluna vertebral

As fraturas na coluna vertebral costumam ser silenciosas. Pelo menos 60% dessas fraturas são indolores e sua descoberta ocorre de maneira incidental, em uma radiografia solicitada por outro motivo. Uma radiografia torácica obtida por suspeita de pneumonia, por exemplo, pode revelar a existência de uma fratura de vértebra ou costela. As fraturas da coluna vertebral também podem ser erroneamente interpretadas como uma tração muscular ou hérnia de disco. Uma fratura da coluna vertebral, frequentemente referida como fratura por compressão, é definida como uma redução de 20% na altura da vértebra. Em consequência, é possível que ocorra mais de uma fratura em cada osso vertebral. A fratura pode ocorrer na parte frontal (anterior) do osso e causar compressão em formato de cunha. Pode também ocorrer como colapso na região mediana do osso (placas terminais vertebrais) ou como um esmagamento total, de modo que a altura de toda a vértebra seja severamente diminuída. Por causa do formato da coluna vertebral e das fraturas, a coluna curva-se para a frente e disso resulta uma deformação vertebral conhecida como cifose torácica ou "corcunda da viúva" (Fig. 6.2). A boa notícia é que as fraturas osteoporóticas são amplamente evitáveis.

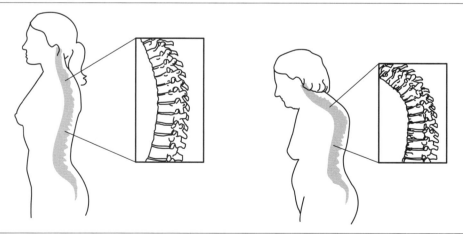

Figura 6.2 Com o estreitamento do osso da coluna vertebral, podem ocorrer fraturas que causam perda da altura e produzem encurvamento da coluna vertebral para a frente.

As mulheres apresentam maior incidência de osteoporose e fraturas do que os homens, porque, em média, possuem ossos menores e mais finos, além de um PMO menor, e também porque podem perder tecido ósseo rapidamente nos primeiros 5 a 15 anos da menopausa, em consequência do declínio agudo dos níveis de estrogênio, um hormônio produzido pelos ovários que tem efeito protetor sobre os ossos. A menopausa usualmente ocorre entre os 45 e 55 anos de idade. Ao redor dos 60 a 65 anos, a taxa de perda óssea diminui e se aproxima dos níveis de perda óssea observados nos homens. Embora os homens não passem por nenhuma fase equivalente à menopausa, a produção de testosterona pode diminuir e causar aumento da perda óssea, aumentando o risco de, eventualmente, desenvolver osteoporose (Khan et al., 2007).

Diagnóstico

A DMO pode ser prontamente medida e, assim, ajudar a determinar a incidência da osteoporose. Atualmente, o exame de absorciometria com raios X de dupla energia (DEXA ou DXA) parece fornecer a melhor medida da DMO. Trata-se de um teste rápido e indolor, que é similar a um exame de raios X, porém usa bem menos radiação. No entanto, para evitar qualquer risco de dano a um feto em desenvolvimento, as gestantes não devem ser submetidas a esse exame.

A definição de osteoporose da Organização Mundial da Saúde (OMS) é amplamente usada no mundo inteiro e baseia-se na comparação da DMO de um indivíduo com a média da DMO de uma população de adultos jovens normais, do mesmo sexo e raça (OMS, 1994, 1998) (Tab. 6.2). O "escore T" é o número de desvios padrões (DP) acima (+) ou abaixo (−) da média de DMO de adultos jovens normais.

Muitos relatos de DMO também especificam um escore Z. Esse valor se refere ao número de DP acima ou abaixo da média de DMO de controles com idade e sexo compatíveis.

Como proposto originalmente, essa classificação se aplica às mulheres brancas em pós-menopausa. Ainda não há consenso sobre como definir o normal e o anormal em outras populações. A relação existente entre a DMO e o risco de fratura em homens é pouco compreendida, em razão da limitação dos dados fornecidos por estudos clínicos. Essa relação pode ser diferente daquela existente na população feminina, por causa do tamanho dos ossos, do PMO, das diferenças de remodelamento ósseo e do tipo habitual de atividades (Lohman et al., 1995).

Certos fatores podem modificar a leitura da DMO. Os extremos de peso corporal ou alterações significativas (acima de 10%) do peso corporal podem produzir efeitos imprevisíveis sobre a DMO e afetar as medidas seriadas.

Os fatores que resultam em *aumento evidente da DMO* são os seguintes:

- **Quadril:** rotação medial do quadril excessiva ou inadequada, osteoartrite, artefatos metálicos, esclerose esquelética focal.
- **Coluna:** osteófitos, patologia esquelética focal (i. e., esclerose, metástases, doença de Paget), fraturas por compressão vertebral, calcificações vasculares, metais, contraste radiológico, cálculos, comprimidos de cálcio ou outros artefatos sobrepostos à coluna vertebral.

Além da osteoporose, outros fatores que resultam em *diminuição evidente da DMO* incluem:

- **Quadril:** artefato sobreposto ao tecido mole, lesões líticas.
- **Coluna:** artefato sobreposto ao tecido mole, rotoescoliose, laminectomia, lesões líticas.

Tratamento

Como a osteoporose é multifatorial, a melhor forma de tratá-la é identificando os fatores de risco individuais e direcionando corretamente a terapia. Por exemplo, os tratamentos serão bastante diferentes para uma mulher de 30 anos com anorexia nervosa, menstruação irregular e níveis

---

Tabela 6.2 Classificação da perda óssea e osteoporose da Organização Mundial da Saúde (OMS)

Classificação	Escore T
Densidade mineral óssea (DMO)	Entre +2,5 e −1 (a DMO está entre 2,5 DP acima e 1 DP abaixo da média da DMO de adultos jovens)
Osteopenia	Entre −1 e −2,5 (inclusive)
Osteoporose	Abaixo de −2,5
Osteoporose severa	Abaixo de −2,5 e associada a uma fratura por fragilidade óssea*

*Uma fratura por fragilidade é definida como a fratura produzida por uma força equivalente a uma queda da própria altura ou menos.

baixos de estrogênio; uma mulher de 60 anos com artrite reumatoide (Adachi et al., 2000); e uma mulher de 75 anos com fratura de quadril (Rosen et al., 1999). É importante que o tratamento seja iniciado o mais cedo possível e projetado para garantir a retenção ou melhora da massa óssea, bem como a preservação da integridade estrutural do esqueleto, a fim de prevenir fraturas decorrentes de fragilidade.

As intervenções farmacológicas destinam-se a diminuir a reabsorção e são amplamente efetivas para diminuir as fraturas. Atualmente, estão sendo desenvolvidas e estudadas novas terapias voltadas para o aumento da formação.

- **Bisfosfonatos:** o etidronato, o alendronato e o risedronato são agentes antirreabsortivos que atuam sobre os osteoclastos, interferindo em seu recrutamento, diferenciação e ação, bem como intensificando sua apoptose. Essas medicações ajudam a retardar a perda óssea e comprovadamente diminuem a incidência de fraturas vertebrais e não vertebrais (quadril, punho, costela, úmero).

- **Calcitonina:** essa medicação consiste em um peptídio de ocorrência natural. Como peptídio, não pode ser fornecido por via oral, pois talvez não resista à digestão. Desta forma, sua administração usualmente é feita como *spray* nasal ou, de forma menos comum, por injeção. Como a calcitonina do peixe é mais potente em seres humanos do que a calcitonina humana, em geral é utilizada a calcitonina recombinante de salmão. A calcitonina é um agente antirreabsortivo, que interfere na atividade do osteoclasto. Foi demonstrado que é efetiva para diminuir as fraturas vertebrais (e não as fraturas não vertebrais) e a dor associada às fraturas vertebrais agudas.

- **Terapia com hormônio ovariano (THO) ou terapia de reposição hormonal (TRH):** foi demonstrado que o estrogênio combinado a outro hormônio, progestina/progesterona, diminui o risco de fraturas vertebrais e não vertebrais, bem como o risco de câncer colorretal. Quanto aos aspectos negativos, o uso da THO/TRH por mais de 5 anos foi associado a um pequeno aumento (porém significativo) do risco relativo de doença arterial coronariana (ataques cardíacos), câncer de mama, acidente vascular encefálico (AVE) e tromboembolia venosa (coágulos sanguíneos). Considerando a complexidade desta questão, é importante que as mulheres perguntem a seus médicos se a TRH é apropriada, pois os riscos podem superar os benefícios.

- **Moduladores seletivos do receptor de estrogênio (MSRE):** essas medicações, como o raloxifeno, mimetizam os estrogênios ao se ligarem aos receptores de estrogênio. Produzem efeitos agonistas em alguns tecidos e efeitos antagonistas em outros. No osso, esse tipo de medicação resulta na diminuição das fraturas da coluna vertebral. Esses medicamentos diminuem os níveis sanguíneos de lipoproteínas de baixa densidade (LDL, o colesterol "ruim"), diminuem o risco de ataques cardíacos e AVE em mulheres com doença cardiovascular e diminuem significativamente a incidência de câncer de mama. Como ponto negativo, ainda não foi comprovado que esses medicamentos diminuem as fraturas não vertebrais, sendo que seu uso pode aumentar os ataques de calor e as câimbras na perna, além de poder aumentar o risco de tromboembolia venosa (coágulos sanguíneos). Atualmente, o raloxifeno pode ser usado somente para fins de prevenção ou tratamento de mulheres em pós-menopausa.

- **Iproflavona:** a iproflavona é um fitoestrogênio sintético, ou seja, um composto fracamente análogo ao estrogênio produzido por plantas (soja, semente de linho, frutas e vegetais). Foi demonstrado que a iproflavona ajuda a manter a DMO da coluna vertebral em mulheres pós-menopáusicas, embora não previna fraturas em mulheres com osteoporose. Dada a falta de evidências que comprovem a efetividade ou a segurança de seu uso prolongado, a iproflavona não é recomendada para o tratamento da osteoporose.

- **Teriparatida:** a teriparatida é uma forma recombinante de paratormônio (hPTH 1-34) que ajuda a aumentar a DMO no quadril e na coluna vertebral (Cranney et al., 2006) e diminui as fraturas vertebrais e não vertebrais em mulheres pós-menopáusicas, homens e indivíduos com osteoporose induzida por glicocorticoide. É administrada como injeção diária sob a pele e seu uso foi aprovado para mulheres em pós-menopausa e homens com alto risco de fraturas osteoporóticas.

Nutrição para saúde óssea

A boa nutrição exerce papel importante na manutenção da saúde dos ossos ao longo de toda a vida. Uma dieta bem equilibrada é tão importante para a saúde dos ossos quanto para o condicionamento cardiovascular, o controle de peso, a regulação da glicose e o estado geral de saúde. As próximas seções abordam os nutrientes específicos que são importantes para a boa saúde óssea.

Cálcio

Para manter a saúde dos ossos, é importante garantir uma ingesta adequada de cálcio oriundo da dieta (Specker, 1996): 1.000 mg de cálcio/dia para mulheres e homens com menos de 50 anos de idade, e 1.500 mg de cálcio/dia para mulheres e homens com mais de 50 anos (Brown e Josse, 2002).

Os alimentos mais ricos em cálcio são os laticínios. Além do cálcio, os laticínios contêm muitos nutrientes essenciais, são uma boa fonte de proteínas e contêm baixo teor de gordura – até mesmo o leite integral contém apenas 3,25% de gordura. Além dos laticínios, existem muitas fontes boas de cálcio, como tofu quelado com cálcio, amêndoas e feijão. O leite de soja enriquecido com cálcio também é uma alternativa eficiente. Hoje, o leite de soja é comercializado por muitas marcas diferentes e em diversos sabores. A qualidade e o sabor do leite de soja melhoraram significativamente no decorrer dos últimos anos, em razão do aumento da popularidade dos produtos à base de soja.

Os alimentos vegetais são uma fonte de cálcio menos concentrada do que os laticínios e é difícil ingerir cálcio em quantidade suficiente contando apenas com esse tipo de fonte. Considere as seguintes alternativas alimentares, que contêm aproximadamente a mesma quantidade de cálcio: 1 xícara de leite (incluindo achocolatados); 42,5 g de queijo *cheddar*; 1,5 xícara de sopa à base de leite; 2 xícaras de feijão cozido; 1/3 xícara de tofu quelado com cálcio; 6 sardinhas; 12 figos; ou 18 brotos de brócolis. Três porções de qualquer uma dessas opções equivalem a cerca de 1.000 mg de cálcio (Webb e Lazowski, 2006). No site do *Osteoporosis Canada* há uma seção que ajuda as pessoas a calcularem a ingesta de cálcio a partir da dieta (acessar www.osteoporosis.ca).

Diante da impossibilidade de obter cálcio em quantidades adequadas a partir da dieta, o uso de suplementos de cálcio é uma alternativa eficiente. Muitos tipos de cálcio podem ser úteis. Os dois suplementos de cálcio mais comuns são o carbonato de cálcio e o citrato de cálcio. O carbonato de cálcio não custa caro e deve ser ingerido com os alimentos. A dose total deve ser dividida em várias doses, que serão tomadas ao longo do dia. Além disso, o carbonato de cálcio está associado a reações adversas gastrintestinais, como constipação, distensão abdominal e gases. O citrato de cálcio é mais caro, mas não precisa ser tomado com as refeições e produz menos reações adversas. O cálcio de fontes naturais, produzido a partir da concha de ostras ou de ossos triturados, deve ser evitado por causa do risco de envenenamento por chumbo.

Vitamina D

A vitamina D é essencial à regulação do cálcio e para a saúde óssea. A vitamina D estimula a produção da proteína ligadora de cálcio (CBP) no intestino, para facilitar a absorção do cálcio da dieta. A vitamina D também se liga aos osteoblastos, para mobilizar as reservas de cálcio do esqueleto. Além dos intestinos e das células ósseas, existem receptores de vitamina D (RVD) nas células do sistema imune, cérebro, coração, pele, pâncreas, mama e cólon. A vitamina D é um regulador do crescimento e da maturação celular, além de modular a função dos macrófagos e linfócitos T e B ativados (Holick, 2005).

Nos Estados Unidos, as recomendações de ingesta diária de vitamina D são de 200 UI para indivíduos de até 50 anos de idade; 400 UI para indivíduos na faixa etária de 51 a 70 anos; e 600 UI para aqueles com mais de 70 anos. No Canadá, as recomendações foram atualizadas recentemente, conforme as indicações evidenciadas por pesquisas científicas, e são de 400 UI/dia até os 50 anos de idade, aumentando para 800 a 1.000 UI/dia após os 50 anos (Brown e Josse, 2002). As fontes dietéticas naturais de vitamina D incluem os peixes gordos (p. ex., salmão e cavala), óleo de fígado de bacalhau e cogumelos secos ao sol. No Canadá e nos EUA, o leite é suplementado com vitamina D. Alguns iogurtes, margarinas, sucos de laranja, cereais e pães também são enriquecidos com vitamina D (Holick, 2005).

A mais poderosa entre as fontes naturais de vitamina D é a exposição da pele à luz solar. As câmaras de bronzeamento artificial que emitem radiação ultravioleta do tipo B (UVB) também são bastante efetivas na indução de produção de vitamina D na pele. A melanina diminui a produção de vitamina D e, desta forma, os indivíduos com pele escura necessitam de níveis maiores de exposição ao sol do que aqueles com pele clara para produzirem a mesma quantidade de vitamina D. Garantir uma exposição solar diária adequada (pelo menos 15 minutos/dia de exposição da pele sem proteção – face, mãos e braços) maximiza a produção de vitamina D pelo próprio corpo. Os indivíduos que vivem na região do 37° paralelo Norte não conseguem se expor adequadamente ao sol durante o outono e o inverno, em razão da inclinação do sol e da diminuição dos fótons UVB. Por esse motivo, durante esses meses, essas pessoas não conseguem produzir vitamina D suficiente na pele. Muitos adultos de idade mais avançada que vivem em instituições apresentam deficiência de vitamina D parcialmente por causa da falta de exposição à luz solar. A suplementação torna-se necessária quando a exposição solar é limitada (Holick, 2005).

Os fatores associados à deficiência de vitamina D são envelhecimento, obesidade, uso de protetor solar e pigmentação cutânea aumentada. Nos ossos, a deficiência de vitamina D acarreta riquétsias em crianças e osteomalacia em adultos. A incidência de ambas as condições infelizmente está aumentando no Canadá e nos EUA, por causa da exposição inadequada ao sol, do uso excessivo de protetor solar e da ingesta inadequada de vitamina D na dieta (Holick, 2005). A deficiência de vitamina D também está associada ao câncer de cólon, próstata, mama, ovário e outros (Grant, 2002). Foi demonstrado que a suplementação da dieta com vitamina D melhora a força muscular (Bischoff-Ferrari et al., 2003; 2004a) e a densidade óssea (Bischoff-Ferrari et al., 2004b; Tangpricha et al., 2004), bem como diminui o risco de desenvolvimento de esclerose múltipla (Embry et al., 2000), artrite reumatoide (Merlino et al., 2004), hipertensão (Kohrt et al., 1995; Rostand, 1979), cardiopatia (Zitterman et al., 2003) e diabetes (Hypponen et al., 2001).

Proteína, cafeína e sódio

Manter uma ingesta adequada de proteínas é importante para a saúde óssea e pode se tornar um problema para os idosos que têm dificuldade para se alimentarem o suficiente. Por outro lado, uma ingesta proteica excessiva, quando a ingesta de cálcio é baixa, pode interferir na absorção e no metabolismo do cálcio. O consumo excessivo de cafeína e sódio também está associado à perda óssea (Hernandez-Avila et al., 1991). A cafeína está presente em concentrações significativas no café, chá e bebidas à base de cola. A maior parte do sódio contido na dieta norte-americana está escondida nos aditivos e conservantes de alimentos. É recomendável evitar o excesso de cafeína (mais de 4 xícaras de café/dia) e sódio (> 2.400 mg/dia: equivalente a 1 colher de chá). O consumo de mais de 4 xícaras de café/dia ou equivalente está associado ao risco aumentado de fratura de quadril em indivíduos de ambos os sexos.

Micronutrientes

Uma dieta nutritiva e saudável é parte importante de um estilo de vida saudável. Poucas evidências sustentam que a suplementação da dieta com ácidos graxos essenciais, fibras, magnésio, cobre, zinco, ferro, fósforo ou manganês promove efeitos benéficos sobre a saúde óssea ou a osteoporose (Brown e Josse, 2002).

> ## Atividade física para saúde óssea

A atividade física, em especial o exercício com carga, está associada a um esqueleto mais forte e ao risco reduzido de fraturas de quadril em fases mais tardias da vida (Coupland et al., 1988). O *Osteoporosis Canada* recomenda que as crianças, sobretudo aquelas que estão entrando ou passando pela puberdade, sejam incentivadas a praticar exercícios de impacto ou esportes (principalmente os esportes em campo ou quadra) (Brown e Josse, 2002). Ao longo da vida, homens e mulheres devem ser incentivados a participar de atividades físicas, particularmente de exercícios de sustentação de carga que incluam impacto como um dos componentes. Para homens e mulheres de idade mais avançada que apresentam risco de queda ou que já tenham sofridos quedas, é necessário disponibilizar programas adaptados com base em avaliações individuais, que incluam exercícios para melhorar a força e o equilíbrio, e (quando necessário) que sejam multidisciplinares (Ecclestone et al., 1995; Nelson et al., 1994).

Prevenção da osteoporose

A osteoporose é evitável para a maioria das pessoas. A prevenção dessa doença é bastante importante porque, embora existam tratamentos para osteoporose, esta é uma condição incurável. A Tabela 6.3 destaca as estratégias que podem ajudar a prevenir a osteoporose (Brown e Josse, 2002).

A prevenção verdadeira dessa doença requer a consciência da sociedade e a prática de hábitos saudáveis para os ossos que devem ser mantidos por toda a vida. Infelizmente, como a osteoporose é multifatorial e possui um componente genético, nem sempre é possível evitar a perda óssea com dieta, exercícios e uma boa condição de saúde óssea. Muitos indivíduos que apresentam osteoporose tentaram preveni-la exercitando-se bem, mantendo um peso corporal adequado e uma dieta nutritiva. Nesses casos, o diagnóstico de osteoporose pode ser especialmente desestimulador. Entretanto, a perda óssea e a morbidade resultantes da doença são provavelmente bem piores quando um estilo de vida saudável não é seguido. Observar os hábitos favoráveis à saúde óssea por toda a vida irá maximizar a saúde dos ossos, minimizar a perda óssea e diminuir a morbidade e a mortalidade associadas à osteoporose, caso esta se desenvolva.

Saúde óssea geral

A atividade física é "vital para a saúde dos ossos em todas as idades e constitui uma parte importante do programa de prevenção e tratamento da osteoporose. O exercício não só melhora a saúde óssea como também aumenta a força muscular, a coordenação e o equilíbrio, além de promover uma condição geral de saúde melhor." (Acessar www.nlm.nih.gov/medlineplus/osteoporosis.html).

O exercício tem muitos papéis na prevenção e no tratamento da osteoporose (Dilsen et al., 1989). A Tabela 6.4 destaca seus principais benefícios.

Muitos modos de exercício favorecem o combate dos efeitos insidiosos da osteoporose (Forwood e Burr, 1993; Nelson et al., 1994). O melhor exercício para os ossos é o exercício com peso (Kerr et al., 1996; Kohrt et al., 1995). Esse tipo de exercício envolve a sustentação do peso do próprio corpo contra a ação da gravidade. Alguns exemplos são a caminhada, pedestrianismo, *jogging*, corrida, subir escadas, tênis, boliche, *badminton*, basquete, futebol e dança. Os melhores tipos de atividades e exercícios variam com base nas metas de cada indivíduo, na condição geral de saúde, no grau de perda óssea e no divertimento.

A seguir, são descritos os principais tipos de exercício para aqueles que tentam adiar o aparecimento ou retardar a evolução da osteoporose. Indivíduos com osteoporose e fraturas possuem necessidades especiais, em razão da fragilidade de seus ossos e ao risco de fratura.

- **Caminhada.** A caminhada, quando realizada de modo correto, é uma excelente forma de se exercitar. É acessível à maioria das pessoas e pode ser incorporada aos seus estilos de vida diários (Nelson et al., 1991).

Tabela 6.3 Estratégias para diminuir o risco de osteoporose

Estratégia	Diretrizes e recomendações	Benefícios
Uma dieta bem equilibrada, rica em cálcio e vitamina D, é importante ao longo de toda a vida. Garanta a ingesta adequada de cálcio (1.000-1.500 mg/dia) e vitamina D (400 UI/dia para indivíduos com menos de 50 anos; 800-1.000 UI/dia para aqueles com mais de 50 anos de idade).	• A melhor fonte de cálcio é o alimento. A vitamina D é obtida a partir dos alimentos e da exposição à luz solar • Os *suplementos de cálcio* podem ser úteis, caso a ingesta recomendada não possa ser conseguida apenas com a dieta • Os *suplementos de vitamina D* são necessários para aqueles que vivem na região do 37º paralelo ao Norte, que quase não saem ao ar livre ou para aqueles que sempre usam protetor solar	• Uma dieta rica em cálcio fornece ao corpo a matéria necessária à construção de ossos fortes, além de garantir que o cálcio não seja retirado dos ossos nas situações em que o corpo necessitar do mineral para a realização de processos metabólicos • A vitamina D ajuda o corpo a absorver o cálcio da dieta
Exercício com sustentação de peso	• > 30-60 minutos/dia, ao menos 3 dias/semana • O exercício de alto impacto é mais efetivo que o de baixo impacto • Incorporar mais atividades com sustentação de peso (10.000 passos/dia) é uma estratégia bem-sucedida e será efetiva por toda a vida	• Melhora a massa óssea • Sinaliza ao corpo para produzir mais osso nas situações de maior estresse
Exercício de equilíbrio	Os exercícios precisam ser feitos com carga e têm que desafiar o nível de equilíbrio já alcançado. Exercícios estáticos e dinâmicos devem ser incluídos	Diminui o risco de quedas e fraturas
Estilo de vida saudável	Evitar: • Tabagismo • Consumo excessivo de álcool (> 2 bebidas/dia) • Alto consumo de cafeína (> 4 xícaras de café/dia) • Alto consumo de sal (> 2.400 de sódio/dia) • Alto consumo de proteínas e pouco cálcio • Estilos de vida sedentários	• O tabagismo afeta a síntese de colágeno, resultando em uma pele enrugada e em ossos mais fracos • O álcool aumenta o risco de quedas • Alto teor de cafeína, sal, proteína e bebidas com ácido carbônico provocam a retirada do cálcio do esqueleto
Teste de densidade mineral óssea	Devem ser avaliados: • Homens e mulheres com mais de 50 anos, apresentando um fator de risco significativo ou dois fatores de risco pouco significativos • Indivíduos mais jovens que sofreram fratura por fragilidade (fratura resultante de uma força equivalente a uma queda da própria altura Corredores de longa distância (> 32 km/semana) Atletas jovens, do sexo feminino, que param de menstruar em decorrência da atividade física intensa	Identifica os indivíduos que apresentam risco de fratura ou necessitam de medicamentos para fortalecer os ossos (ou ambos)

Tabela 6.4 Papel do exercício na prevenção e no tratamento da osteoporose

Benefícios proporcionados pelo exercício à saúde óssea	Referências
Maximização da massa óssea	Dalsky et al., 1988
Prevenção da perda óssea associada à inatividade	Rikli e McManus, 1990; Smith et al., 1989; Snow-Harter et al., 1992
Manutenção de força, equilíbrio, resistência, coordenação, flexibilidade, condicionamento aeróbico e independência funcional	Chow et al., 1987, 1989; Helmes et al., 1995; Lazowski et al., 1999; Nelson et al., 1994; Rikli e Busch, 1986
Fortalecimento dos músculos envolvidos na postura e diminuição do risco de fratura	Lazowski et al., 1994, 1995; Sinaki et al., 1989
Correção dos desequilíbrios musculares, diminuição da dor e melhora da mobilidade	Webb e Lazowski, 2001, 2006
Diminuição do risco de queda, diabetes e cardiopatia	Campbell et al., 1997; Gillespie et al., 2003

Também exerce impacto positivo sobre o condicionamento, força, independência funcional, saúde cardíaca, perfil lipídico e regulação da glicose e do peso. Para ser efetivo, um programa de caminhada tem que ser baseado no princípio da sobrecarga, assim como qualquer tipo de exercício. Caminhar com uma criança pequena, fazendo compras e empurrando um carrinho de bebê não é tão efetivo (a menos que o carrinho seja um carrinho próprio para exercícios, que permita a quem o empurra andar rápido ou correr). Caminhar com um cão pode ser excelente do ponto de vista da motivação, mas é benéfico somente se o cão permitir que o dono mantenha um bom ritmo durante no mínimo 30 minutos, sem parar. A caminhada deve ser rápida e praticada regularmente (3 a 4 vezes/semana), durante 30 a 60 minutos (Brooke-Wavell et al., 1997; Ebrahim et al., 1997). Carregar pesos com as mãos, nos punhos ou nos tornozelos é uma prática que deve ser desestimulada, por causa do risco de dano ou lesão às articulações. O ritmo deve permitir que aquele que caminha consiga falar, contudo sem sustentar uma conversação durante a caminhada. Como isso varia bastante entre as pessoas, é importante que os parceiros de caminhada possuam ritmos compatíveis. Muitos *shoppings* oferecem programas de caminhada matinais, antes do início do horário comercial. Esses programas propiciam um ambiente seguro e tranquilo para as pessoas se exercitarem ao longo do ano.

- **Corrida.** A corrida ou o *jogging* estão se tornando cada vez mais populares. Muitas pessoas começam a correr ao redor dos 40 anos de idade, até mesmo aqueles que não praticavam corrida quando eram mais jovens. A corrida pode ser segura para indivíduos com osteoporose, desde que seja praticada sob a supervisão de um fisioterapeuta ou cinesiologista devidamente treinado.

Esses profissionais podem tratar imediatamente os eventuais problemas de desequilíbrio muscular e dor, além de ensinarem a seus pacientes os aspectos relacionados à postura correta e à segurança. Um indivíduo pode começar com intervalos de corrida de 10 segundos intercalados com caminhadas de 2 a 3 minutos, seguindo um treinamento de progressão bastante gradual ao longo de 5 a 6 meses, até conseguir correr 4 ou mais intervalos de 5 minutos intercalados com caminhadas de 1 minuto. Eventualmente, esse indivíduo pode treinar correndo durante 20 a 30 minutos. Os aspectos essenciais ao sucesso são: postura; uso de calçados adequados; treinamento supervisionado; fisioterapia imediata para quaisquer problemas que venham a se desenvolver ou requeiram a modificação do programa e a correção de desequilíbrios musculares; progressão gradual; e manutenção de intervalos de corrida-caminhada em ritmo lento e moderado.

- **Natação.** A natação e o treinamento de resistência na água não são exercícios de construção óssea, mas fortalecem os músculos, diminuem as dores e melhoram a mobilidade e a flexibilidade, além de poderem exercer efeitos indiretos sobre o osso. Os ossos podem ser fortalecidos, porque são expostos a forças mais intensas no ambiente de menor gravidade proporcionado pela água. Entretanto, em termos de função, os ossos não serão necessariamente fortalecidos com uma posição de sustentação de carga dependente da gravidade. A natação promove muitos benefícios adicionais e é uma excelente forma de se exercitar para aqueles que não podem praticar exercícios no solo em decorrência de artrite ou outras condições concomitantes (Simmons e Hansen, 1996). Não deve ser desestimulada, mas não deve ser defendida como exercício promotor de construção óssea, e as pessoas devem conhecer seus benefícios e limitações.

Treinamento com carga. O treinamento com carga pode ou não ser efetivo para melhorar a massa óssea (Snow-Harter et al., 1992) e, se executado de forma incorreta, pode ser até perigoso. Quando um indivíduo tem osteoporose ou baixa massa óssea, todos os movimentos de flexão com carga devem ser estritamente evitados, pois aumentam as forças de compressão sobre a coluna vertebral e o risco de fratura.

Esportes. Alguns esportes não são recomendados para indivíduos com osteoporose. Isso é especialmente válido para os esportes que envolvem risco de queda (p. ex., esquiar, paraquedismo e patinação, com patins *quad* ou em linha) ou traumatismo (p. ex., hóquei e outros esportes de contato), ou esportes que exigem momento de flexão ampla da coluna vertebral (p. ex., remo, *curling*, boliche, golfe). Para um indivíduo que tem estado inativo e deseja começar a se exercitar ou competir em um esporte que costumava praticar quando era mais jovem, é preciso ter cautela ao recomendar uma atividade apropriada. É importante que as pessoas evitem as forças de flexão e os riscos de queda.

Dança. A dança é excelente como atividade para se exercitar. A dança promove os benefícios da sustentação de carga e não prejudica as articulações, além de favorecer o equilíbrio e o condicionamento aeróbico (Heinonen et al., 1998). Qualquer tipo de dança pode ser recomendado, como bolero, soltinho, samba de gafieira, forró, salsa, tango, rumba, maxixe, cha-cha-cha. Os participantes devem ser alertados para evitarem momentos de flexão, manterem a postura correta e permanecerem atentos quanto aos possíveis riscos de queda.

> ### ❭ Recomendações para programas de exercícios

Indivíduos com osteoporose e fraturas apresentam problemas em comum, como:

- fragilidade óssea, risco de fratura;
- anormalidades posturais (cifose torácica);
- lombalgia ou dor no quadril (ou ambas);
- diminuição da força e da resistência;
- comprometimento do equilíbrio, risco aumentado de quedas;
- diminuição da independência funcional;
- diminuição da mobilidade.

Os programas de atividade física individualizados e apropriados são uma parte essencial do processo de ajudar as pessoas com osteoporose a minimizarem e lidarem com essas dificuldades.

Recomendações gerais

Indivíduos com osteoporose possuem requerimentos especiais para a prática de exercícios, por causa da fragilidade de seus ossos. Existem princípios gerais e precauções a considerar, porém, é necessário avaliar os problemas específicos de cada indivíduo. O programa de exercícios deve ser projetado para tratar cada um desses aspectos. Assim como o exercício cardiovascular é recomendado para indivíduos que sofrem um ataque cardíaco, os exercícios com carga, de fortalecimento e de equilíbrio são essenciais à reabilitação de pessoas com osteoporose e fraturas.

Embora os programas de exercício devam ser ajustados individualmente, as estratégias listadas na Tabela 6.5 geralmente são úteis.

Postura correta

A inclinação para a frente aumenta as forças de compressão na coluna vertebral (Adams et al., 2006; Bouxsein et al., 2006). Quando os ossos estão fracos como na osteoporose, isso pode ser suficiente para provocar uma fratura (Francis et al., 2004). A postura correta diminui a compressão da coluna vertebral e, portanto, o risco de fratura (Nguyen et al., 1993). É mais importante durante a realização das atividades diárias normais que causam estresse à coluna vertebral. Os músculos extensores da coluna vertebral precisam ser fortes e resistentes para manter uma postura correta ao longo do dia. Os músculos abdominais têm que ser fortes para sustentar a coluna vertebral e estabilizar a pelve durante o movimento (Webb e Lazowski, 2006). Os exercícios de correção postural devem evoluir do seguinte modo:

- capacidade de alcançar uma postura ereta ou mais ereta;
- capacidade de manter a postura correta por um período funcionalmente útil;
- capacidade de coordenar a respiração com uma postura correta;
- capacidade de manter a postura correta com a respiração durante o movimento;
- capacidade de manter a postura correta com a respiração durante as atividades funcionais.

Um componente essencial da prevenção de fraturas é o treinamento de movimentos seguros durante a execução de atividades de risco, como erguer sacos de compras do supermercado, abrir janelas, limpar a banheira, mover objetos para dentro e fora do armário, arrumar ou trocar a roupa de cama, manobrar o carro em marcha ré, retirar objetos do bagageiro do carro, lavar roupas e carregar objetos enquanto sobe e desce escadas (Webb e Lazowski, 2001).

Uma consulta particular com o fisioterapeuta ou terapeuta ocupacional na casa do paciente pode ser benéfica para a diminuição do risco de fratura.

Capítulo 6 | Saúde óssea e osteoporose

Tabela 6.5 Benefícios proporcionados por diferentes tipos de exercício à saúde óssea e à osteoporose

Tipo de exercício	Benefícios
Exercício aeróbico com sustentação de peso	Constrói/mantém a massa óssea; melhora o condicionamento físico, equilíbrio dinâmico, força do *core*, resistência e capacidade funcional (Helmes et al., 1995; Kerr et al., 1996; Kohrt et al., 1995; Lazowski et al., 1995; Nelson et al., 1994; Prince et al., 1991).
Exercícios de equilíbrio, *tai-chi*	Melhora o equilíbrio, diminui a incidência de quedas (Campbell et al., 1997; Gillespie et al., 1998).
Fortalecimento muscular	Melhora a função, pode fortalecer os ossos, diminui o risco de quedas e fraturas. Fortalece os músculos dos membros inferiores em posição de sustentação de carga. A resistência pode ser fornecida por um elástico de resistência, cargas livres, aparelhos de musculação ou água (Hartard et al., 1996; Helmes et al., 1995; Nelson et al., 1994).
Alongamento	Melhora a flexibilidade e a postura, diminui a dor (Webb e Lazowski, 2001, 2006).
Respiração profunda	Expande a caixa torácica, facilita a extensão da coluna vertebral e a melhora da postura (Webb e Lazowski, 2001, 2006).
Fortalecimento dorsal	Melhora a postura e a resistência em atividades do dia a dia, além de diminuir o risco de fratura por forças de compressão vertebral (Nguyen et al.,1993; Webb e Lazowski, 2001, 2006; Francis et al., 2004).
Fortalecimento abdominal (sem flexão da coluna)	Melhora a estabilidade do *core*, diminui a compressão vertebral e estabiliza a coluna vertebral e a pelve (Nguyen et al.,1993; Webb e Lazowski, 2001, 2006; Francis et al., 2004).

* Contraindicações: carga na coluna vertebral em posição flexionada ou em rotação e carga em torção de quadril (Francis et al., 2004).

Atividades específicas

São descritas a seguir algumas instruções que devem ser lembradas quando os pacientes se dedicam à realização de determinadas atividades:

- **Corrida de longas distâncias.** A corrida de longas distâncias promove benefícios mais significativos para aqueles que correm 24 a 32 km/semana (MacDougall et al., 1992). Correr mais de 32 km/semana proporciona poucos benefícios adicionais e, na verdade, pode resultar em perda óssea (Hetland et al., 1993). Esse efeito é provável em razão de fatores nutricionais, baixo peso corporal ou baixo índice de massa corporal (IMC) (Bilanin et al., 1989).

- **Treinamento com carga.** As pessoas devem treinar com carga tendo em mente a especificidade da função. Os exercícios funcionais são melhores do que os movimentos isolados. A estabilização dos músculos deve ser trabalhada de maneira isométrica, em posição funcional, enquanto os músculos que propiciam o movimento devem ser trabalhados de modo isotônico (Webb e Lazowski, 2001). O treinamento com carga deve ser feito em posição de sustentação de carga. A postura correta deve ser mantida, e as cargas não devem ser posicionadas além de 30° anteriormente ao plano frontal. Os braços

de momento devem permanecer curtos, os músculos abdominais devem estar contraídos, o dorso deve permanecer ereto e os joelhos, destravados. É especialmente importante que o fortalecimento do quadril seja realizado com o indivíduo em pé, pois o quadril precisa ser forte o bastante para sustentar peso durante a prática de atividades contra a ação da gravidade. Os exercícios em cadeia cinética fechada são funcionalmente superiores aos exercícios em cadeia cinética aberta realizados em posição sentada ou deitada, tanto para a força muscular como para a promoção do efeito desejado sobre os ossos (Webb e Lazowski, 2001).

- **Esportes.** Para um adulto de idade mais avançada que foi ou é corredor ou esquiador, ou que pratica outro tipo de esporte ou atividade não recomendada para indivíduos com osteoporose, não é recomendável dizer diretamente para abandonar a atividade. Indivíduos que praticam regularmente algum tipo de esporte por período prolongado desenvolvem certo nível de habilidade e força muscular para realizar a atividade com segurança. Com o passar dos anos, por meio do remodelamento ósseo adaptativo e progressivo, os ossos desses indivíduos desenvolvem a força necessária para resistir às forças a que são submetidos durante a prática da atividade esportiva. Estes ossos são menos propensos a fraturas do que os ossos com a mesma densidade óssea de indivíduos que não estavam previamente engajados em uma determinada atividade esportiva. Entretanto, as pessoas que praticam esportes devem ser alertadas quanto ao risco associado aos movimentos de alto impacto, à importância da manutenção de uma postura correta durante a atividade, aos movimentos associados ao risco de fratura e ao risco aumentado de fratura em caso de quedas. Para os adultos de idade mais avançada, os benefícios proporcionados pela prática regular do esporte apreciado supera bastante os riscos de queda e fratura. Além disso, se esses indivíduos sofrerem fraturas, irão se recuperar bem mais rápido do que os indivíduos sedentários e sem condicionamento (Webb e Lazowski, 2001).

Resumo das precauções destinadas a indivíduos com osteoporose

Em alguns casos, o paciente não pode evitar certos movimentos, como a inclinação para a frente ou a extensão acima da cabeça. Nesses casos, oriente-o a ter cuidado e a praticar a postura e a mecânica corporal corretas, a fim de diminuir o risco de lesão. A seguir estão alguns aspectos específicos:

- **Inclinação para a frente.** Evitar atividades e exercícios que envolvam a excessiva inclinação para a frente ao nível da cintura, porque podem aumentar o risco de fratura por compressão vertebral.

- **Levantamento de peso.** Evitar erguer cargas pesadas, sobretudo com a inclinação para a frente ao nível da cintura. Isso pode incluir o levantamento de cestos de roupas sujas, sacos de compras de mercado ou cargas usadas na prática de exercícios.

- **Torções.** Os movimentos de torção podem impor uma força incomum sobre a coluna vertebral. O golfe e o boliche são dois esportes comuns que envolvem movimentos de torção e podem ser prejudiciais.

- **Atividades de alto impacto.** As atividades que envolvem movimentos de maior impacto, paradas e retomadas repentinas e levantamento abrupto de cargas podem causar estresse excessivo na coluna vertebral e acarretar quedas e lesões.

❯ Resumo

O osso é um tecido vivo e dinâmico, que confere ao corpo proteção, sustentação, força e uma fonte intrínseca de cálcio. A manutenção da boa saúde óssea é multifatorial. Alguns fatores são fixos e não podemos controlá-los, contudo muitos fatores são modificáveis. Atividade física, nutrição, condição hormonal e estilo de vida são fatores que afetam a manutenção da boa saúde óssea. Os hábitos saudáveis que ajudam a construir e manter ossos fortes devem ser iniciados durante a infância e ter continuidade por toda a vida. A atividade física e os níveis adequados de cálcio e vitamina D são componentes importantes desse processo. Outros fatores associados ao estilo de vida, como tabagismo, consumo de bebidas alcoólicas e ingesta de cafeína, também exercem impacto sobre a saúde óssea.

É importante admitir que o exercício, a dieta e o estilo de vida, embora sejam importantes para a saúde óssea, não são os únicos determinantes da força óssea e da probabilidade de desenvolver osteoporose e fraturas. Tanto as mulheres quanto os homens precisam estar alertas quanto aos fatores de risco que podem acarretar perda óssea, como a genética, a condição hormonal, outras condições médicas e as medicações usadas. Existem numerosos tratamentos médicos que podem ajudar a aumentar a massa óssea e diminuir o risco de fraturas quando a perda óssea passa a ser um problema.

Nunca é tarde demais para introduzir mudanças saudáveis que possam melhorar a saúde óssea. Para os idosos, o exercício não só ajuda a manter os ossos fortes como também melhora o equilíbrio e a coordenação, e isso diminui o risco de quedas. Outros benefícios proporcionados pelo exercício são a melhora da força, da flexibilidade, da postura, do controle do peso e do condicionamento geral. Esses fatores são importantes para ajudar os adultos de idade mais avançada a minimizarem as dores, melhorarem sua capacidade funcional e preservarem sua independência enquanto viverem.

Questões a considerar

1. Em que momento da vida um indivíduo precisa pensar em construir ossos fortes?
2. Qual é a diferença entre um osso normal e um osso osteoporótico?
3. Por que os ossos osteoporóticos são mais propensos à fratura?
4. Qual é o melhor exercício para a construção óssea?
5. Quanto exercício é necessário para manter os ossos fortes?
6. Um indivíduo que corre por diversão tem que parar de correr ao ser diagnosticado com osteoporose?
7. Como a corrida de longas distâncias pode, na verdade, causar perda óssea?
8. Quais são os benefícios de permanecer fisicamente ativo por toda a vida?
9. Ao longo de toda a sua vida, John trabalhou em um emprego que era fisicamente desgastante. Ele aposentou-se aos 60 anos de idade e agora quer relaxar e viver tranquilo pelo resto da vida. Quais conselhos você daria a ele? Quais são os riscos para os ossos e para a condição geral da saúde de John? Como você poderia ajudá-lo a incorporar a atividade física a sua vida de aposentado?

Parte III

ADAPTABILIDADE FISIOLÓGICA AO TREINAMENTO E À ATIVIDADE FÍSICA

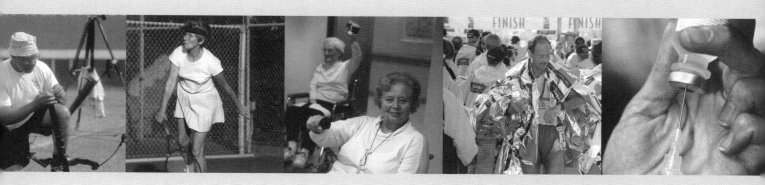

A Parte III inclui os Capítulos 7 a 11. Esta seção abrange outra dimensão exclusiva do estudo da fisiologia do exercício, em geral ausente nos livros-padrão que, por sua vez, raramente abordam o envelhecimento. O exercício promove respostas adaptativas de vários sistemas fisiológicos do corpo. Nos idosos, porém, essas adaptações são confundidas pelo processo de envelhecimento e isso leva à necessidade de respostas adaptativas adicionais nesses indivíduos.

No Capítulo 7, serão abordados os princípios do exercício destinados aos adultos de idade avançada. Embora os princípios básicos sejam idênticos àqueles aplicados aos indivíduos mais jovens, é necessário introduzir alguns ajustes ou adaptações para que possam ser aplicáveis aos idosos. Além disso, existem outras diretrizes que devem ser seguidas, como medidas de segurança mais exigentes. No Capítulo 7, será adotada uma abordagem funcional, que é mais importante para os adultos de idade avançada envolvidos particularmente em aulas e programas de exercícios formais. O programa FITT é destacado e descrito com certo grau de detalhamento. O capítulo apresenta aos leitores os importantes programas iniciados e mantidos pelo American College of Sports Medicine.

O Capítulo 8 explora o exercício destinado aos idosos, a partir de uma perspectiva mais específica: o treinamento de condicionamento aeróbico e anaeróbico. Serão analisados os benefícios fisiológicos e funcionais, mas também terão destaque os benefícios proporcionados à saúde, cuja consideração é ainda mais importante para a população idosa, em razão dos deletérios efeitos combinados do processo de envelhecimento. Embora muitos dos efeitos do exercício em jovens e idosos sejam similares quanto à direção, tais efeitos são também definitivamente distintos em termos de magnitude. Assim, serão enfatizados os meios e formas de manter com segurança níveis adequados de condicionamento na população em envelhecimento.

No decorrer das últimas duas décadas, um número considerável de pesquisas demonstrou que os indivíduos de idade avançada podem ser beneficiados pelo treinamento de resistência e produzirem níveis superiores de condicionamento muscular. No Capítulo 9, serão estabelecidas as diretrizes destinadas aos idosos que "puxam ferro". São destacados programas que delineiam a especificidade, a frequência, o número de repetições, o treinamento concomitante e a segurança. O treinamento de resistência é uma "nova" necessidade, que conduz a um estilo de vida mais saudável para muitos idosos.

O Capítulo 10 contém informações que raramente são incluídas nos textos sobre fisiologia do exercício. É preciso lembrar que todos os adultos de idade avançada estão sofrendo as consequências do processo de envelhecimento. Eles têm certas doenças associadas ao envelhecimento, além dos efeitos colaterais debilitantes, que conduzem pouco a pouco a uma baixa qualidade de vida e, eventualmente, à morte. É de fundamental importância saber quais são os fatores que conflitam com os programas de exercício. Neste capítulo, são enfatizados a necessidade e os motivos para a adesão ao exercício por parte dos idosos, ao mesmo tempo em que é destacada a necessidade de adotar medidas de segurança particulares ao lidar com essa população.

O Capítulo 11 é o mais importante e interessante do livro. Neste capítulo, foram considerados os atletas de elite da população idosa: os atletas *masters*. O capítulo levanta algumas questões fisiológicas, mas também traz à tona alguns aspectos filosóficos. A atual posição internacional contrária ao uso de drogas por atletas é bem conhecida, especialmente em vista do recente banimento de vários campeões mundiais canadenses e norte-americanos, além de batedores de recor-des mundiais e seus respectivos treinadores. Mesmo assim, a questão de como lidar com os atletas *masters* que usam drogas é um fenômeno bastante recente. Os atletas de idade avançada, em muitos casos, contam com certos medicamentos banidos para se manterem vivos. Isso gera um dos dilemas mais interessantes a ser considerado pelos leitores deste livro.

No Capítulo 11, são descritos, definidos e explicados muitos dos fármacos e famílias de fármacos atualmente usados por idosos (e também por atletas jovens) no mundo inteiro. Numerosos exemplos de uso abusivo também são identificados. Em cada caso, foram observados os problemas associados ao abuso ou uso potencialmente abusivo desses medicamentos. Em cada seção, foram também abordados problemas relacionados ao uso abusivo de medicamentos prescritos. A última seção deste capítulo aborda o uso dos suplementos, a necessidade de usá-los e os potenciais problemas associados ao uso abusivo por atletas idosos.

Capítulo 7

UMA ABORDAGEM FUNCIONAL AO EXERCÍCIO

Denise M. Connelly, BSc(PT), MSc(PT), PhD

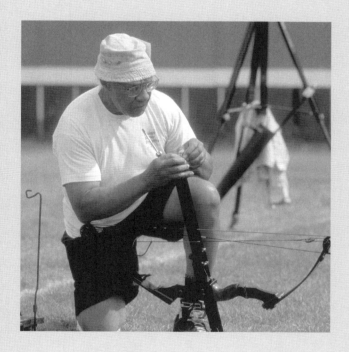

CONTEÚDO DESTE CAPÍTULO

Princípios do exercício
    Fontes
    Princípios fundamentais do exercício e da prescrição
    A abordagem FITT
    Implementação da FITT
        Zonas de treinamento para o exercício de resistência
        Sequências e repetições para o exercício com carga
        Alongamento e sustentação para exercício de flexibilidade
        Técnicas estáticas e dinâmicas para exercício de equilíbrio

Prescrição de exercício
    Definição da abordagem funcional
    Vida ativa
    Definição do exercício

Programação do exercício
    Exercício centralizado no paciente
    Exercício orientado pelo objetivo
    Resultados mensuráveis
        Medidas de resultado
        Teste de condicionamento para idosos
    Atividades de exercício funcional
    Triagem e medidas de segurança
        Disposição para o exercício e história de saúde
        Formação e treinamento do instrutor de exercício

Recomendações para programas de exercícios
    Frequência
    Intensidade
    Tempo
    Tipo

Resumo

> *"O segredo da longevidade é a atividade aeróbica. A melhor oxigenação do sangue, coração, cérebro e pernas nos leva não só à mesa como a todos os lugares. Jamais desista!"*
>
> Allen K. Philbrick, 93 anos*

Um adulto de idade avançada que participa de um programa de exercício deseja manter ou melhorar sua capacidade de ser independente. Entretanto, o significado de "ser independente" é diferente para cada indivíduo. Para manter a independência em suas vidas diárias, muitos idosos são desafiados a escolher em quais atividades do dia a dia gastarão sua energia. O exercício pode aumentar os recursos energéticos dessas pessoas e ajudá-las a atuar de maneira independente ao promover melhora da força nas partes superior e inferior do corpo, bem como resistência do *core*, equilíbrio, flexibilidade, coordenação, controle da dor, humor e autoconfiança. Esses mesmos benefícios promovidos pelo exercício também são acessíveis os adultos mais jovens. Entretanto, para os adultos de idade avançada, essas melhorias podem fazer a diferença entre viver ou não em casa, precisar ou não de assistência para realizar atividades básicas do dia a dia ou caminhar de modo independente. A amplitude de movimento, a intensidade, a duração, a progressão, o tempo, o equipamento e o tipo de exercício podem ser modificados individualmente, com o intuito de permitir a participação. Com conhecimento, atenção e planejamento, quase todos os adultos de idade avançada podem praticar algum tipo de exercício.

Outros aspectos que precisam ser considerados em relação à participação de idosos em programas de exercício – aspectos estes que frequentemente não representam barreiras para os adultos jovens – incluem transporte, fatores psicológicos, recursos da comunidade, esquema de horários dos programas de exercícios, custo do programa, riscos associados à prática dos exercícios, precauções de segurança para condições médicas diversas, tipos de exercício, além do conhecimento e experiência dos instrutores. Os adultos de idade avançada são resilientes e é assim que eles envelhecem, mas sua proximidade com os vários limiares fisiológicos e funcionais da vida independente lhes dá pouca margem para se recuperarem de lesões ou praticarem exercícios inapropriados ou inefetivos. O aproveitamento máximo do exercício concluído é uma prioridade.

Este capítulo fornece as diretrizes para aplicação dos princípios do exercício com vistas à promoção da independência, seja qual for o nível funcional disponível para um idoso. Ao discutir os programas de exercício destinados aos adultos de idade avançada, o capítulo descreve uma abordagem funcional e aplicada que incorpora esses princípios. A estrutura destacada para o desenvolvimento dos programas de exercício e promoção do aumento da atividade diária para os idosos contém cinco elementos: o exercício centralizado no paciente; o exercício orientado pelo objetivo; os resultados mensuráveis; as atividades funcionais; e a triagem e a segurança.

❯ Princípios do exercício

Os adultos de idade avançada frequentemente manifestam alterações físicas que exigem conhecimentos específicos e compreensão da parte do instrutor. Existem muitas fontes disponíveis que fornecem esse tipo de informação. A próxima seção contém informações sobre fontes selecionadas que os leitores podem consultar para complementar o material apresentado neste capítulo. Essas fontes abordam condições de saúde específicas, sugerem modificações de exercícios e discutem tópicos sobre implementação de exercícios que não são abordados aqui. A seção subsequente apresenta sete princípios de exercício, com o objetivo de fornecer uma estrutura para aplicação de uma intervenção de exercício.

---

*   O dr. Philbrick, professor emérito de geografia na University of Western Ontario, tornou-se um assíduo praticante de exercícios depois de ler um livro escrito pelo major dr. Kenneth H. Cooper, MD, intitulado *Aerobics*, em 1968. Nos últimos 40 anos, o dr. Philbrick tem caminhado/corrido o equivalente a duas voltas ao redor da Terra pela linha do Equador.

Usando esses princípios e essa estrutura para prescrever exercícios, um instrutor pode refletir sistematicamente acerca dos objetivos ou da intenção do exercício (resultado previsto) e ajustar o tipo, o volume e o ritmo desse exercício.

A abordagem FITT (Frequência, Intensidade, Tempo e Tipo de exercício) é um método do tipo "receita" para garantir a inclusão de todos os ingredientes necessários durante o delineamento e a implementação de um programa de exercícios. Em adição, a FITT pode atuar como um lembrete para transmitir ao paciente os detalhes de seu programa de exercício. Sem conhecer os detalhes da FITT, o paciente não consegue concluir de modo independente o exercício prescrito. Os conhecimentos básicos sobre os exercícios são destacados neste capítulo, porém os leitores devem ter em mente que, às vezes, é necessário consultar livros inteiros para aprofundar e ampliar os conhecimentos necessários à supervisão e prescrição de exercícios para idosos que apresentam condições de saúde crônicas, ou para modificar uma postura ou tipo de exercício, por exemplo, para possibilitar a participação de idosos com diferentes capacidades.

Fontes

Todo livro que aborda o tópico dos exercícios inclui um capítulo sobre os princípios do exercício. Livros inteiros foram escritos sobre os princípios dos testes e prescrição de exercícios. O American College of Sports Medicine (ACSM) publicou a sétima edição do *ACSM's Guidelines for Exercise Testing and Prescription* (2005) e a quinta edição do *ACSM's Resource Manual for Guidelines for Exercise Testing and Prescription* (2006). Esses textos apresentam uma abordagem abrangente sobre o envolvimento em exercícios, incluindo triagem, testes e prescrição. Essas publicações também fornecem informação sobre a aplicação do exercício para condições de saúde crônicas; modificação do comportamento; e supervisão de programas. Além disso, algumas fontes se concentram totalmente na aplicação do exercício para pessoas com condições crônicas, como o *ACSM's Exercise Management for Persons with Chronic Diseases and Disabilities* (2003); *ACSM's Resources for Clinical Exercise Physiology: Musculoskeletal, Neuromuscular, Neoplastic, Immunologic and Hematologic Conditions* (2002); e *Exercise Testing and Exercise Prescription for Special Cases: Theoretical Basis and Clinical Application* (1993). Esses textos abordam muitas condições relacionadas ao avanço da idade, além de outras condições de saúde observadas ao longo da vida.

Uma das primeiras fontes abrangentes a apresentar diretrizes para o exercício destinado a idosos foi o "American College of Sports Medicine Position Stand: Exercise and Physical Activity for Older Adults" (Mazzeo et al., 1998). Essa publicação resume as respostas fisiológicas ao exercício em adultos de idade avançada e as recomendações para programas de exercícios destinados a essa população. Recentemente, Jones e Rose publicaram um livro, o *Physical Activity Instruction of Older Adults* (2005), que promove a aplicação do exercício ao longo de um espectro de adultos de idade avançada – desde os idosos "saudáveis" até aqueles com condições médicas que requerem conhecimento adicional sobre aspectos de segurança e modificação do exercício. Morris e Schoo, em *Optimizing Exercise and Physical Activity in Older People* (2004), descrevem os benefícios da atividade física para adultos de idade avançada e discutem a promoção da saúde e o tratamento de condições de saúde crônicas por meio da atividade física.

Outros livros, como *Therapeutic Exercise: Techniques for Intervention* (2001), de autoria de Bandy e Sanders, e *Therapeutic Exercise: Moving Toward Function* (1999), de Hall e Brody, abordam a aplicação do exercício para fins de reabilitação de lesões, condições relacionadas à cirurgia e declínio funcional, bem como aspectos de saúde relacionados aos idosos. Brill, em *Functional Fitness for Older Adults* (2004), descreve uma abordagem funcional da atividade para idosos sadios e adultos de idade avançada com problemas de saúde crônicos. O livro de Brill apresenta orientações detalhadas para os programas, baseadas em comprometimentos específicos considerados relevantes para os idosos. Os idosos fragilizados e aqueles com necessidades especiais constituem o foco do livro de Best-Martini e Botenhagen-DiGenova, intitulado *Exercise for Frail Elders* (2003). Esses dois últimos livros fornecem informações detalhadas sobre instrução do exercício para idosos; diretrizes específicas para algumas condições de saúde crônicas e comprometimentos funcionais; e modificações de movimentos de exercícios para exercícios realizados em posição sentada.

Esses livros ilustram o espectro de fontes disponíveis sobre os princípios do exercício e sua aplicação – desde as obras que enfocam a fisiologia dos testes e prescrição do exercício até os livros que descrevem uma abordagem funcional. O conhecimento da fisiologia do exercício é essencial para aquele que está liderando ou supervisionando os idosos durante a prática de exercícios. E as fontes listadas neste capítulo são excelentes.

Princípios fundamentais do exercício e da prescrição

O treinamento físico para melhora de capacidades é baseado em vários princípios ou crenças firmemente estabelecidas. O centro das crenças acerca do treinamento físico está na ideia de que um dado sistema fisiológico sofre adaptação ao ser exposto ao estímulo do treinamento. Essa ideia é conhecida como *princípio da adaptação* (ACSM, 2001). Para promover adaptação em um sistema, é preciso que esse sistema receba uma estimulação de treinamento rotineira superior à estimulação que está acostumado a receber – *os princípios do limiar e da sobrecarga*. O limiar é o nível de capacidade de desempenho além do qual normalmente não se trabalha. Carregar ou forçar o corpo a concluir uma atividade em uma intensidade superior à intensidade a que ele está acostumado é o que se denomina "sobrecarga". Por meio da adoção de uma abordagem metodológica ao longo do tempo, o corpo passará a responder à estimulação e a atuar em um nível mais alto – isto é, a adaptação. Aumentos contínuos do nível de trabalho requerido do sistema devem ser introduzidos, para que esse sistema sofra novas adaptações – *o princípio da progressão*. Gradualmente, com a aplicação de múltiplos níveis de estimulação progressiva, o desempenho almejado pode ser alcançado.

As melhoras alcançadas em um determinado sistema fisiológico em consequência do treinamento podem ser mantidas se uma estimulação apropriada for mantida (*princípio da manutenção*). Entretanto, os ganhos obtidos serão perdidos se o estímulo fornecido pelo treinamento estiver abaixo do nível de trabalho ao qual o sistema se acostumou. A velocidade com que essa perda ocorre está correlacionada à diminuição da estimulação fornecida pelo treinamento (*princípio da regressão*). Em geral, as melhoras podem ser alcançadas ou perdidas em qualquer nível de condicionamento físico. Por fim, o estímulo aplicado ao sistema fisiológico deve ser específico para promover a mudança desejada nesse sistema – *o princípio da especificidade*. De acordo com esse princípio, o exercício deve ser o mais próximo possível das atividades que o idoso deseja praticar (ACSM, 2001). Esses sete princípios são os componentes essenciais do exercício prescrito para tratar especificamente dos objetivos e atividades do participante, seja qual for sua idade ou capacidades.

As combinações de alterações dos componentes do exercício promoverão aumento do condicionamento e melhora das respostas fisiológicas à estimulação promovida pelo exercício. É preciso estar precavido contra a prescrição, para um idoso, de um programa de exercícios que inclua um estímulo forte demais, que possa resultar em lesão, treinamento excessivo ou que leve o paciente a se recusar a continuar. Por outro lado, a consequência de um estímulo fraco demais pode ser a ausência de efeito do treinamento (Thomas, 1995) que, por sua vez, leva o paciente a abandonar o programa por não ver resultado algum. As capacidades físicas e objetivos atuais do paciente guiarão as escolhas em termos de especificidade, frequência, intensidade e duração do exercício. Em geral, os adultos de idade avançada previamente sedentários devem começar seus programas com exercício aeróbico, exercício de força ou exercício de flexibilidade, similares ao movimento requerido para concluir uma tarefa do dia a dia, a uma intensidade baixa (50% do $\dot{V}O_{2máx}$), frequência moderada (3-4 sessões/semana) e com duração curta (10-15 minutos) (Thomas, 1995). A duração deve ser aumentada antes da intensidade (i. e., trabalhar por mais tempo; aumentar o número de repetições ou prolongar um alongamento estático). Uma vez alcançada a duração adequada do exercício, então a intensidade pode ser aumentada – i. e., trabalhar em um equivalente metabólico (MET) mais alto (Ainsworth et al., 1993), aumentar a carga, trabalhar em uma amplitude de movimento maior, graduar uma contração isométrica para uma contração isotônica, progredir de uma contração concêntrica para uma contração excêntrica, ou mudar a

posição do corpo para aumentar o nível de dificuldade de um alongamento. As mudanças de intensidade ou duração não devem aumentar o volume total de exercício em mais de 10% a cada semana (Thomas, 2005). Uma diretriz para aumento de duração recomenda 5-10 minutos/sessão/semana, enquanto a intensidade deve ser aumentada gradualmente de 50 para 85% da frequência cardíaca máxima ($FC_{máx}$) prevista para a idade (ACSM, 2001).

A abordagem FITT

Uma prescrição completa para um programa de exercícios requer diretrizes para intensidade, frequência, duração, tipo e progressão do exercício. Todos esses componentes estão praticamente concentrados na conhecida abordagem FITT para criação dos programas de exercício. O acrônimo FITT representa:

- F: frequência das sessões de exercício a cada semana;
- I: intensidade do exercício;
- T: tempo ou duração da sessão de exercício; e
- T: tipo de exercício.

Uma faixa sugerida para cada um desses componentes de um programa de exercícios se faz necessária para guiar os pacientes adultos de qualquer idade. A progressão do exercício é inerente à estrutura e requer o ajuste dos componentes da FITT. A estrutura da FITT permite que haja um alto grau de liberdade no delineamento dos programas para o fornecimento de um estímulo de treinamento. A alteração de um destes quatro componentes – frequência, intensidade, tipo e tempo – promoverá variações no programa e introduzirá um novo estímulo no indivíduo que está se exercitando. A abordagem FITT é flexível e pode ser aplicada aos tipos de exercício aeróbico, de força, de equilíbrio e de flexibilidade.

Os tipos básicos de exercício são os mesmos para jovens e idosos – exercício aeróbico para impor esforço ao sistema cardiorrespiratório; exercício com carga para sobrecarregar o sistema musculoesquelético; exercícios de equilíbrio para estressar o sistema neuromuscular; e atividades de agilidade e flexibilidade para provocar a amplitude de movimento articular e a coordenação. As diferenças existentes entre os programas de exercício para jovens e idosos podem estar nas atividades de interesse, na motivação para envolvimento no exercício, nas adaptações da postura do exercício, na escolha de equipamentos, na velocidade da progressão ou na faixa de intensidade do exercício. As capacidades de cada indivíduo, seus objetivos pessoais e interesses guiarão a forma do programa de exercício. A idade cronológica não é tão relevante quanto a idade fisiológica para a participação no exercício. As considerações acerca do formato e do estilo de um programa não devem ser baseadas na idade. Em vez disso, o indivíduo e aquilo que o torna único devem guiar o desenvolvimento de seu programa de exercícios e sua participação nas atividades de exercício.

Implementação da FITT

A literatura sobre o exercício sugere a existência de uma faixa de valores para exercícios de qualquer tipo – aeróbico, com resistência, de equilíbrio ou de flexibilidade. Isso frequentemente gera confusão e insegurança na hora de prescrever um exercício, sobretudo para idosos. As diretrizes sugeridas foram criadas para estabelecer um "ponto de partida" para pacientes que estão apenas começando, voltando ou prosseguindo em um dado programa de exercícios. O tempo e a experiência em trabalhar com adultos de idade avançada em múltiplos contextos trarão a confiança e o conhecimento necessário para a prescrição de exercícios. Em geral, é melhor começar com cautela ao formular um volume de exercícios (ou seja, a soma total da frequência, intensidade, tempo e tipo de exercícios), por causa das condições associadas à idade que aumentam a suscetibilidade à dor muscular ou articular, fadiga e, talvez, menor autoeficácia. O volume de exercício pode ser aumentado imediatamente, todavia é quase impossível eliminar a dor, a rigidez ou a sensação de frustração que se seguem à conclusão de um exercício cujo nível é alto demais para o indivíduo.

Zonas de treinamento para o exercício de resistência

Fornecer ao paciente um programa de exercícios sem explicar a ele como implementá-lo ou como monitorar seus efeitos equivale a dar um carro a alguém sem ensinar-lhe as regras de direção. Uma vez que o programa é delineado conforme os princípios do exercício e a abordagem FITT, o instrutor deve fornecer aos pacientes o conhecimento e as ferramentas necessárias à prática do exercício junto a uma faixa-alvo de intensidade que seja adequada ao nível de condicionamento deles. Para o exercício de resistência, essa faixa-alvo é definida por um percentual da $FC_{máx}$ prevista para a idade. As zonas de treinamento foram descritas de duas formas diferentes. Um método caracteriza as zonas de treinamento de acordo com a frequência cardíaca-alvo do participante, enquanto o outro método classifica as zonas de treinamento de acordo com os benefícios proporcionados à saúde que podem ser alcançados dentro de uma determinada faixa de intensidades de treinamento. A classificação de acordo com a frequência cardíaca-alvo seria conveniente para os adultos de idade avançada. Um nível de condicionamento de iniciante ou baixo sugere uma intensidade de exercício igual a 50-60% da $FC_{máx}$ prevista para a idade do indivíduo. O nível médio de condicionamento corresponde a cerca de 60-70% da $FC_{máx}$ prevista para a idade. Um alto nível de condicionamento corresponde a 75-85% da $FC_{máx}$ prevista para a idade. Esses percentuais devem ser convertidos a uma faixa de frequência cardíaca-alvo específica para o paciente e, para tanto, utiliza-se a equação de Tanaka (2001): $208 - (0,7 \times idade)$.

O segundo método estabelece zonas de treinamento-alvo baseadas nos objetivos ou na motivação do indivíduo, ou na previsão dos resultados da participação em um programa de exercício (http://walking.about.com/cs/fitnesswalking/a/hearttraining_2.htm). Os termos para essas zonas de treinamento-alvo podem ser diferentes de uma fonte para outra, contudo os resultados do treinamento são similares. A "zona cardíaca saudável" corresponde a 50-60% da $FC_{máx}$ prevista para a idade. Esta é a zona mais fácil e provavelmente a melhor zona para aqueles que acabam de iniciar um programa de condicionamento. Os exercícios dessa zona podem ser usados como aquecimento por aqueles que já estão se exercitando de maneira consistente. O exercício nessa intensidade comprovadamente promove perda de gordura corporal e mantém ou melhora os níveis saudáveis de pressão arterial e colesterol. Esse tipo de exercício está associado a um baixo risco de promoção de doenças articulares degenerativas e de desenvolvimento de lesão. Nessa zona, o corpo queima 85% das calorias a partir da gordura, 10% das calorias a partir dos carboidratos e 5% das calorias a partir das proteínas. A "zona de condicionamento", em 60-70% da $FC_{máx}$ prevista para a idade, promove os mesmos benefícios proporcionados pelo exercício realizado na zona cardíaca saudável e usa a gordura (85%), os carboidratos (10%) e a proteína (5%) como combustíveis. Entretanto, nessa faixa de intensidade mais alta, o indivíduo consegue queimar mais calorias totais ao se exercitar pelo mesmo período. Essa zona foi descrita como "zona de queima de gordura". A "zona aeróbica" corresponde a 70-80% da $FC_{máx}$ prevista para a idade. O exercício realizado na zona aeróbica melhora a função dos sistemas cardiovascular e respiratório, além de aumentar a força do miocárdio. Esta é a zona preferida pelos indivíduos que treinam para se prepararem para uma prova de resistência. A essa intensidade de exercício, 50% das calorias queimadas são obtidas da gordura, 50% derivam dos carboidratos e menos de 1% das calorias é fornecido pelas proteínas. Existem ainda outras duas zonas – anaeróbica (80-90%) e linha vermelha (90-100%) – mas nenhuma delas é conveniente para a população de idosos em geral. Essas zonas são inadequadas porque há um risco maior de eventos adversos associado a essas intensidades de exercício. Os objetivos do paciente, a escolha dos exercícios de interesse e o nível de condicionamento determinarão a escolha da zona de treinamento aplicável. Os aspectos relacionados à segurança, da forma como se aplicam a cada componente da FITT, são discutidos adiante, neste mesmo capítulo. Também são discutitas neste capítulo, mais adiante, as habilidades para monitorar a intensidade do treinamento.

Sequências e repetições para o exercício com carga

As diretrizes específicas para o condicionamento muscular não são tão bem definidas e consagradas quanto as diretrizes para o condicionamento aeróbico (Bryant et al., 2001). É possível determinar a quantidade de peso que um indivíduo precisa erguer durante um exercício com carga usando o máximo de 1 repetição (1RM), o máximo de 6 repetições (6RM) ou um máximo de 10 repetições (10RM). O 1RM é definido como a quantidade de peso que um indivíduo pode erguer somente uma vez de forma correta (ACSM, 2000). Como essa carga pode causar lesão em um idoso que não levanta pesos regularmente, um 6RM ou 10RM (ou seja, a quantidade de peso que pode ser erguida 6 ou 10 vezes de forma correta, respectivamente) podem ser opções melhores. A dificuldade para usar uma carga 10RM está no fato de que a manipulação de pesos para determinação do valor 10RM é demorada e pode causar fadiga e lesão. A realização de 3-4 tentativas para determinar um valor de 1RM ou de 10RM seria o máximo permitido, a fim de evitar uma fadiga excessiva e um risco aumentado de lesão. O *ACSM's Guidelines for Exercise Testing and Prescription* (2000) contém uma descrição da técnica usada nos testes para 1RM. Uma vez estabelecido o peso máximo, a intensidade do exercício com carga pode ser determinada com base na condição de saúde, nível de condicionamento físico, objetivos e limitações do indivíduo. Segundo a literatura, um exercício com carga de intensidade moderada (~50-60% de 1RM) é efetivo para melhorar a força e a resistência muscular de idosos que vivem na comunidade (Brandon et al., 2004) e residentes de centros de terapia de longa duração (Connelly, 2000).

O exercício com carga apropriado para idosos deve ser baseado em algumas diretrizes e princípios, incluindo a realização de um aquecimento antes do exercício; a forma correta de execução durante o levantamento e abaixamento dos pesos; e o enfoque no trabalho multiarticular, para promoção do condicionamento funcional da musculatura (Bryant et al., 2001). Pelo menos uma sequência de 8-12 repetições de cada exercício deve ser concluída sem que ocorra fadiga. Os exercícios devem trabalhar os principais grupos musculares do corpo, de preferência durante a execução de movimentos multiarticulares. O levantamento e o abaixamento de pesos devem ser executados de forma lenta e controlada, a fim de evitar qualquer tipo de movimento balístico. Para evitar uma manobra de Valsalva, as pessoas devem ser instruídas a expirar durante o levantamento de peso e, ao mesmo tempo, a manterem um padrão e um ritmo de respiração normais. O exercício deve ser realizado dentro de uma amplitude de movimento livre de dores. Os exercícios devem progredir com um aumento do número de repetições para 15 ou 20 por sequência, antes de aumentar a quantidade de peso. O aumento da quantidade de peso deve ser feito lentamente, a incrementos aproximados de 5% (Bryant et al., 2001).

Alongamento e sustentação para exercício de flexibilidade

O alongamento deve ser incorporado ao aquecimento e ao relaxamento, respectivamente, antes e depois da atividade física. As opiniões divergem quanto à duração do alonga-mento. O ACSM (2000) sugere que cada alongamento seja mantido por 10-30 segundos. Os praticantes podem realizar o alongamento estático de maneira independente, usando (ou não) o mínimo de equipamentos. O alongamento estático é um movimento lento, suave e sustentado, que nunca envolve saltos e enfoca uma articulação importante de cada vez. Os alongamentos devem ser prescritos para cada uma das principais articulações do corpo, incluindo joelhos, quadril, partes superior e inferior da coluna dorsal, pescoço, ombros e cotovelos (ACSM, 2000). Um alongamento (p. ex., *sit-and-reach* ou flexão de ombro) não deve ser doloroso, não deve forçar a articulação além de sua amplitude normal, não pode causar dores com duração maior que 24 horas e não deve ser feito em um membro fraturado antes de 8-12 semanas da produção da lesão. Um alongamento, quando necessário, deve ser feito com bastante cuidado por indivíduos com suspeita ou diagnóstico comprovado de osteoporose (ACSM, 2002). Como ponto de partida, todos os grupos musculares devem ser alongados no mínimo 4 vezes por sessão, começando com 10 segundos de sustentação e progredindo para 4 repetições do alongamento sustentadas por 30 segundos cada uma, 2-3 dias por semana (ACSM, 2000).

Técnicas estáticas e dinâmicas para exercício de equilíbrio

O equilíbrio, ou controle do centro de gravidade (CG), requer treinamento diante de qualquer tipo de comprometimento da autoconfiança ou dos sistemas somatossensorial, visual e vestibular. Uma referência essencial sobre exercícios de treinamento de equilíbrio é o livro de Rose (2003), intitulado *Fall Proof! A Comprehensive Balance and Mobility Training Program*. Nessa obra, os capítulos são dedicados a cada um dos seguintes tipos de exercício: 1) treinamento de controle do CG; 2) treinamento multissensorial, com destaque para exercícios específicos de isolamento de cada um dos sistemas somatossensorial, visual e vestibular, além da inclusão de exercícios voltados para o equilíbrio e coordenação olho-cabeça; 3) treinamento de estratégia postural, isolamento do quadril e do tornozelo, além de estratégias gradativas de ajuste de perturbações por meio de exercícios específicos; e 4) melhora do padrão de marcha e treinamento com variação, com exercícios que requerem alteração da base de sustentação, desafios direcionais e demandas ambientais e de tarefa. Outros tipos de exercícios de treinamento de equilíbrio efetivos que se adaptam a uma abordagem funcional do exercício para idosos incluem o Tai Chi (Li et al., 2004), o exercício *square-stepping* (Shigematsu e Okura, 2006) e a dança (Federici et al., 2005).

A crença ou autoconfiança que os idosos têm em relação à própria capacidade de equilíbrio – ou medo de cair – é tão importante quanto sua verdadeira capacidade de se moverem com segurança. Segundo Li et al. (2003), a relação ($r = -0,20$; $p < 0,001$) existente entre a restrição de atividade e o medo de cair, com base no *Survey of Activities and Fear of Falling in the Elderly* (SAFFE), indicou que os idosos com escores de medo maiores participaram de menos atividades. Do mesmo modo, os idosos classificados no grupo de indivíduos com muito medo de cair apresentaram escores de saúde física e mental SF-12 significativamente piores do que os escores do grupo de idosos que tinham pouco medo de cair. Bruce et al. (2002) constataram que o medo de cair era comum (33,9%) em uma amostra de idosas saudáveis e com alta capacidade funcional (n = 1.500; fixa etária de 70-85 anos). Esses pesquisadores observaram ainda que, nessa amostra, o medo de cair estava independentemente associado ($p = 0{,}003$) a níveis autoimpostos reduzidos de participação em atividades físicas recreativas. Baker et al. (2007) constataram que sintomas depressivos diminuídos estavam significativamente relacionados à complacência (taxa de presença $r = -0{,}57$; $p = 0{,}009$; carga de trabalho 1RM $r = -0{,}59$; $p = 0{,}02$; volume total de treinamento aeróbico $r = -{,}54$; $p = 0{,}01$) e a uma força muscular melhorada do quadril ($r = -0{,}50$; $p = 0{,}002$). O exercício pode exercer papel importante na promoção da confiança no equilíbrio e na qualidade de vida de um idoso.

❯ Prescrição de exercício

Uma abordagem funcional do exercício destinado aos idosos é prática, incorpora o princípio da especificidade do exercício e confere significado ao exercício. O exercício que promove repetição dos movimentos necessários à conclusão das atividades do dia a dia é funcional, prático e eficiente em termos de tempo. Para muitos idosos, permanecer o mais independente possível na execução das atividades diárias pelo maior tempo possível é uma alta prioridade. O exercício que mimetiza alguns ou todos os componentes das atividades executadas no dia a dia, incluindo resistência, velocidade ou potência, é uma prioridade. Um programa no qual o indivíduo pratica sequências específicas de movimentos individuais ou combinados de uma atividade diária irá otimizar o sucesso desse indivíduo na execução da atividade diária-alvo e promoverá sua independência. Como trata do princípio da especificidade, essa abordagem do exercício maximiza os ganhos resultantes do treinamento.

O exercício destinado aos idosos deve ser projetado dentro de uma "perspectiva mais ampla" da vida do indivíduo. Essa perspectiva ampliada abrange as atividades diárias que o indivíduo precisa realizar, seus interesses ou *hobbies*, seu sistema de suporte, suas condições de vida e as demandas que tem que atender diariamente. Inserir o exercício em um contexto confere significado à atividade e reforça a relevância e importância do exercício, melhorando assim a complacência e a adesão. O exercício que envolve atividades funcionais pode ser incorporado mais facilmente do que outras formas de exercício à vida diária de uma pessoa.

Definição de abordagem funcional

Qual é o significado exato de afirmar que o foco de um exercício destinado a idosos deve ser funcional? O termo *funcional* diz respeito às atividades básicas e instrumentais do dia a dia, que são necessárias para o autocuidado e o cuidado dos outros; para o engajamento em atividades significativas, sejam estas profissionais ou recreativas; e para se mover pelo ambiente em que se vive. Uma lista das atividades básicas do dia a dia pode ser encontrada no *Barthel Index* (Mahoney e Barthel, 1965). As atividades do dia a dia incluem higiene pessoal, tomar banho, alimentar-se, fazer a toalete, funções do intestino e da bexiga, deslocamentos cadeira-leito, deambular e subir escadas. Sete categorias de atividades instrumentais do dia a dia, originalmente estabelecidas por Lawton e Brody (1969), foram reestruturadas no contexto das necessidades de cuidados domésticos dos idosos que vivem na comunidade (Carriere et al., 1996). Essas categorias são o preparo das refeições, as tarefas domésticas gerais, a administração das finanças, as compras no mercado, o trabalho doméstico pesado, a mobilidade fora de casa e a vida social.

O exercício funcional muitas vezes envolve o corpo inteiro. O uso do corpo inteiro incorpora os três sistemas corporais primários – musculoesquelético, cardiorrespiratório e neurológico. Esses sistemas primários não atuam de maneira independente uns dos outros, sendo que o declínio de um sistema exerce impacto sobre a capacidade dos outros dois. Exemplificando, um adulto de idade avançada com uma fratura de quadril, uma lesão no sistema musculoesquelético, terá limitada a quantidade e a distância da deambulação. Essa limitação, por sua vez, causa diminuição da função cardiorrespiratória e pode afetar o equilíbrio, uma função do sistema neurológico. O enfoque da atividade funcional pelo exercício, no caso dos idosos, requer o uso combinado de dois ou três sistemas corporais primários. O uso de múltiplos sistemas corporais é uma abordagem efetiva para o recrutamento da força, da resistência ou do equilíbrio de forma tão frequente quanto possível. O uso repetitivo dos sistemas e de seus componentes produz um efeito de treinamento quando a demanda excede as exigências que os sistemas estão acostumados a atender. O exercício específico tem lugar na reabilitação de uma lesão ou na recuperação pós-cirúrgica, por exemplo. Desta forma, o exercício específico seria usado nessas situações em adição ao exercício funcional, que incorpora as atividades básicas e instrumentais do dia a dia.

Vida ativa

Um aspecto fundamental para a promoção de uma abordagem funcional de condicionamento foi a ideia de que a execução das atividades diárias (p. ex., preferir a escadaria ao elevador, ou estacionar o carro longe do cinema e andar até lá) poderia ser considerada um exercício. Realizar as atividades do dia a dia como exercício é hoje descrito como *viver ativamente*. Uma das primeiras referências à expressão "vida ativa" na literatura foi um estudo sobre a intenção das pessoas de incorporar a atividade física em suas atividades cotidianas (Collette et al., 1994). Os resultados desse estudo sugeriram que uma campanha de *marketing* social deveria promover caminhadas diárias de 15 minutos e ensinar à população os benefícios que todos poderiam obter se aderissem a esse programa.

A vida ativa, uma abordagem funcional do condicionamento, tem sido defendida para a população em geral e para os idosos. Na literatura atual, há debates sobre os efeitos da vida ativa *versus* exercício. A revisão de Shephard (1997) mostrou que uma vida ativa diária é amplamente efetiva em termos de promoção das recompensas cardiovasculares e de saúde que, no passado, eram buscadas pelos programas vigorosos de condicionamento aeróbico. Hardman (2001), em sua revisão, afirma que a melhora no condicionamento cardiorrespiratório de mulheres de meia-idade sedentárias, medida pela determinação da captação de oxigênio máxima, conquistada por meio de sessões de exercício de curta duração, foi tão efetiva quanto a melhora conquistada com sessões contínuas mais prolongadas. Pescatello et al. (2000) relataram que a atividade física habitual foi um estímulo suficiente para diminuir os níveis sanguíneos de lipídios ou lipoproteínas e melhorar o controle da glicemia em idosos (74,2 ± 0,5 anos) que viviam em suas casas, independentemente da adiposidade abdominal e geral. Entretanto, outros resultados indicaram que o trabalho doméstico pesado realizado por 2,5 horas semanais não estava associado a uma menor probabilidade de sobrepeso em um grupo de mulheres com 60-79 anos de idade (Lawlor et al., 2002). Estudos adicionais são necessários para delinear os efeitos da vida ativa sobre os resultados de saúde.

A vida ativa tem sido promovida pela mídia. As propagandas transmitidas pela rede de televisão canadense, incitando ao *ParticipACTION*, foram substituídas pelo *BodyBreak*, em que adultos de meia-idade demonstram um exercício ou são mostrados participando de uma atividade diária, enquanto discutem os benefícios dos hábitos alimentares saudáveis e da prática diária de exercícios.

Em uma propaganda lançada recentemente, o governo canadense decidiu renovar o *ParticipACTION* para motivar indivíduos de todas as idades e níveis de capacidade a se tornarem ativos na prática de esportes e atividades físicas (www.hc-sc.gc.ca/hc-cs/media/nr-cp_e.html). Adicionalmente, um novo site foi criado (www.HealthyCanadians.ca) para ajudar os canadenses a desenvolverem estilos de vida mais saudáveis.

O *Canada's Physical Activity Guide to Healthy Active Living for Older Adults* (www.phac-aspc.gc.ca/pau-uap/paguide/) defende a incorporação da atividade física à rotina diária. As atividades sugeridas incluem passar o aspirador de pó, jardinagem, caminhada, lavar o piso ou subir as escadas de uma casa ou de um prédio. O guia defende uma meta de 30-60 minutos/dia, que pode ser cumprida por meio do somatório das atividades individuais realizadas ao longo do dia. Essa abordagem de vida ativa é atraente no sentido de que a atividade não precisa ser totalmente executada de uma vez, tomando uma grande parte do tempo do indivíduo. Recomenda-se realizar vários blocos de atividade com duração mínima de 10 minutos cada um. Uma mistura de atividades de resistência (4-7 dias/semana), flexibilidade (diariamente) e força e equilíbrio (2-4 dias/semana) é apresentada como diretriz para frequência do exercício. Esse guia contém uma lista de checagem acessível que permite às pessoas registrar e tabular as atividades realizadas ao longo do dia. O guia também fornece uma página de metas pessoais e espaço para anotar os próximos passos na promoção de mais ação, com o objetivo de motivar e guiar a assimilação de mais atividades físicas diárias, bem como promover um novo hábito de participação diária na atividade física.

Recomendações similares são feitas na publicação *AgePage* do National Institute on Aging (NIA), "Exercise: Getting Fit for Life" (www.niapublications.org/agepages/PDFs/Exercise_and_Physical_Activity_Getting_Fit_for_Life.pdf), e também na publicação intitulada *Exercise for Older Adults* do National Institutes of Health (NIH) (www.nihseniorhealth.gov/exercise/toc.html). O site do NIH, descrito como "acessível aos idosos", oferece aos usuários opções de fontes grandes e maior contraste visual, além da opção "áudio", por meio da qual o usuário com comprometimento visual pode ouvir a leitura do texto. O desenvolvimento dessas ferramentas contou com uma abordagem premeditada, com a preocupação de fornecer informações e incentivar a adoção da atividade física entre os idosos. É preciso delinear um programa de exercícios para que as pessoas consigam ter sucesso logo no início do processo. O sucesso contínuo no decorrer de todo o processo é necessário para estabelecer o hábito do exercício diário e promover a manutenção da participação no exercício.

Definição do exercício

A ideia acerca do que constitui o exercício não deve ser limitadora. A palavra "exercício" evoca imagens de uma sala de musculação, de uma aula de cardio ou *spinning*, ou ainda de pessoas usando a esteira ou o elíptico. O exercício deve ser visto como atividade física, atividade do dia a dia e como uma vida ativa. Quando o exercício é abordado com esse sentido mais amplo, torna-se possível conceitualizar um programa funcional, voltado para o indivíduo e orientado pelo objetivo, que atenda às necessidades individuais do participante. Em concordância com uma abordagem funcional dos princípios do exercício, o equipamento a ser usado deve ser escolhido com cuidado. A modificação do ambiente ou de equipamentos para promoção do sucesso irá melhorar a experiência do exercício para o idoso.

As atividades nas quais os idosos se envolvem dependerá do interesse de cada um, bem como de suas capacidades físicas e condições de vida. Exemplificando, a interação com os netos pode ser uma forma excelente de se exercitar. Muitos adultos, tanto jovens como de idade avançada, conseguem sentar e levantar do chão, alcançar e carregar objetos, nadar e correr com seus netos. Esse tipo de atividade promove e preserva um bom nível de flexibilidade do quadril para sentar e alcançar objetos, capacidade de levantar e abaixar até o chão, e também nível de força de membros inferiores e condicionamento aeróbico suficientes para correr acompanhando a criança. As atividades realizadas com o indivíduo sentado, como embalar o bisneto e brincar de fazer cócegas e de *peek-a-boo* – ou até mesmo brincar um pouco de pega-pega – podem ser aproveitadas pelos adultos de idade avançada descritos como "acima de 85 anos" (ou na "quarta idade"). Essas atividades exigem equilíbrio, força nos membros superior e inferior, e condicionamento aeróbico acima do limiar necessário à vida em comunidade. Participar dessas atividades divertidas é diferente de um "exercício" intencional para idosos, mas envolve um gasto energético acima do gasto energético normal para esses indivíduos, além de promover um retorno amoroso por meio de uma interação afetuosa e de risos.

Para um idoso, a janela de oportunidade para o exercício pode ser limitada pelo tempo, pela energia, pelas finanças, pelo transporte ou pela capacidade. A transmissão eficiente do exercício-alvo é um aspecto importante. Diante da limitação das fontes energéticas, os idosos devem se envolver na prática de exercícios que promovam um retorno mais amplo dos custos gerados. A partir dessa perspectiva, o exercício do corpo inteiro é mais necessário do que o exercício simples de uma única articulação. A maioria das atividades do dia a dia das quais um idoso participa requer o esforço combinado de muitas estruturas e funções corporais. A caminhada, por exemplo, exige força, equilíbrio e coordenação. Levantar-se de uma cadeira requer potência nos membros inferiores, flexibilidade na articulação do tornozelo e equilíbrio. A prática de uma atividade que emprega múltiplos sistemas corporais ao mesmo tempo será mais benéfica para o idoso que deseja preservar a independência. O desempenho é limitado pelo sistema mais enfraquecido. Todos os sistemas do corpo estão conectados e exercem efeitos uns sobre os outros. Exemplificando, em indivíduos com equilíbrio comprometido, o problema que envolve o sistema neuromuscular produzirá efeitos sobre a resistência e a força, pois limitará sua mobilidade e, desta forma, resultará no descondicionamento dos outros sistemas corporais. Do mesmo modo, a melhora de qualquer um dos três sistemas corporais exercerá um impacto positivo sobre os outros dois.

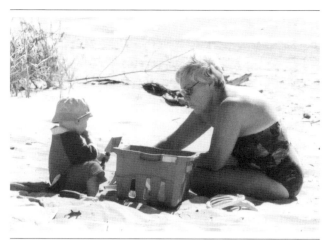

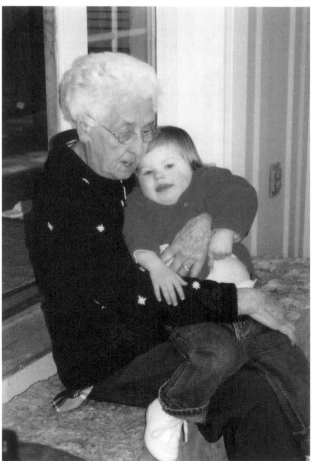

(acima) Brincar com os netos na praia é um tipo de exercício de vida ativa que pode ser atraente para idosos saudáveis com menos de 70 anos. *(abaixo)* Os idosos com mais de 85 anos gostam de atividades como embalar um bisneto, brincar sentado e caminhar (às vezes bem rápido!) de mãos dadas. (Cortesia de Denise M. Connelly.)

❯ Programação do exercício

Uma abordagem funcional dos princípios do exercício requer a transferência de conhecimento e habilidades de programação de exercício, bem como de motivação para a adesão a cada participante. Com essa abordagem, o participante é ensinado com uma linguagem leiga para aplicar os princípios do exercício. O *Canada's Physical Activity Guide to*

Healthy Active Living for Older Adults é um ótimo exemplo de como realizar essa transferência de conhecimentos. O *Physical Activity Guide* apresenta evidências científicas escritas em linguagem leiga, além de figuras visualmente atraentes, categorias de exercício definidas e exemplos de diferentes tipos de exercício, além de fornecer instruções claras e concisas sobre as faixas adequadas de frequência e duração.

Entretanto, o *Physical Activity Guide* não aborda os métodos práticos – ou seja, os métodos que podem ser usados pelos próprios participantes – para seleção do nível adequado de intensidade do exercício, determinação da progressão ou redação de resultados funcionais mensuráveis. Este capítulo destaca os métodos práticos de monitoramento da intensidade do exercício, as diretrizes para progressão do programa de exercício e as formas de desenvolver resultados orientados pelo objetivo e mensuráveis. Esses métodos são convenientes para os idosos implementarem em suas atividades diárias. Também são sugeridas medidas práticas de resultado selecionadas que um instrutor de exercício ou idoso podem usar para acompanhar as alterações ocorridas na função física ao longo do tempo. Um paradigma de capacitação individual:

- Desloca o poder para os participantes, para que estes possam ser responsáveis pela própria participação e pelos resultados do programa de exercício, bem como para que possam contar com uma fonte de conhecimento para consulta.
- Cria um lócus de controle.
- Promove envolvimento no processo.
- Desenvolve um senso de compromisso.
- Fornece as ferramentas que os participantes irão precisar.
- Orienta o processo ao indivíduo.
- Estrutura a atividade de acordo com os interesses do indivíduo.
- Consegue a "aceitação em comum acordo" dos participantes.
- Acompanha o progresso dos participantes ao longo do tempo.
- Define o que os participantes fizeram para alcançar o objetivo original.

Tendo como base o *Physical Activity Guide*, cinco áreas de enfoque guiarão a participação no exercício, na triagem, na prescrição e nos testes. Os cinco componentes que orientam uma abordagem funcional do exercício são o exercício centralizado no paciente, o exercício orientado pelo objetivo, os resultados mensuráveis, as atividades funcionais, a triagem e a segurança. A fundação de um programa de exercício abrange os princípios fundamentais do exercício: adaptação, limiar, sobrecarga, progressão, especificidade, manutenção e regressão. Esses princípios são inerentes a qualquer programa projetado para melhorar o desempenho dos sistemas corporais e a função, incluindo a soma de porções de atividade diária

para obtenção de um efeito do exercício. Os componentes propostos para uma abordagem funcional dos princípios do exercício propiciam uma oportunidade de envolvimento individual no delineamento e implantação de um programa de exercício.

O sucesso é um motivador poderoso. As pessoas gravitam naturalmente em torno das atividades nas quais conseguem se sair bem. Adotar uma abordagem centralizada no paciente para aplicação dos princípios do exercício melhora a participação, porque dá aos idosos a oportunidade de escolher as atividades das quais desejam participar, a duração e o horário do dia. Para muitos idosos, um exercício composto de levantamento de pesos, bicicleta estacionária ou corrida leve na esteira não estava nos planos de crescimento da experiência. É por isso que a promoção de atividades funcionais diárias a um nível adequado de dose-resposta parece ser uma abordagem eficiente. Em adição, a ideia de vida ativa pode ser menos intimidante para esse segmento da população, em comparação à ideia de "exercício". O medo das lesões decorrentes do exercício é comum entre os idosos e atua como barreira à participação (Lees et al., 2005). Adotar medidas simples de segurança, que dispensam o uso de equipamentos e possam ser incorporadas a qualquer atividade, fornecerá suporte aos idosos durante a participação nas atividades de exercício. Assim como no *Physical Activity Guide*, as metas específicas fazem os participantes focarem em seus alvos e os motivam a continuar. As metas devem ser bastante específicas, precisam ser sugeridas pelo idoso e têm que ser mensuráveis. Exemplificando, um adulto de idade avançada com osteoartrite pode ter como meta subir os seis degraus da escada até a porta da frente de sua casa, de modo independente, usando apenas o corrimão. Outro idoso com doença pulmonar obstrutiva crônica pode mencionar que sua meta é caminhar 100 m em 5 minutos, sentindo apenas um pouco de falta de ar.

Esses exemplos de objetivos incorporam aquilo que é importante para o participante (*centralizado no paciente*), estão relacionados às atividades do dia a dia (*atividade funcional*), minimizam o medo de lesão ou de exacerbação de uma condição de saúde preexistente (*segurança*), incluem alvos específicos a serem alcançados (orientados pelo objetivo) e podem ser medidos de maneira objetiva (*resultados mensuráveis*).

Exercício centralizado no paciente

Uma abordagem centralizada no paciente inclui os objetivos, as expectativas, as necessidades e as capacidades do paciente como foco de todas as intervenções. Alcançar esse foco requer uma comunicação aberta entre o profissional de saúde e o paciente idoso. Ao conversar com o idoso, é possível identificar seus interesses, atividades preferidas, atividades diárias em que se envolve para cuidar de si mesmo ou de outras pessoas, desafios individuais para a participação no exercício e objetivos de longo e curto prazo. A Tabela 7.1 lista os problemas tipicamente relacionados à adesão

Tabela 7.1 Solução efetiva de problemas para melhorar a adesão

Informação do paciente	Estratégias de solução de problemas
Pacientes com sobrepeso podem ter que se esforçar mais e alimentar expectativas fantasiosas em relação ao que poderão alcançar.	• Ser honesto e ajudar o paciente a estabelecer objetivos realistas. • Disponibilizar técnicas de monitoramento que mostrem claramente o progresso conquistado. • Evitar dar *feedbacks* positivos que não sejam merecidos, mas buscar oportunidades para reconhecer os avanços conquistados. • Usar sistemas de apoio social, como os "amigos" ou um *personal trainer*, se houver uma boa concordância.
Os pacientes precisam estar cientes dos benefícios e custos de seus programas de condicionamento.	• Ajudar os pacientes a listarem os benefícios que esperam alcançar, bem como as inconveniências e dificuldades que podem encontrar. • Discutir como eles irão lidar com essas expectativas.
Fumantes têm dificuldade para aderir ao exercício.	• Permitir que os pacientes se sintam sem fôlego e menos energizados após o exercício. • Evitar fazer do tabagismo um fator muito importante, mas ter literatura disponível sobre o assunto.
Os problemas de personalidade ou humor do paciente podem afetar a frequência.	• Não assumir a responsabilidade sobre o modo como seus pacientes estão se sentindo nem pelo fato de eles sempre faltarem às sessões em decorrência dos transtornos do humor.
A melhora da saúde muitas vezes é apresentada como motivo para iniciar a prática de exercícios.	• Apontar os benefícios de saúde específicos que podem ser esperados do tipo de prescrição recebida por seus pacientes. • Usar ferramentas de triagem (p. ex., PAR-Q ou FANTASTIC *Lifestyle Checklist*) para garantir aos seus pacientes que eles estão prontos para se exercitar e aumentar a consciência em relação à saúde.
Os objetivos e as atividades são amplamente diferentes para idades e sexos específicos. Em um estudo, a competição foi encarada como um benefício para homens jovens, e a saúde, para mulheres jovens, enquanto a saúde foi considerada um obstáculo para idosos de ambos os sexos (De Bourdeauhuij e Sallis, 2002).	• Enfatizar aos idosos que a melhora da saúde deve diminuir os obstáculos. • Empregar o monitoramento cuidadoso e a prescrição apropriada para manter as atividades sob controle e seguras.
Estar satisfeito com o especialista em exercícios é um fator importante para muitos pacientes.	• Buscar informações com seu paciente sobre muitos aspectos do estabelecimento de objetivos, técnicas de treinamento, variações das rotinas e satisfação. • Dar *feedbacks* aos pacientes sobre os progressos conquistados e pedir-lhes um *feedback* sobre suas próprias habilidades como treinador. • Dar suporte e estar disponível.

Os pacientes frequentemente têm dificuldades para superar problemas comuns do passado.	• Considerar as respostas a seguir, conforme sugerido por Patrick et al. (1994):
	  (a) Se o tempo representar uma barreira – "Nosso objetivo é realizar três sessões semanais de 30 minutos. Você assiste à TV com muita frequência? Caso assista, talvez tenha que cortar três programas de TV por semana."
	  (b) Se o divertimento representar um problema – "Não se exercite. Comece a praticar um *hobby* ou uma atividade agradável que o coloque em movimento."
	  (c) Se o exercício for tedioso – "Ouvir música enquanto pratica a atividade manterá sua mente ocupada. Caminhar, andar de bicicleta ou correr são atividades que poderão levá-lo a diversas paisagens interessantes."

Adaptado, com permissão, de J. C. Griffin, 2006, *Client-centered exercise prescription*, 2. ed. (Champaign, IL: Human Kinetics), 51.

Fisiologia do exercício na terceira idade

revelados por essas discussões, bem como as estratégias para abordá-los de maneira efetiva.

Outro aspecto que o profissional do exercício deve considerar é o grau de preparo mental do paciente para se comprometer com o exercício. A Tabela 7.2 resume os cinco estágios que frequentemente descrevem o estado de um paciente. É útil conhecer a atitude e o estágio de comprometimento do paciente, pois esses fatores irão afetar a escolha das abordagens que serão mais efetivas para vencer os obstáculos emocionais e mentais à prática regular de exercícios. A tabela fornece ainda descrições breves de estratégias que podem ser aplicadas aos pacientes dependendo do quanto poderão ser suas atitudes atuais no sentido de uma prática de exercícios contínua e consistente.

Exercício orientado pelo objetivo

A identificação de objetivos específicos pelo participante, com ajuda e orientação do instrutor de exercícios, estabelecerá uma estrutura para o desenvolvimento de um programa de exercício. Os objetivos amplos de participação na atividade física, incluindo a melhora do funcionamento físico, psicológico e social, podem não ter sentido para um idoso (Thomas, 1995). Os objetivos específicos e mais tangíveis que são relevantes às condições de vida, interesses ou *hobbies* do indivíduo serão mais significativos e irão promover motivação, direcionamento e propósito. Buscar informação específica para estabelecer objetivos será útil para garantir que os objetivos sejam realistas e relevantes (Thomas, 1995).

Tabela 7.2   Estratégias para modificação do processo

Estágio	Comportamento do paciente	Estratégia de modificação do processo	Estratégias de aconselhamento
Pré-contemplativo	Tem pouca consciência da mensagem	Aumento da consciência	• Aumentar a consciência acerca da importância. • Iniciar um diálogo. • Intensificar os "prós" da atividade.
Contemplativo	• Tem consciência e interesse na mensagem. • Reconhece o problema.	• Aumento da consciência. • Controle de contingência.	• Intensificar a intenção de ação, por meio da abordagem da ambivalência, destacando os benefícios pessoais e construindo a autoconfiança. • Criar um relacionamento de compreensão e aceitação.
Preparação	• Identifica um curso de ação. • Está pronto para a ação.	• Aumento da consciência. • Controle de contingência. • Autoliberação.	• Ajudar o paciente a planejar (p. ex., marcar data, local). • Enfocar os "prós". • Fortalecer a autoconfiança. • Fornecer fontes úteis (p. ex., conhecimento e habilidades).
Ação	• Toma uma decisão de implementar um curso de ação. • Experimenta a atividade. • Adota a curta duração.	• Controle de contingência. • Autoliberação. • Ajuda nos relacionamentos.	• Ensinar o paciente a lidar com os lapsos. • Promover apoio social. • Lidar com os lapsos; reavaliar o próximo passo da ação. • Incentivar.
Manutenção	• Assume compromisso a longo prazo. • Alcança uma mudança permanente do estilo de vida.	• Ajuda nos relacionamentos. • Contracondicionamento. • Controle de estímulo.	• Refinar e adicionar variedade ao programa. • Preparar para o caso de uma recaída. • Fornecer suporte para manutenção do comportamento, a fim de evitar recaídas.

Adaptado, com permissão, de J. C. Griffin, 2006, *Client-centered exercise prescription*, 2. ed. (Champaign, IL: Human Kinetics), 43.

Esses objetivos específicos identificarão quaisquer déficits em particular que o participante gostaria de minimizar ou superar; estabelecerão um contexto para os comprometimentos específicos do paciente e o impacto que esses déficits exercem no dia a dia; determinarão o modo, a intensidade e a frequência de exercício adequados; darão significado às atividades de exercício específicas; e incentivarão o domínio do paciente de seus próprios objetivos, bem como a responsabilidade pela conclusão do programa de exercícios.

A abordagem de objetivos SMART é empregada com frequência para auxiliar o processo de estabelecimento de objetivos (Gowland e Gambarotto, 1994). O acrônimo SMART designa os componentes a serem incluídos no desenvolvimento e na redação de um objetivo, que serão úteis no contexto do programa de exercício. Assim, SMART significa e*Específico, *Mensurável*, *A*ção-orientado, *Realista* e *Tempo*. Adicionalmente, quaisquer fontes ou requerimentos específicos para o alcance do objetivo (p. ex., alguém, uma peça de equipamento, um ajuste específico, localização ou programa) podem ser incluídos ao objetivo SMART e representados pelo "R". O acrônimo então deve ser um objetivo SMART para melhorar a função e a independência de um adulto de idade avançada.

Ter um objetivo específico significa que os participantes sabem exatamente pelo que estão se esforçando, a ponto de fornecer detalhes suficientes para definir claramente o que desejam obter do programa de exercício. Uma meta mensurável envolve a adoção de critérios sólidos para medir o progresso alcançado. Por meio da medida do progresso, os participantes podem acompanhar o processo, cumprir os prazos nas datas-alvo e se sentirem gratificados com suas conquistas. Perguntar ao participante "Como você saberá se atingiu seu objetivo?" transmitirá as palavras necessárias para a redação de um objetivo mensurável. Um objetivo orientado pela ação produz resultados, porque as etapas a serem transpostas para alcançar o objetivo estão incluídas no objetivo redigido. Uma meta realista é um objetivo prático e que pode ser alcançado. O instrutor de exercícios treina os pacientes no sentido de atingirem objetivos que estejam dentro da faixa de suas capacidades, a fim de ajudá-los a obterem sucesso. Entretanto, a ambição do paciente não deve ser eliminada nesse processo. Orientá-lo no sentido de concluir porções menores do objetivo original pode ser uma estratégia apropriada se esse objetivo estiver além das capacidade atuais do indivíduo. O objetivo deve representar uma meta que tanto o instrutor como o participante estejam dispostos e sejam capazes de perseguir (ver quadro "Os seis passos para definir e alcançar os objetivos do exercício"). Por fim, o objetivo deve ter um prazo definido e precisa ser baseado nas limitações dos recursos disponíveis.

Resultados mensuráveis

Para estabelecer uma função basal antes de iniciar uma intervenção de exercício, é preciso dispor de uma medida de resultados que seja válida e confiável para quantificar as tarefas funcionais relevantes para os objetivos de exercício do participante. Essa mesma medida pode então ser empregada para avaliar as modificações da atividade após uma intervenção de exercício. O foco agora são os testes de campo de atividades funcionais destinados a idosos e adultos de idade avançada fragilizados.

Os seis passos para definir e alcançar os objetivos do exercício

O processo de definir e alcançar os objetivos do exercício pode ser resumido nos seguintes passos:

- Começar pensando no final.

- Escrever o objetivo SMART em uma frase, incluindo todos os componentes.

- Quebrar os objetivos mais amplos ou mais difíceis em etapas administráveis.

- Manter a motivação e o compromisso do paciente com seus objetivos.

- Lembrar aos pacientes de seus objetivos, para que sejam acompanhados.

- Rever os objetivos periodicamente com os pacientes e reavaliar seus progressos.

(College of Physiotherapists of Ontario, *Professional Portfolio Guide*, 2004, p.14.)

Medidas de resultado

Várias medidas de resultado foram desenvolvidas para avaliar atividades físicas específicas e têm sido empregadas para testar idosos. São exemplos a velocidade da caminhada em um teste de caminhada de 10 m (Connelly et al., 1996); em um teste de caminhada de 400 m (Chang et al., 2004); em um teste de caminhada de 2 minutos (Connelly et al., 1996); ou em um teste de caminhada de 6 minutos (American Thoracic Society, 2002; Butland et al., 1982; Steffen et al., 2002), dependendo do nível funcional do participante. Os questionários sobre as atividades do dia a dia que são relevantes para os idosos propiciam uma oportunidade de capturar uma ampla avaliação dos hábitos de atividade física atuais do participante de idade avançada (ver Thomas, 1995), incluindo, por exemplo, o *Yale Physical Activity Survey* (DiPietro et al., 1993), *Physical Activity Scale for the Elderly* (PASE) (Washburn et al., 1993) e o *Late-Life Function and Disability Instrument* (Sayers et al., 2004). Várias medidas do desempenho em termos de equilíbrio foram desenvolvidas especificamente para idosos. Algumas dessas medidas são

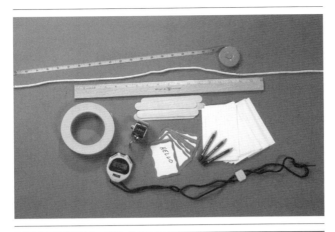

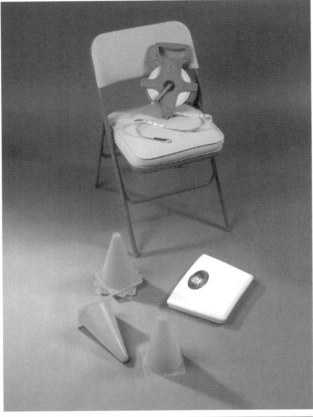

O equipamento necessário para avaliar o condicionamento físico de idosos ao longo da faixa de experiência e desempenho no exercício pode ser mínimo, simples e de baixo custo.

Devem ser selecionados testes que estejam maximamente relacionados às atividades que os idosos desejam realizar. Exemplificando, um teste de caminhada é mais apropriado para aqueles que planejam aderir a um programa de caminhadas, enquanto um teste de resistência muscular de membro superior forneceria uma medida mais representativa para cadeirantes que impulsionam a própria cadeira rodas.

Teste de condicionamento para idosos

O Teste de Condicionamento para Idosos foi desenvolvido para medir as capacidades físicas básicas necessárias à realização de atividades funcionais do dia a dia, bem como à mobilidade funcional (Rikli e Jones, 1999). Esse teste atualmente é a única bateria de testes de condicionamento funcional que possui normas nacionais, bem como confiabilidade e validade para adultos na faixa etária de 60 a 94 anos. Cada um dos 6 itens do teste é uma medida funcional de uma combinação de parâmetros físicos, incluindo força/resistência muscular, condicionamento aeróbico, flexibilidade, equilíbrio, coordenação, velocidade/agilidade e potência (Rikli e Jones, 1997). O *kit* do Teste de Condicionamento para Idosos consiste em um pacote abrangente que inclui um manual, um vídeo de instruções e um *software* de computador para registro e análise dos resultados do teste (Rikli e Jones, 2001). Os escores de um paciente submetido ao Teste de Condicionamento para Idosos podem ser comparados aos escores de outros pacientes de sexo e idade compatíveis, empregando os padrões referenciados pela norma para idosos norte-americanos. A avaliação do desempenho do paciente, em relação ao seu grupo de pares, fornece informação adicional útil para interpretação dos seus escores. O manual do Teste de Condicionamento para Idosos descreve em detalhes o desempenho, a medida e os escores de cada item do teste. Nos apêndices desse manual, são disponibilizadas várias amostras de formulários para que o instrutor copie e use como parte dos programas de exercício para idosos. Entre esses formulários, estão o consentimento informado, o relatório de acidentes, o cartão de escores (para resumir os resultados do teste), os sinais de estação para teste em grupo em forma de circuito e os quadros de desempenho e normas em percentil de idade-grupo para cada um dos seis itens do teste.

Atividades de exercício funcional

Em resposta à pergunta "Com o que você está tendo dificuldades?" a maioria dos idosos responde descrevendo uma atividade funcional (p. ex., subir escadas, entrar e sair da banheira ou pegar um objeto que está no chão). Às vezes, eles respondem queixando-se de um determinado parâmetro físico. Exemplificando, os participantes podem dizer que sentem as pernas fracas ou cansadas; ou que estão sentindo dores articulares, musculares ou regionais; ou, ainda, que sentem rigidez. Mais provavelmente, se forem feitas perguntas adicionais aos idosos, será possível

o teste Timed Up & Go (Podsiadlo e Richardson, 1991); a *Berg Balance Scale* de 14 itens (Berg et al., 1989, 1992) e a *Fullerton Advanced Balance Scale* de 10 itens (Rose, 2003).

A medida do resultado deve ser escolhida com cautela, de modo a permitir que o participante apresente melhoras e observe o sucesso alcançado. Devem ser consideradas as características de "piso" e "teto" de uma medida de resultado, a adequação da ferramenta ao participante e o uso antecipado dos dados fornecidos pela medida do resultado.

estabelecer uma ligação entre o desconforto físico que eles estão sentindo e uma atividade funcional. Exemplificando, os participantes de idade avançada apresentam lombalgia quando caminham ou desenvolvem uma rigidez tão intensa que não conseguem nem calçar as meias. A atividade funcional de interesse pode então ser usada para guiar e dirigir o desenvolvimento de um programa de exercícios centralizado no paciente e individualizado.

A tendência a incluir e praticar atividades funcionais em um programa de exercícios destinado a idosos é evidente nas informações fornecidas pelo *Canada's Physical Activity Guide to Healthy Active Living for Older Adults*, pelo *NIH Exercise for Older Adults* e pelo Teste de Condicionamento para Idosos. A partir de uma abordagem de prescrição de exercício para idosos centralizada no paciente e orientada pelo objetivo, a inclusão de atividades funcionais a um programa de exercícios parece ser apropriada. Em adição, a inclusão de atividades funcionais a um programa de exercícios trata do princípio da especificidade, segundo o qual o direcionamento do exercício para uma atividade específica promove a melhora do desempenho nessa atividade. A medida do desempenho na atividade funcional específica ou em uma atividade altamente correlata informará ao instrutor e ao participante quais foram as conquistas alcançadas com o programa de exercícios no sentido de atingir a meta.

Triagem e medidas de segurança

Fornecer informações sobre como saber quando é seguro começar ou retomar o exercício capacita ainda mais os indivíduos a serem responsáveis pela própria saúde e a se tornarem participantes ativos no programa de exercícios. Não saber se há ou não problemas em se exercitar faria o participante estacionar no estágio de contemplação, que é o segundo dos cinco estágios do Modelo Transteórico/Estágios de Mudança desenvolvido por Prochaska e DiClemente (1982). O Modelo Transteórico pode ser bastante útil para "rotular" o "estágio" do comportamento das pessoas e, desta forma, permitir compreender o que deve estar acontecendo com os participantes quando começam, continuam ou param o exercício, bem como o tipo de suporte que eles podem precisar em cada estágio de comportamento e pensamento em particular. Adicionalmente, os instrutores devem passar por um treinamento adequado, com o intuito de garantir, em primeiro lugar, que os pacientes idosos possam participar com segurança do exercício e que os exercícios sejam seguros para os praticantes idosos. Como escreveu Hipócrates, "Quanto às doenças, crie dois hábitos – ajudar ou, pelo menos, não prejudicar" (*Of the Epidemics*, Livro I, Seção XI, 400 a.C.).

Disposição para o exercício e história de saúde

Uma medida bem conhecida usada para avaliar se um indivíduo está pronto para participar de um programa de exercícios é o *Physical Activities Readiness Questionnaire*, ou PAR-Q (www.csep.ca/forms.asp). Este formulário pode ser usado pelos próprios indivíduos, instrutores ou profissionais da saúde para determinar se há quaisquer indicações da necessidade de consultar o médico antes de se iniciar os exercícios (ver Apêndice B). As diretrizes para o uso desse formulário indicam que o PAR-Q é aplicável para indivíduos na faixa etária de 15 a 69 anos (www.csep.ca/forms.asp). As instruções sugerem que os indivíduos com mais de 69 anos de idade que não estão acostumados a serem muito ativos devem marcar uma consulta com o médico para saber se seu estado geral lhes permite iniciar um programa de exercício. Os idosos que respondem "sim" a todas as perguntas do PAR-Q devem ser alertados a procurarem o médico. Aplicar o *Physical Activity Readiness Medical Examination* (PARmed-X) (ver Apêndice B) pode ajudar o médico a determinar a disposição do paciente para se exercitar com segurança (www.csep.ca/forms.asp). Além dos resultados do PARmed-X, os idosos devem pedir ao médico para descrever quaisquer riscos ou precauções relevantes a sua participação em um programa de exercícios. Saber quais são os riscos associados ao exercício e as modificações sugeridas para um programa de exercícios seria uma informação valiosa para o instrutor considerar ao delinear o programa de exercícios individualizado.

A doença crônica torna-se mais prevalente com o avanço da idade, enquanto a segurança dos idosos nos programas de exercício passa a ser uma preocupação cada vez maior. A adoção de uma abordagem sistemática ao obter a história médica de um participante de exercícios – considerando os sistemas cardiorrespiratório, neurológico, metabólico e musculoesquelético, bem como a função geral – deve ser uma prioridade, antes do envolvimento com qualquer tipo de exercício. No livro de Jones e Rose (2005), os interessados podem encontrar uma avaliação abrangente da saúde e do nível de atividade, desenvolvida pelo Canadian Centre for Activity and Aging (www.uwo.ca/actage/), intitulada *Health History and Activity Questionnaire* (ver Apêndice B). A Tabela 7.3 fornece exemplos de ferramentas usadas na avaliação de alguns comprometimentos e condições de saúde comuns relacionados à idade. Essa lista de exemplos dos potenciais comprometimentos ou condições de saúde encontradas em uma população de idosos não é abrangente. Em geral, é realizada uma triagem para determinar qual tipo de exercício é apropriado e se há necessidade de introduzir modificações para garantir a participação integral de um indivíduo. As condições médicas não devem impedir a participação nos exercícios e, sim, guiar a aplicação destes de modo a proporcionar benefícios ao participante. Na publicação do ACSM (2000), o leitor pode ter acesso a uma lista abrangente de precauções e contraindicações à participação no exercício. Para considerações específicas em casos especiais, como osteoporose, artrite reumatoide, hipertensão, distúrbios pulmonares obstrutivos crônicos ou baixa capacidade funcional, é indicada a referência de Skinner (1993). Adicionalmente,

112 Fisiologia do exercício na terceira idade

Tabela 7.3 Ferramentas de triagem sugeridas para uso antes da participação no exercício, organizadas de acordo com os comprometimentos dos sistemas corporais

Sistema	Exemplo de comprometimento ou condição de saúde	Exemplo de medida de resultado*
Cardiorrespiratório	Condição cardíaca Tontura Pressão arterial elevada	PAR-Q[a] PAR-Q PAR-Q
Neurológico	Equilíbrio Memória Perda da sensibilidade, formigamento	Escala do equilíbrio de Berg[b] Escala FAB[c] Miniexame do Estado Mental[d] Questionário sobre história de saúde e atividade[e]
Metabólico	Diabetes	IMC[f] Glicemia[g]
Musculoesquelético	Osteoporose Artrite	Densidade óssea[h] WOMAC[i]
Função geral	Mobilidade Medo de cair	TUG[j] Teste de Condicionamento de Idosos[k] PPT[l] Escala ABC[m]

*Essas medidas de resultado também podem ser usadas para representar graficamente o progresso do participante durante o programa de exercício.

[a] *Physical Activity Readiness Questionnaire* (PAR-Q). www.csep.ca/forms.asp.

[b] Escala do equilíbrio de Berg.

[c] Escala Fullerton *Advanced Balance* (FAB). D. J. Rose, 2003, *FallProof: A Comprehensive Balance and Mobility Program* (Champaign, IL: Human Kinetics).

[d] Miniexame do Estado Mental (MMSE). www.alzheimers.org/caregiving/challengepdfs/mmse.pdf.

[e] Questionário sobre História de Saúde e Atividade. G. J. Jones e D. J. Rose (Eds.), 2005, *Physical Activity Instruction of Older Adults* (Champaign, IL: Human Kinetics), pp. 69-73.

[f] Índice de massa corporal (IMC). www.consumer.gov/weightloss/bmi.htm.

[g] Glicemia. G. J. Jones e D. J. Rose (Eds.), 2005, *Physical Activity Instruction of Older Adults* (Champaign, IL: Human Kinetics), pp. 342-344.

[h] Densidade mineral óssea. G. J. Jones e D. J. Rose (Eds.), 2005, *Physical Activity Instruction of Older Adults* (Champaign, IL: Human Kinetics), pp. 46-47.

[i] *Western Ontario McMaster Arthritis.*

[j] Teste Timed Up & Go (TUG).

[k] Teste de Condicionamento de Idosos. R. E. Rikli e C. J. Jones, 2001, *Senior Fitness Test Manual* (Champaign, IL: Human Kinetics).

[l] *Physical Performance Test* (PPT). www.umshp.org/pt/geritool/Physical-Performance-Test-original.rtf.

[m] Escala *Activities Balance Confidence* (escala ABC).

os efeitos específicos do exercício sobre várias condições crônicas, bem como sugestões para programação de exercícios destinadas a pacientes com essas condições crônicas podem ser encontrados na referência de Durstine e Moore (2003).

Formação e treinamento do instrutor de exercício

Os instrutores devem estar atentos aos aspectos relacionados à segurança e precisam estar informados sobre a promoção e a implementação das diretrizes de segurança para participação de idosos em programas de exercício. Os adultos de idade avançada que vivem na comunidade

desejam participar de programas de exercícios, contudo muitas vezes faltam instrutores devidamente qualificados (Lachenmayr e Mackenzie, 2004). O Canadian Centre for Activity and Aging (CCAA) implementou o Senior Fitness Instructor Course (SFIC). Esse curso foi desenvolvido para suprir a necessidade de instrutores e disseminar informação sobre programas de atividade física apropriados para idosos. O SFIC é um programa de certificação para qualquer um (voluntários idosos ou adultos jovens) que deseje aprender como elaborar e conduzir aulas efetivas de condicionamento para idosos (www.ccaa-outreach.com/show_course.php?coursetypeid=1).

Em 2004, foram apresentadas diretrizes internacionais, intituladas *International Curriculum Guidelines for Preparing Physical Activity Instructors of Older Adults*, no 6º Congresso Mundial de Envelhecimento e Atividade Física (www.seniorfitness.net/international_curriculum_guidelines_for_preparing_physical_activity_instructors_of_older_adults.html). Essas diretrizes representam um consenso de muitos especialistas da área de atividade física para idosos e da estrutura da política de envelhecimento ativo da Organização Mundial da Saúde (OMS). O documento descreve as principais áreas de conteúdo a serem incluídas em um programa de treinamento de nível iniciante para instrutores de atividade física que irão trabalhar com idosos. Os tópicos sugeridos para cada um dos nove módulos de treinamento podem ser encontrados no Apêndice A do livro de Jones e Rose (2005). A relevância do conhecimento, da experiência e de habilidades na aplicação da programação de atividade física destinada a idosos é evidenciada pelo número e importância dos indivíduos que contribuíram para essa iniciativa de desenvolver as *International Curriculum Guidelines for Preparing Physical Activity Instructors of Older Adults*.

> ## Recomendações para programas de exercícios

Esta seção descreve as medidas destinadas a garantir a segurança dos idosos, uma vez que fazem parte da abordagem FITT de participação no exercício. As lesões podem resultar da participação excessivamente frequente em exercícios aeróbicos, de força, flexibilidade ou equilíbrio, a intensidades altas demais ou por períodos muitos longos; de um modo de execução incorreto do exercício; ou do avanço rápido demais dos parâmetros do exercício. A dor muscular de aparecimento tardio decorrente da prática de exercício não pode durar mais que 48 horas nem deve limitar a função ou a amplitude articulares, a capacidade de realizar as tarefas do dia a dia ou restringir a mobilidade do indivíduo. Quando dura mais de 48 horas, essa dor indica que o volume de exercícios foi excessivo para o indivíduo. As próximas seções destacam as diretrizes de segurança para cada componente da abordagem FITT.

Frequência

O objetivo final é o envolvimento do participante de exercício em um determinado volume de atividades de exercício. Para alcançar o volume de exercícios prescrito, qualquer um ou todos os componentes da FITT podem ser alterados para fornecer uma soma de atividades de exercício que seja igual a um dado volume-alvo. Exemplificando, um volume de exercícios similar pode ser atingido do seguinte modo: 1) com uma baixa intensidade de exercícios aliada a uma frequência maior por um período mais prolongado; ou 2) com exercícios de alta intensidade, curta duração e menor frequência. O *Canada's Physical Activity Guide to Healthy Active Living for Older Adults* contém diretrizes distintas para a frequência do exercício de acordo com a categoria do tipo de exercício, ou seja, resistência, flexibilidade e força e equilíbrio (www.paguide.com). A faixa de número de sessões de exercício semanais representa o total-alvo. Para os idosos que estão sendo iniciados em um programa de exercício, o número de sessões em cada uma das quatro categorias de exercício deve progredir de um número baixo até a faixa-alvo ao longo de um determinado período, ou seja, 4-7 dias por semana (resistência), diariamente (flexibilidade) e 2-4 dias por semana (força e equilíbrio). Um método usado para monitorar os efeitos do exercício com o objetivo de guiar a frequência das sessões consiste em atentar para os sintomas manifestados pelo corpo. Os sintomas que irão refletir se o corpo está tolerando o programa de exercícios são: dor muscular, dor articular, rigidez de músculos, articulações ou de ambos, fadiga, exacerbação de uma condição de saúde preexistente, diminuição da amplitude de movimento e retorno demorado (> 24 horas) do funcionamento livre de dor.

Intensidade

Vários métodos podem ser usados pelos participantes de exercício para monitorar a própria resposta ao exercício em relação à intensidade desse exercício. Uma faixa de frequência cardíaca-alvo a ser alcançada e mantida durante o exercício aeróbico pode ser calculada para monitorar a resposta da frequência cardíaca ao exercício. A fórmula de Karvonen é um exemplo de como calcular uma zona de frequência cardíaca-alvo específica de uma idade determinada (Karvonen e Vuorimaa, 1988). Esse método de cálculo da zona de treinamento da frequência cardíaca-alvo é baseado na $FC_{máx}$ associada à idade e na frequência cardíaca de repouso do indivíduo. Para determinar a frequência cardíaca de repouso, as pessoas devem ser orientadas a medir a própria pulsação em repouso durante três manhãs consecutivas, logo depois de acordar e antes de sair da cama. O pulso pode ser sentido no punho (pulso radial) ou na lateral do pescoço (pulso carotídeo). Essas pessoas devem ser instruídas a usar o local em que conseguirem sentir a pulsação com mais facilidade e contar o número de batimentos (começando em zero para o primeiro batimento) durante 1 minuto. Aqueles que não tiverem um cronômetro ou relógio com segundo ponteiro podem medir a pulsação olhando em um relógio digital a mudança do número indicativo dos minutos – ou seja, encontrar o pulso e começar a contagem quando o número indicador de minutos mudar pela primeira vez e parar a contagem quando esse número mudar novamente. É preciso lembrar aos pacientes para usarem a polpa do primeiro dedo ou do dedo médio da mão, em vez do polegar. Do mesmo modo, eles devem

114 Fisiologia do exercício na terceira idade

pousar a polpa dos dedos da mão sobre o sítio carotídeo ou radial, em vez de pressionar demais. Usar o polegar ou pressionar excessivamente a artéria pode impedir a contagem correta dos pulsos. Depois que as três medidas de pulsação matinais consecutivas forem obtidas, o paciente deve somar os três valores obtidos e dividir o resultado por três para calcular a pulsação média. Em seguida, usando a fórmula de Karvonen, é possível calcular a zona de treinamento-alvo.

Para exemplificar, será calculada a zona de treinamento-alvo para um idoso cuja pulsação de repouso é igual a 60 batimentos por minuto (bpm), com 70 anos de idade e que deseja se exercitar em uma intensidade moderada a alta (60-70%). O primeiro passo consiste em calcular a $FC_{máx}$ associada à idade usando a fórmula: $220 - idade$ (homens) ou $226 - idade$ (mulheres). Em seguida, deve ser calculada a reserva de frequência cardíaca (RFC) por meio da fórmula: $FC_{máx} - frequência cardíaca em repouso$. No exemplo, a frequência cardíaca na faixa de treinamento (% da faixa de treinamento) é calculada usando $RFC \times 60\%$ para a faixa menor e $RFC \times 70\%$ para a faixa maior. A frequência cardíaca-alvo para treinamento é igual à soma (% da faixa de treinamento + frequência cardíaca em repouso) a 60%, sendo calculada novamente a 70%. A faixa de frequências cardíacas-alvo é a zona de treinamento da frequência cardíaca sugerida para o indivíduo. Exemplificando, um homem de 70 anos de idade, cuja frequência cardíaca de repouso é igual a 60 bpm, ao se exercitar a uma intensidade de 60-70%, deve manter sua frequência cardíaca de exercício entre 114 e 123 bpm. Para monitorar a intensidade do exercício, o paciente deve ser instruído a medir sua pulsação durante o exercício, começando a contagem em zero para o primeiro batimento (i. e., 0-1-2-3-4-...-12, durante 10 ou 15 segundos) e multiplicando por 6 ou 4, respectivamente, para obter a pulsação em bpm. A frequência cardíaca de exercício deve cair dentro da zona de treinamento-alvo. Se a frequência cardíaca estiver abaixo da faixa, a intensidade do exercício pode ser aumentada. Por outro lado, a intensidade do exercício deve ser diminuída se a frequência cardíaca estiver acima da zona-alvo. Como alternativa, os monitores de frequência cardíaca Polar® (www.polarca. com/), por exemplo, usados sobre a pele ao redor do tórax durante a prática de exercícios, calculam a frequência cardíaca instantaneamente e retransmitem os valores para um relógio de pulso especial, para que o usuário possa ver com facilidade a própria frequência cardíaca-alvo, em vez de ter que calculá-la.

A *Borg Rating of Perceived Exertion Scale* (escala de Borg de RPE), que consiste em uma escala de categoria/proporção de 10 pontos, é outro método usado para monitorar a intensidade do exercício (Borg, 1998; Shigematsu et al., 2004). Trata-se de um método subjetivo que permite aos participantes de exercícios avaliar o quão arduamente estão trabalhando durante o exercício. A avaliação do esforço percebido pode ser uma forma primária de medir a

intensidade do exercício quando um paciente não estiver apresentando as respostas típicas de frequência cardíaca ao exercício. Esses indivíduos incluem aqueles sob tratamento com betabloqueadores, alguns pacientes cardíacos e diabéticos, gestantes e outros indivíduos que podem ter respostas de frequência cardíaca alteradas. Em uma escala de 0 a 10, os pacientes avaliam como estão se sentindo durante a prática de um exercício, em termos de fadiga corporal e do modo como estão se sentindo física e mentalmente. Essa escala foi validada em adultos de idade avançada ($75,5 \pm 3,8$ anos) como uma forma de monitorar com segurança a intensidade do exercício (Shigematsu et al., 2004). A faixa-alvo de manutenção de uma intensidade submáxima de exercício na escala de Borg de 10 pontos é entre uma RPE de 4 (um pouco forte) e 5 ou 6 (forte) (Fig. 7.1).

O Método do Teste da Conversação (Persinger et al., 2004), assim como o RPE, é subjetivo e pode ser usado em paralelo com a medida da pulsação. O teste da conversação é bastante útil para determinar uma zona de conforto de intensidade aeróbica, especialmente se o paciente começou há pouco tempo um programa de exercícios. Os idosos que conseguem conversar sem grande tensão enquanto treinam

0	Nulo	"Não P"
0,3		
0,5	Extremamente fraco	Apenas perceptível
1	Muito fraco	
1,5		
2	Fraco	Leve
2,5		
3	Moderado	
4		
5	Forte	Pesado
6		
7	Muito forte	
8		
9		
10	Extremamente forte	"P máx"
11		
⌐		
●	Máximo absoluto	Máximo possível

Escala de Borg de RPE
Escala CR10 de Borg
© Gunnar Borg, 1981, 1982, 1998

Figura 7.1 Este *continuum* de números e palavras relacionadas é a escala de categoria/proporção de 10 pontos para avaliação do esforço percebido (RPE) desenvolvida por Borg. A escala de categoria/proporção foi projetada para facilitar a compreensão da terminologia pelos participantes do exercício. Isso permite que o instrutor avalie melhor a intensidade do exercício para conduzir a sessão de exercícios.
Reproduzido, com permissão, de Borg G. *Borg's Rating of Perceived Exertion and Pain Scales*. Champaign, IL: Human Kinetics, 1998.

são mais propensos a estarem em sua zona de conforto ou talvez estejam trabalhando em um nível submáximo. Como alternativa de descrever isso, devem aumentar a velocidade ou a resistência da atividade que estão fazendo, a ponto de ouvirem primeiramente o som da própria respiração e ainda conseguirem conversar. Eles devem treinar a uma intensidade que lhes permita respirar de modo confortável e rítmico ao longo de todas as fases do treinamento. Isso garantirá um nível de exercício seguro e confortável.

Tempo

O *Canada's Physical Activity Guide to Healthy Active Living for Older Adults* (www.paguide.com) defende que um novo programa de exercícios seja iniciado devagar e aumentado gradativamente. Recomenda-se um total de 30-60 minutos de atividade física moderada na maior parte dos dias. O *Physical Activity Guide* sugere a participação em blocos de 10 minutos de atividade funcional ao longo do dia, adicionando alguns minutos de cada vez até atingir a duração-alvo de 30-60 minutos de atividade completada. Uma progressão suave dos blocos de tempo gasto na execução das atividades funcionais promoverá segmentos maiores de exercício. A duração do exercício deve ser aumentada até que a maior duração seja alcançada. Depois que uma duração suficiente for alcançada, a intensidade do exercício pode ser aumentada. É preciso atentar para os sintomas indicativos de intolerância do corpo ao exercício. Dor muscular, dor articular, rigidez de músculos ou articulações, ou de ambos, fadiga, falta de ar e exacerbação de uma condição previamente existente podem ocorrer durante a sessão de exercícios, caso a duração seja longa demais ou a intensidade esteja alta demais.

Um período de aquecimento de aproximadamente 5-10 minutos é usado com frequência para preparar o corpo para o exercício. Esta é uma estratégia que serve para promover segurança em um programa de exercício e que pode ser aplicada de várias formas. Durante um aquecimento, um adulto de idade avançada é orientado a alongar os braços, as pernas e a coluna dorsal, e a preparar as principais articulações do corpo andando devagar, balançando os braços e tentando tocar alternadamente o hálux de cada pé, por exemplo. Outra sugestão segura é incorporar um relaxamento de cerca de 5 minutos ou que tenha a duração necessária para fazer a frequência cardíaca retornar ao nível de repouso. Durante o relaxamento, um idoso seria orientado a repetir as atividades realizadas no aquecimento. Durante o relaxamento, o instrutor pode monitorar as respostas fisiológicas dos participantes ao programa de exercícios; permitir que os participantes tenham tempo de interagir entre si em um contexto de grupo de exercícios; ou dar aos participantes a oportunidade de avaliar a própria pulsação e refletir sobre como estão se sentindo, o que aconteceu de bom durante o exercício ou o que poderia ser modificado na próxima vez que se exercitarem, por exemplo.

Tipo

Os três modos de exercício são defendidos, inclusive os exercícios de resistência (aeróbico), flexibilidade, força e equilíbrio. A segurança durante a prática do exercício de resistência é determinada pela frequência cardíaca e guiada pelos mesmos métodos usados para medir a frequência cardíaca que foram listados na seção sobre intensidade. Os participantes dos exercícios devem ser orientados sobre como monitorar a própria resposta de frequência cardíaca ao exercício e a permanecerem dentro da zona de frequência cardíaca-alvo durante a participação nos exercícios. Se a resposta de frequência cardíaca ao exercício for resultante de uma medida inapropriada (p. ex., secundária ao uso de medicação para controle da frequência cardíaca), esse paciente deve ser ensinado sobre como monitorar a resposta ao exercício usando a escala de Borg de RPE. Por fim, o teste da conversação pode ser uma forma útil e divertida de monitorar a intensidade do exercício, caso o idoso se exercite na companhia de um amigo.

Com relação aos exercícios de força e flexibilidade, os idosos podem se proteger contra lesões prestando bastante atenção na posição dos membros e cronometrando seus movimentos. Se o peso do corpo do paciente impõe resistência ao movimento (p. ex., levantar da cadeira sem usar os braços, repetidas vezes, para aumentar a força das pernas) ou se essa resistência vem de uma fonte externa (p. ex., realizar flexões de braço com uma lata de sopa grande), os movimentos devem ser realizados devagar e sem movimentos bruscos. Uma diretriz para a realização de movimentos com resistência consiste em realizar o movimento contando 3 segundos e expirando ao longo de todo o esforço (ou "levantamento"), para então voltar à posição de partida, contando 3 segundos e inspirando durante o retorno. Enfatizar a respiração durante os movimentos com resistência ajuda a evitar que o paciente realize uma manobra de Valsalva ou prenda a respiração. Prender a respiração durante a execução de movimento com resistência aumenta a pressão arterial e pode acarretar lesões graves. Os movimentos de alongamento devem ser realizados devagar e suavemente, dentro de uma faixa livre de dor e sustentados por 10-30 segundos de cada vez. Sustentar o movimento por esse período permitirá que o tecido conjuntivo e outros tecidos inertes tenham tempo de sofrer os benefícios decorrentes de estarem sendo alongados. Isso sugere que os alongamentos devem então ser repetidos quatro vezes, em ambos os lados do corpo.

Os efeitos do clima devem ser considerados, dependendo do tipo de exercício. A caminhada é uma das atividades favoritas dos idosos e requer que os efeitos do tempo frio ou quente sejam considerados. Quando o tempo estiver quente e úmido, um idoso deverá ser orientado sobre os benefícios de uma hidratação adequada e sobre a importância de manter níveis adequados de líquidos. A desidratação pode ser muito perigosa para um idoso que tenha uma condição cardíaca, por exemplo. As técnicas para se vestir corretamente, principalmente a importância de usar camadas de roupas, para manter o corpo aquecido no inverno ou possibilitar o resfriamento do corpo no verão, devem ser descritas para os idosos. Nos extremos de temperatura, devem ser pesquisadas opções de atividades realizadas em ambientes internos (*indoor*). A caminhada no *shopping* é uma alternativa popular para os idosos nos dias de tempo ruim. Essa alternativa incentiva a participação nos exercícios independentemente da temperatura ao ar livre. Outro aspecto do exercício relacionado ao ambiente é a temperatura da água da piscina onde são realizados os exercícios dos programas aquáticos. Essa temperatura tende a oscilar entre 26,7°C e 32,2°C quando os idosos estão participando de atividades aeróbicas aquáticas ou nadando. Os adultos de idade avançada que sofrem de artrite articular descobrem que a flutuabilidade e a temperatura da água aliviam a dor e lhes permitem participar dos exercícios a uma intensidade que, em geral, é impraticável no solo.

 Resumo

É importante adotar uma abordagem funcional ao delinear os programas de exercício para idosos. Igualmente essencial é a adoção de uma abordagem centralizada no paciente ao escolher as atividades de um programa de exercícios e ao direcionar a intervenção de exercício. O uso de uma definição liberal de exercício é sugerido com o intuito de incentivar uma abordagem inclusiva para estruturar os programas de atividade para idosos ao longo do espectro de capacidades de participação. Qualquer tipo de estímulo ao movimento que seja maior do que os estímulos que o corpo está acostumado a receber deve ser considerado um exercício. O uso da abordagem FITT garante uma prescrição completa para aumentar o nível de atividade de um idoso. Prescrever um exercício ou atividade que seja funcional em relação às necessidades do paciente, e centralizado nele para atender aos objetivos que ele tem, promoverá a participação e a adesão do paciente ao programa para aumentar o nível de atividade física em seu dia a dia.

Questões a considerar

1. Liste os princípios que guiam a prescrição de exercícios para idosos.
2. Explique a lógica que justifica a importância de cada princípio.
3. Descreva como cada princípio pode afetar a participação do idoso no exercício.
4. Proponha o que você considera ser um resultado significativo (i. e., centralizado no paciente) para cada um dos seguintes contextos: (a) um paciente idoso que está se recuperando de um acidente vascular cerebral e deseja impulsionar a própria cadeira de rodas; (b) um paciente idoso que está se recuperando de uma fratura de quadril e deseja levar as compras do carro para dentro de casa sem ajuda; (c) um paciente de idade avançada que quer caminhar pela sala de jantar da casa de repouso sem ajuda e em menos de 15 minutos; e (d) um paciente idoso que planeja concluir os *Father's Day 5K*, acompanhado do filho, mas que, no momento, só consegue andar 4 km na esteira.
5. Aplique a abordagem FITT em cada um dos contextos descritos na questão anterior e elabore para esses idosos um programa de exercícios individualizado e centralizado no paciente.

Capítulo 8

TREINAMENTO DE CONDICIONAMENTO AERÓBICO E ANAERÓBICO

Tom Overend, BPE, MA, PhD, BSc (PT)

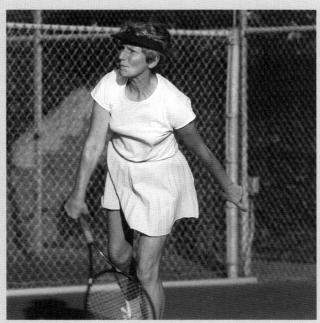
© Photodisc

CONTEÚDO DESTE CAPÍTULO

Revisão da fisiologia do exercício

Benefícios do condicionamento aeróbico e anaeróbico
    Condicionamento aeróbico melhorado
    Condicionamento anaeróbico melhorado

Recomendações para programas de exercícios
    Treinamento de condicionamento aeróbico
    Treinamento de condicionamento anaeróbico
    Manutenção

Resumo

> *"Um aumento de 20% no $\dot{V}O_{2m\acute{a}x}$ proporciona o equivalente a 20 anos de rejuvenescimento – um benefício que nenhum outro tratamento ou mudança de estilo de vida podem promover."*
>
> Shephard (1987)

O propósito deste capítulo é descrever a lógica e os métodos de treinamento destinados a melhorar o condicionamento aeróbico e anaeróbico de adultos de idade avançada. Os capítulos anteriores do livro destacaram os efeitos do envelhecimento e os benefícios promovidos pelo treinamento físico aos idosos, enquanto os capítulos subsequentes abordam os desafios específicos do treinamento físico para atletas *masters* e idosos fragilizados. A população-alvo deste capítulo é, então, a população de adultos idosos "mediana", que começou a se exercitar e agora deseja partir para um treinamento específico com o objetivo de construir um condicionamento aeróbico ou anaeróbico, ou ambos.

O capítulo começa com uma breve revisão sobre fisiologia do exercício, que está relacionada tanto ao condicionamento como ao metabolismo aeróbico e anaeróbico. Em seguida, o texto é direcionado a responder a questão "Por que tentar aprimorar o condicionamento aeróbico e anaeróbico?", antes de discutir o modo como os adultos de idade avançada devem treinar para desenvolver ambos os tipos de condicionamento. Os benefícios decorrentes do aprimoramento do condicionamento aeróbico e anaeróbico são listados, e o capítulo é concluído com uma breve discussão sobre a manutenção do condicionamento.

❯ Revisão da fisiologia do exercício

O que é condicionamento aeróbico? A palavra "aeróbico" significa "na presença de oxigênio". A melhor descrição para o condicionamento aeróbico é a capacidade de realizar exercícios de resistência, como caminhar, praticar corrida leve, correr, nadar, andar de bicicleta, remar e praticar esqui *cross-country*. Nas atividades de resistência, a intensidade do exercício é submáxima e a energia necessária à realização do trabalho é fornecida primariamente por meio da "quebra aeróbica" dos combustíveis existentes no corpo. Essa quebra implica a utilização do oxigênio para

metabolização das gorduras e carboidratos armazenados no fígado e na musculatura esquelética, com consequente produção de energia para a execução do exercício. Esse oxigênio é fornecido às custas do esforço conjunto de dois sistemas fisiológicos do nosso corpo: o sistema respiratório e o sistema cardiovascular. O sistema respiratório leva o oxigênio para dentro do corpo e o transfere para o sangue. O sistema cardiovascular é constituído pelo coração, que bombeia esse sangue *oxigenado* até os músculos em funcionamento, e pelos vasos sanguíneos – artérias (que levam sangue para os músculos), capilares (que levam o sangue para dentro dos músculos, até as fibras capilares) e veias (que levam o sangue de volta ao coração). A quebra aeróbica de combustíveis é bastante completa – produz apenas energia, água e dióxido de carbono.

A energia aeróbica pode ser produzida por períodos prolongados (i. e., a *capacidade* do sistema é ampla), contudo a *taxa* de fornecimento de energia é limitada. O exercício pode prosseguir somente enquanto a demanda de oxigênio dos músculos em ação não exceder a capacidade do sistema cardiovascular de fornecer oxigênio. Quando a intensidade do exercício aumenta e a demanda de oxigênio dos músculos ativos se torna maior do que o fornecimento, a energia para continuação do exercício não pode ser totalmente obtida por meio da quebra aeróbica dos combustíveis existentes no corpo. Nessas circunstâncias, o corpo ativa o metabolismo *anaeróbico* para fornecer a energia adicional necessária ao exercício.

A palavra "anaeróbico" significa "na ausência de oxigênio". Os carboidratos armazenados no corpo podem ser quebrados para produzir energia sem uso de oxigênio, porém isso tem um preço para o organismo. A *taxa* de fornecimento de energia por quebra anaeróbica é bastante elevada, mas a *capacidade* dessa energia de suprir o sistema é muito limitada. Desta forma, o exercício anaeróbico pode ser continuado somente por alguns minutos, em vez das horas de exercício proporcionadas pela quebra aeróbica de combustíveis. A consequência da quebra anaeróbica de combustíveis é a geração de subprodutos que inibem a contração muscular, conforme vão se acumulando.

É preciso notar que os metabolismos aeróbico e anaeróbico não operam como um comutador. Ambos os sistemas de produção de energia estão sempre trabalhando com certa intensidade para fornecer energia ao corpo. Assim, não existe nenhuma situação em que um sistema esteja "ligado" e o outro, "desligado". É importante saber que a *proporção de energia* fornecida por cada sistema muda conforme a intensidade do exercício aumenta. Para os exercícios de intensidade baixa e moderada, a maioria da energia requerida é proveniente da quebra aeróbica de combustível. Desta forma, a capacidade de fornecer oxigênio é o fator limitante. À medida que a intensidade do exercício aumenta, a contribuição da energia anaeróbica aumenta gradualmente; e nas intensidades de exercício mais altas, em que a duração do exercício é muito curta, quase toda a energia é suprida por esse sistema.

Então, o que é condicionamento anaeróbico? É a capacidade do corpo de realizar exercícios de alta intensidade e curta duração, nos quais a energia é fornecida pela quebra anaeróbica dos combustíveis. Os principais determinantes do condicionamento anaeróbico não estão relacionados aos sistemas respiratório ou cardiovascular, e sim à capacidade de gerar e manter altos níveis de produção de energia, bem como de resistir à influência inibitória dos subprodutos do metabolismo anaeróbico.

Os condicionamentos aeróbico e anaeróbico são tipos específicos de condicionamento. Portanto, os métodos de treinamento destinados a melhorar um e outro condicionamento são bastante diferentes. O objetivo dos métodos voltados ao aprimoramento do condicionamento aeróbico é aumentar a capacidade dos sistemas respiratório e cardiovascular de fornecer oxigênio aos músculos em ação. Quanto mais oxigênio é fornecido, mais energia pode ser produzida por meio da quebra de combustível. Isso resulta na intensificação da capacidade de realizar exercícios de resistência (i. e., condicionamento aeróbico).

Por outro lado, o objetivo dos métodos destinados a melhorar o condicionamento anaeróbico é aumentar tanto a taxa como a capacidade de fornecimento energético anaeróbico, além de intensificar a capacidade de neutralização ou "tamponamento" dos subprodutos do metabolismo anaeróbico. Quanto maiores forem a taxa e a capacidade de fornecimento, maior será a capacidade de realizar exercícios de alta intensidade (ou seja, o condicionamento anaeróbico).

> ## Benefícios do condicionamento aeróbico e anaeróbico

Com o envelhecimento, tanto o condicionamento aeróbico como o anaeróbico declinam. As causas desse declínio estão ligadas às interações entre (1) envelhecimento biológico; (2) hábitos de estilo de vida; (3) desenvolvimento de doença subclínica e clinicamente evidente; e (4) sexo e constituição genética. São exemplos desses fatores: (1) frequência cardíaca máxima e débito cardíaco máximo diminuídos, perda de massa muscular e de unidades motoras, alterações envolvendo enzimas aeróbicas e anaeróbicas essenciais, e aumento do tecido adiposo corporal – todos levando à diminuição do consumo de oxigênio máximo ($\dot{V}O_{2máx}$); (2) intensidade, duração e frequência de atividade física diária reduzidas; (3) prevalência aumentada de fatores de risco cardiovascular que diminuem a capacidade funcional do sistema cardiovascular; e (4) diferenças sexuais, com o sexo feminino associado ao tamanho menor do coração, menos quantidade de massa muscular e menor capacidade de transporte de oxigênio (concentração de hemoglobina), em comparação ao observado em indivíduos do sexo masculino.

O condicionamento aeróbico é perdido a uma taxa aproximada de 10% a cada 10 anos, tanto em homens como em mulheres, independentemente dos níveis de atividade física (Hawkins e Wiswell, 2003). Embora existam evidências sugestivas de que essa taxa de perda possa ser menor em adultos de idade avançada extremamente ativos, em comparação aos adultos idosos sedentários (Katzel et al., 2001; Pollock et al., 1997), estudos transversais e longitudinais sustentam o conceito de que o condicionamento aeróbico declina de forma mais consistente com o envelhecimento, entre os sexos e pelos níveis de atividade (Hawkins e Wiswell, 2003).

As atividades anaeróbicas incluem aquelas em que as demandas energéticas são altas demais para serem atendidas pela produção energética via quebra oxidativa de combustíveis. Desta forma, praticar levantamento de peso, subir uma escada ou uma ladeira, correr para tentar pegar o ônibus, praticar atividades em que é necessário o levantamento dos membros superiores acima da cabeça e realizar trabalho vigoroso de jardinagem ou doméstico, assim como os esportes mais intermitentes e em equipe (p. ex., futebol, hóquei, softbol), podem ser considerados atividades anaeróbicas. O condicionamento anaeróbico declina a uma taxa mais veloz do que o condicionamento aeróbico. Isso provavelmente se deve a uma diminuição maior na frequência das atividades anaeróbicas do que das atividades aeróbicas com o avanço da idade (Charmari et al., 1995), e também a perdas significativas de massa muscular (sarcopenia) associadas ao envelhecimento (Doherty, 2003). Embora a literatura existente sobre condicionamento anaeróbico em adultos de idade avançada seja escassa, foi sugerido que as mulheres perdem condicionamento anaeróbico a uma taxa mais lenta do que os homens (Kostka et al., 1997; Bonnefoy et al., 1998).

Independentemente de quaisquer diferenças existentes entre os sexos ou níveis de atividade, as perdas de condicionamento aeróbico ou anaeróbico foram associadas a perdas de mobilidade (Lauretani et al., 2003) e de independência (Paterson et al., 2004) em adultos de idade avançada, bem como ao aumento da utilização de assistência médica (Mitchell et al., 2004; Weiss et al., 2004). Assim, o treinamento voltado para o aprimoramento do condicionamento aeróbico e anaeróbico é importante para os idosos. O treinamento do sistema aeróbico pode melhorar a capacidade de realizar as atividades pessoais do dia a dia (vestir-se, enfeitar-se, cuidar de si mesmo, etc.), bem como as atividades instrumentais, como fazer compras, caminhar, fazer limpeza e socializar-se (Binder et al., 1999; Posner et al., 1995). O treinamento do sistema anaeróbico pode reverter a sarcopenia que, por sua vez, está associada a um risco maior de quedas (Moreland et al., 2004) e a uma morbidade aumentada (Ramsbottom et al., 2004). Juntos, os treinamentos desses dois sistemas podem estender a idade em que as pessoas alcançam o "limiar de independência", que é marcado por um declínio da capacidade de exercício a ponto de o indivíduo necessitar de ajuda para realizar as atividades do dia a dia (Shephard, 1993). A Figura 8.1 mostra o impacto do treinamento aeróbico sobre a ampliação do tempo até o alcance do limiar de independência.

Condicionamento aeróbico melhorado

Os benefícios do condicionamento aeróbico melhorado resultam da melhora funcional dos sistemas respiratório e cardiovascular. Seja qual for a perspectiva, esses sistemas fisiológicos se tornam mais eficientes, o indivíduo adquire um nível funcional mais alto e a saúde geral melhora.

- Benefícios fisiológicos:
  - **aumento** do volume sistólico em repouso e durante o exercício;
  - **aumento** do débito cardíaco máximo durante o exercício;
  - **diminuição** da frequência cardíaca em repouso e durante o exercício;
  - **aumento** do volume sanguíneo;
  - **aumento** do fluxo sanguíneo para os músculos em ação;
  - **aumento** do número de capilares nos músculos em ação;
  - **aumento** da extração de oxigênio pelo tecido muscular;
  - **aumento** do consumo de oxigênio máximo.

- Benefícios funcionais:
  - **aumento** da eficiência durante a atividade física;
  - **diminuição** do estresse sobre o corpo a qualquer taxa de trabalho;
  - **aumento** da capacidade de exercício máxima;
  - **aumento** da tolerância à atividade submáxima a qualquer taxa de trabalho.

- Benefícios para a saúde:
  - **diminuição** do risco de morte prematura;
  - **diminuição** do risco de arteriopatia coronariana;
  - **diminuição** do risco de desenvolvimento de certos cânceres (cólon, mama);
  - **diminuição** do risco de diabetes melito não insulino-dependente;
  - **melhora** da constituição corporal.

Condicionamento anaeróbico melhorado

Os benefícios do condicionamento anaeróbico melhorado incluem o aumento da resistência à fadiga durante o exercício de alta intensidade e o aumento da capacidade e do desempenho na execução de trabalhos de alta intensidade. O benefício mais importante do treinamento anaeróbico reside em uma construção mais extensiva da massa, da força e da potência musculares do aquela proporcionada pelo treinamento aeróbico. Esses três fatores declinam com o avanço da idade (Lexell et al., 1988; Frontera et al., 2000; Metter et al., 1997) e todos estão ligados a perdas de função e mobilidade (Cahill et al., 1997; Doherty, 2003; Posner et al., 1995). Desta forma, é importante para muitos adultos incluir um componente de treinamento anaeróbico em seus programas de atividade, com o objetivo de manter a capacidade funcional e a capacidade de viver de modo independente.

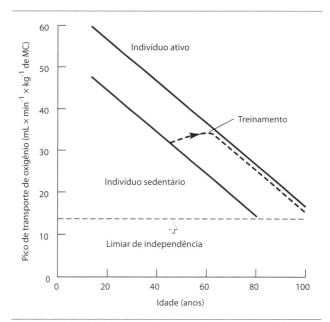

Figura 8.1 O treinamento de resistência regular aumenta o pico de transporte de oxigênio em 5 a 10 mL × min^{-1} × kg^{-1} de massa corporal, em qualquer idade. Em consequência, os indivíduos ativos irão demorar 10-20 anos a mais para terem os valores de transporte de oxigênio reduzidos ao limiar em que a independência se torna insustentável.
Reproduzido de R. J. Shephard, 1993, "Exercise and aging: Extensive independence in older adults", *Geriatrics* 48(5): 61-64. Com permissão de R. J. Shephard.

Recomendações para programas de exercícios

Até agora, este capítulo fez uma breve revisão sobre fisiologia do exercício e descreveu por que é importante para os adultos de idade avançada melhorar o condicionamento aeróbico e anaeróbico, fazendo referência aos benefícios consequentes ao aprimoramento de cada um desses componentes do condicionamento. A partir daqui, torna-se necessário descrever *como* treinar esses sistemas energéticos de forma efetiva, para que o tempo gasto com treinamento produza resultados mensuráveis e duradouros.

Treinamento de condicionamento aeróbico

Existe uma diferença entre o exercício voltado para a melhora da condição geral de saúde e o exercício destinado a aprimorar o condicionamento aeróbico. Quase todas as atividades físicas praticadas durante um período cumulativo total de pelo menos 30 minutos por dia melhoram a saúde, embora tenham pouca utilidade na promoção da melhora do condicionamento aeróbico se a intensidade do exercício for baixa demais (ACSM, 1998a).

O treinamento efetivo voltado para a melhora do condicionamento aeróbico envolve a realização de atividades que primariamente estressam os sistemas respiratório e cardiovascular, pois ambos os sistemas são os principais determinantes do condicionamento aeróbico. Em geral, portanto, o treinamento de condicionamento aeróbico destinado aos adultos de idade avançada envolve a prática de exercícios de intensidade baixa a moderada, durante períodos mais longos. O exercício efetivo pode ser realizado de forma contínua, como em uma volta de bicicleta ou caminhada longa, ou de forma intermitente, seguindo os princípios de treinamento de intervalo, que determinam períodos de exercício intercalados por períodos de descanso (Billat, 2001a; Fox et al., 1980). As características importantes do treinamento de condicionamento aeróbico são a frequência, a intensidade, a duração e o modo de execução do exercício. O American College of Sports Medicine (ACSM, 1998a) e o Centers for Disease Control and Prevention (CDC; Pate et al., 1995) estabeleceram as seguintes recomendações acerca dos parâmetros do treinamento aeróbico para adultos saudáveis:

- **Frequência:** 3-5 dias por semana (exercícios aeróbicos de intensidade moderada a alta; os exercícios de baixa intensidade podem ser realizados diariamente).

- **Intensidade:** 55-65% a 90% da frequência cardíaca máxima ($FC_{máx}$); ou 40-50% a 85% das reservas de $\dot{V}O_2$ ou das reservas de frequência cardíaca (RFC) (as intensidades menores são mais apropriadas para indivíduos menos condicionados e para aqueles que acabaram de começar a treinar).

- **Duração:** 20-60 minutos de atividade aeróbica contínua ou intermitente (a intensidade está inversamente relacionada à duração; para o treinamento aeróbico do tipo intervalado, as proporções trabalho:repouso são tipicamente 1:1 ou 2:1, de modo que a intensidade seja maior do que no exercício contínuo).

- **Modo:** qualquer atividade que empregue grandes grupos musculares pode ser mantida continuamente (ou por numerosos intervalos) e tem natureza rítmica e aeróbica (p. ex., caminhada/pedestrianismo, corrida leve/corrida forte, ciclismo/andar de bicicleta, esqui *cross-country*, exercício/dança aeróbica, remo, subir escadarias, natação, patinação).

A intensidade do exercício é um fator decisivo para o aprimoramento do condicionamento aeróbico. Se a intensidade for baixa demais, é possível alcançar benefícios para a saúde, mas o condicionamento aeróbico talvez não melhore (ACSM, 1998b). A Tabela 8.1 mostra como a intensidade pode ser classificada com base nos percentuais de $FC_{máx}$, $\dot{V}O_{2máx}$, RFC e avaliação do esforço percebido (RPE). Como esses valores máximos são determinados? A $FC_{máx}$ pode ser determinada durante um teste de exercício de estresse ou pode ser prevista pela equação $FC_{máx} = 208 - 0,7 \times$ (idade) (Tanaka et al., 2001). O $\dot{V}O_{2máx}$ pode ser determinado durante um exame laboratorial de estresse ou previsto a partir dos resultados de diferentes testes submáximos. As RFC consistem na diferença entre a FC em repouso $(FCR)_{máx}$ e a $FC_{máx}$. Swain e Leutholtz (2002) recomendaram o uso do percentual de RFC, em vez do percentual de $FC_{máx}$, uma vez que a faixa de $FC_{máx}$ real varia com a idade. As RPE são feitas com base na adoção de uma escala de 15 pontos com âncoras de 6 (esforço nulo) e 20 (esforço máximo) (Borg, 1998).

As diretrizes estabelecidas pelo ACSM e pelo CDC não incluem recomendações quanto à progressão da intensidade, da frequência e da duração dos programas de exercício aeróbico. As diretrizes listadas anteriormente estabelecem as metas e faixas iniciais – os adultos de idade avançada devem começar em níveis diferentes, dependendo de seus níveis de condicionamento iniciais. Com relação à progressão, Rogers et al. (2000) recomendam manter a duração, a intensidade e a frequência no extremo mais baixo da faixa durante as primeiras 4 a 6 semanas (15-20 minutos/sessão; 60% da $FC_{máx}$; 3 sessões/semana). Essa introdução restrita diminui as chances de lesão e permite que o corpo se acomode gradualmente aos estresses impostos pelo exercício. No decorrer dos próximos 4 a 5 meses, a intensidade, a duração e a frequência podem ser aumentadas lentamente em direção ao extremo mais alto de cada faixa.

O ACSM recomenda a progressão da duração, da intensidade e da frequência ao longo de um período de 6 meses, com subsequente estabelecimento de um programa de manutenção que possa ser seguido de forma contínua (ACSM, 2000). A

Fisiologia do exercício na terceira idade

Tabela 8.1 Relações existentes entre os métodos de quantificação da intensidade do exercício durante o exercício de resistência

Intensidade relativa (%)

$FC_{máx}$	$\dot{V}O_{2máx}$	Reserva de FC	Avaliação do esforço percebido	Classificação da intensidade
< 35	< 30	< 30	< 10	Muito leve
35-59	30-49	30-49	10-11	Leve
60-79	50-74	50-74	12-13	Um pouco alta
80-89	75-84	75-84	14-16	Alta
> 89	> 84	> 84	> 16	Muito alta

Reproduzido de *Exercise in health and disease: Evaluation and prescription for prevention and rehabilitation*, 2. ed., M. L. Pollock e J. H. Wilmore, Copyright 1990, com permissão da Elsevier.

Tabela 8.2 mostra um exemplo de progresso de treinamento para um indivíduo saudável. Como os níveis médicos e de atividade dos adultos idosos podem sofrer uma variação considerável, a progressão deve ser prescrita individualmente. Em geral, a taxa de progressão é apropriada quando o indivíduo se sente revigorado e não exausto após o exercício; quando não há fadiga indevida no dia subsequente a uma sessão de exercícios qualquer; e na ausência de evidências de lesão.

Em qualquer programa de treinamento aeróbico, a maioria dos potenciais ganhos é alcançada durante os primeiros 4-6 meses. E, a menos que o indivíduo tenha interesse em competir em eventos de atividades aeróbicas de alto nível, são poucos os benefícios proporcionados pela continuação da progressão do programa. Fazer isso aumenta significativamente o risco de lesão, enquanto promove apenas um aumento mínimo da capacidade aeróbica.

Lemura et al. (2000) realizaram uma metanálise sobre os efeitos desses programas de treinamento sobre o condicionamento aeróbico de adultos na faixa etária de 46 a 90 anos. Em 25 dos 27 estudos abrangidos pela análise,

Tabela 8.2 Progressão do treinamento para participantes aparentemente sadios

Estágio do programa	Semana	Frequência de exercício (sessões/semana)	Intensidade do exercício (% FC)	Duração do exercício (min)
Estágio inicial	1	3	40-50	15-20
	2	3-4	40-50	20-25
	3	3-4	50-60	20-25
	4	3-4	50-60	25-30
Estágio de aprimoramento	5-7	3-4	60-70	25-30
	8-10	3-4	60-70	30-35
	11-13	3-4	65-75	30-35
	14-16	3-5	65-75	30-35
	17-20	3-5	70-85	35-40
	21-24	3-5	70-85	35-40
Estágio de manutenção	24+	3-5	70-85	30-45

Adaptado de *ACSM's Guidelines for Exercise Testing and Prescription*, 6. ed. Lippincott Williams & Wilkins: Baltimore, 2000, Tabela 7-4, p. 154.

houve melhora significativa do condicionamento aeróbico ($\dot{V}O_{2máx}$). Adicionalmente, melhoras mais substanciais foram alcançadas com uma intensidade mínima de 80% do $\dot{V}O_{2máx}$, em comparação ao obtido com intensidades entre 60-75% do $\dot{V}O_{2máx}$, enquanto as durações de exercício superiores a 30 minutos produziram melhoras mais significativas, em comparação com aquelas alcançadas com durações inferiores a 30 minutos. Os autores concluíram que, apesar do declínio inevitável de $\dot{V}O_{2máx}$ associado ao avanço da idade, o treinamento físico aeróbico promoveu adaptações favoráveis no condicionamento aeróbico de indivíduos que estavam na 7ª-8ª décadas da vida. Além disso, Malbut et al. (2002) demonstraram que, até mesmo entre os adultos ainda mais idosos, o treinamento aeróbico de mulheres com idade média de 82 anos produziu um aumento de 15% no $\dot{V}O_{2máx}$.

Como as recomendações para os parâmetros de exercício aeróbico foram estabelecidas para adultos saudáveis em geral, a introdução de algumas modificações é conveniente para a aplicação dessas recomendações aos adultos saudáveis com idade avançada. Há livros escritos especificamente sobre os exercícios para adultos de idade avançada que abrangem de maneira consistente as mesmas mensagens (Benyo, 1998; Friel, 1998; Goldstein e Tanner, 1999).

- Começar a uma intensidade menor (30-40% do $\dot{V}O_{2máx}$) e progredir lentamente.
- Aumentar a intensidade mais lentamente do que a frequência ou a duração.
- Descansar adequadamente entre as sessões de exercício.
- Fazer uma variedade de atividades de condicionamento aeróbico.
- Variar a duração, a intensidade e o volume do treinamento de uma sessão para outra.
- Os treinamentos de alta intensidade devem ser pouco frequentes.
- Atentar para o aquecimento e para o relaxamento.
- Mais nem sempre é melhor.
- Treinar com inteligência.

Treinamento de condicionamento anaeróbico

Conforme já mencionado, as atividades anaeróbicas são aquelas em que a demanda energética é demasiadamente alta para ser atendida somente pela energia produzida por meio da quebra oxidativa de combustíveis. Desta forma, levantar peso, subir escadas ou ladeiras, correr para pegar o ônibus, realizar atividades em que é necessário o levantamento dos membros superiores acima da cabeça e trabalhar vigorosamente na execução de tarefas de jardinagem ou tarefas domésticas, bem como participar de jogos mais intermitentes e de esportes de times (p. ex., futebol, hóquei, softbol, vôlei) podem ser considerados atividades anaeróbicas.

Treinar para melhorar o condicionamento anaeróbico envolve praticar exercícios de maior intensidade. Isso é mais estressante do que o treinamento aeróbico e, por esse motivo, somente é recomendado para indivíduos adultos de idade avançada que já tenham construído uma boa base de condicionamento aeróbico. Por causa da alta intensidade, há também um risco maior de lesão associado ao treinamento anaeróbico. O treinamento de condicionamento anaeróbico deve ser considerado com mais cautela do que o treinamento aeróbico pelos adultos de idade avançada com doença cardiovascular ou musculoesquelética preexistente. Todavia, esse tipo de treinamento pode ser realizado com segurança pela maioria dos idosos que seguem as práticas de treinamento recomendadas. A decisão de realizar o treinamento anaeróbico deve ser tomada com base nas necessidades do indivíduo (p. ex., o desejo de melhorar o desempenho em um dado esporte) ou diante do declínio demonstrável da capacidade anaeróbica, ao ponto de colocar em risco a sua independência funcional. Existe uma faixa de intensidades para o treinamento anaeróbico. Os programas destinados aos adultos medianos de idade avançada devem permanecer no extremo inferior dessa faixa, a fim de minimizar o estresse fisiológico, a fadiga muscular e o risco de lesão associado ao treinamento anaeróbico mais intenso.

O treinamento de força representa uma forma de treinamento anaeróbico, mas esse tópico é abordado em outro capítulo do livro e, assim, não será abordado aqui. O treinamento anaeróbico para corrida, natação, ciclismo e outras atividades similares é mais frequentemente realizado por meio de exercícios intermitentes, com períodos de trabalho mais intenso alternados com períodos de descanso. Entretanto, enquanto o exercício com intervalos para treinamento *aeróbico* envolve proporções de trabalho:descanso da ordem de 1:1 ou 2:1, as proporções de trabalho:descanso no treinamento *anaeróbico* são tipicamente bem menores, variando entre 1:3 e 1:6 (Fox et al., 1980). Quanto mais longo for o descanso, mais intenso poderá ser o período de trabalho. Em razão do alto nível de intensidade, fadiga prolongada e necessidade de recuperação, recomenda-se que as sessões de intervalo anaeróbico sejam relativamente pouco frequentes – apenas 1 sessão/semana (Billat, 2001b) ou 1 sessão a cada 2 semanas (Goldstein e Tanner, 1999). E para o adulto de idade avançada típico, que não tem interesse em competições esportivas de nível *master*, as intensidades mais altas de treinamento anaeróbico são inadequadas. O risco de lesão aumenta, e pouquíssimas atividades realizadas no dia a dia demandam uma contribuição anaeróbica excessiva.

A frequência, a duração e a intensidade são bastante diferentes para os treinamentos anaeróbico e aeróbico. Os princípios gerais do treinamento anaeróbico incluem: (1) a intensidade deve estar acima do limite superior do exercício de "estado estável"; (2) as sequências de exercício anaeróbico devem ser realizadas até quase a exaustão muscular; e (3) a recuperação entre as rodadas de exercício anaeróbico deve ser incompleta. As pessoas conseguem progredir no treinamento anaeróbico aumentando a intensidade do exercício, diminuindo os períodos de descanso entre os intervalos, aumentando o número de repetições anaeróbicas ou combinando algumas dessas ações. Como existem numerosos guias detalhados de treinamento anaeróbico de intervalos para vários modos de atividade, bem como para diferentes esportes (Billat, 2001b; Fox et al., 1980), estes não serão revisados aqui.

Para adultos de idade avançada que não treinam para participar de competições de nível *master*, sem interesse em aderir a programas de intervalo formais ou que acabaram de se engajar na prática de exercícios anaeróbicos, é fácil adicionar um componente anaeróbico a muitas atividades simples. Para tanto, basta aumentar a intensidade da atividade por períodos de curta duração. Certas atividades, como subir ladeiras ou escadas, exercitar-se em uma esteira inclinada, pedalar em uma bicicleta estacionária com resistência aumentada, empurrar alguém em uma cadeira de rodas, caminhar carregando uma mochila ou adicionar exercícios para a parte superior do corpo aos exercícios destinados à parte inferior do corpo, adicionam um componente anaeróbico ao exercício aeróbico sem a formalidade de um programa de treinamento de intervalo. De fato, para a maioria dos adultos de idade avançada, esta pode ser a forma ideal de melhorar o condicionamento anaeróbico.

Manutenção

Depois de conseguir melhorar o condicionamento aeróbico e anaeróbico, a meta do treinamento muda para a manutenção dos novos níveis alcançados. Ambos os tipos de condicionamento serão perdidos se o treinamento for interrompido ou diminuído a níveis inferiores ao mínimo necessário à manutenção. Isso pode ser um desafio, pois tanto o envelhecimento como a lesão podem exercer influência negativa sobre a manutenção. Todavia, é possível manter qualquer nível de condicionamento em particular com menos treinamento do que aquele que foi necessário para alcançar esse nível. Uma estratégia para manutenção de qualquer componente do condicionamento físico consiste em manter a intensidade e, ao mesmo tempo, diminuir a duração e a frequência. Exemplificando, um indivíduo que se exercita na bicicleta 5 vezes por semana, durante 40 minutos, a uma intensidade correspondente a 70% das RFC, deve diminuir para 3 sessões semanais de 30 minutos feitas na mesma intensidade. Outra estratégia consiste em diminuir cada componente em alguns dias e manter a prescrição original em outros. Em cada estratégia, a carga de treinamento total é reduzida, porém o nível de condicionamento é mantido.

Resumo

O propósito deste capítulo foi descrever a lógica e os métodos de treinamento para melhorar o condicionamento aeróbico e anaeróbico de indivíduos de idade avançada. O condicionamento aeróbico e o anaeróbico são importantes para a manutenção da função, da mobilidade e da independência dos idosos. Entretanto, conforme envelhecem, os idosos vão perdendo condicionamento tanto aeróbico como anaeróbico. Por isso, é importante treinar para manter e melhorar esses componentes do condicionamento físico. O condicionamento aeróbico pode ser aprimorado de modo significativo nos adultos de idade avançada, desde que se preste atenção aos parâmetros importantes do treinamento, que são a frequência, a duração e a intensidade do exercício. O treinamento aeróbico apropriado promoverá benefícios, incluindo sistemas respiratório e cardiovascular mais eficientes, bem como um nível funcional e uma condição geral de saúde melhores. O treinamento anaeróbico é mais intenso do que o treinamento aeróbico e proporciona riscos maiores de fadiga e lesão. Por esse motivo, os idosos precisam ser mais cuidadosos ao realizarem esse tipo de treinamento. O exercício anaeróbico pode ser facilmente incorporado ao exercício aeróbico, por meio da inclusão de rodadas breves de exercícios de alta intensidade. Os benefícios proporcionados pela melhora do condicionamento anaeróbico incluem o aumento da capacidade de se exercitar em alta intensidade e a melhora da massa, da força e da potência musculares. A manutenção do condicionamento aeróbico e anaeróbico pode ser alcançada com menos treinamento do que o necessário para desenvolver cada tipo de condicionamento.

Questões a considerar

1. Quais são os dois sistemas fisiológicos mais importantes para o condicionamento aeróbico?

2. Por que a distribuição de oxigênio é importante para as atividades aeróbicas?

3. Qual é a relação existente entre duração e intensidade do exercício?

4. Em quais aspectos os sistemas aeróbico e anaeróbico diferem, em termos de taxa e capacidade de produção de energia?

5. Explique a importância da manutenção de um alto nível de condicionamento aeróbico e anaeróbico para os adultos de idade avançada.

6. Descreva as recomendações para frequência, duração, intensidade e modo de exercício aeróbico.

7. Descreva as modificações dessas recomendações para o idosos.

8. Quais são as diferentes medidas usadas na avaliação da intensidade do exercício?

9. Destaque os benefícios proporcionados pela melhora do condicionamento aeróbico, em termos de fisiologia, função e saúde.

10. Quais são os cuidados a serem observados em relação ao exercício anaeróbico para idosos?

11. Compare as proporções trabalho:descanso nos treinamentos aeróbico e anaeróbico.

12. Como os idosos podem incorporar o exercício anaeróbico ao exercício aeróbico?

13. Qual é o principal benefício do treinamento anaeróbico para os adultos de idade avançada, e por que isso é importante?

14. Descreva duas estratégias para manutenção do condicionamento aeróbico e anaeróbico.

Capítulo 9

TREINAMENTO DE CONDICIONAMENTO MUSCULAR

Michel J. Johnson, PhD, Anthony A. Vandervoort, PhD

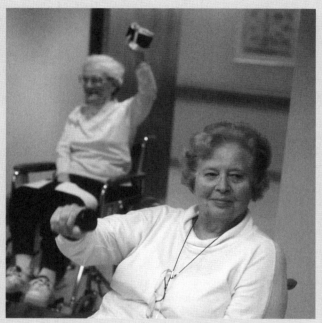

CONTEÚDO DESTE CAPÍTULO

Revisão da fisiologia do exercício
    Função neuromuscular
    Treinamento de resistência

Diretrizes para o treinamento de resistência
    Princípios do treinamento
    Variáveis agudas de programa
    Segurança
    Intervenção efetiva

O desafio do treinamento concomitante

Recomendações para programas de exercícios

Resumo

"Qual seria a sua idade se você não soubesse quantos anos tem?"

Atribuído a Satchel Paige

O condicionamento muscular é constituído por dois componentes: força e resistência. A força muscular é a capacidade de erguer uma carga máxima, enquanto a resistência muscular diz respeito a nossa capacidade de realizar repetidos esforços musculares. Ambos os tipos de condicionamento muscular são importantes não só para as atividades recreativas como também para a execução das tarefas diárias no trabalho e em casa. Os termos resistência, força e treinamento com carga são todos empregados para se referir às modalidades de condicionamento em que nossos músculos são solicitados a trabalharem contra uma força de resistência, como um peso, haltere, o peso do próprio corpo, elásticos e outros aparatos. Neste capítulo, o termo treinamento de resistência será utilizado para se referir ao treinamento. Embora comumente sejam usados nas discussões sobre treinamento de resistência, os termos levantamento de peso, powerlifting (levantamento de potência) e fisiculturismo na verdade se referem a esportes específicos.

❭ Revisão da fisiologia do exercício

A força muscular parece atingir o pico entre 20 e 30 anos de idade, e diminui com o envelhecimento. Mesmo assim, está claro que os idosos podem alcançar ganhos de força significativos em pouco tempo, tendo sido relatados ganhos da ordem de 2-3 vezes em um período de 3-4 meses (Mazzeo e Tanaka, 2001). Aumentos de força significativos foram observados até mesmo em indivíduos com mais de 90 anos de idade (Fiatarone et al., 1990). O impacto fisiológico do treinamento de resistência reflete o indivíduo (genética, condição de saúde, metas, etc.) e o programa de treinamento (frequência, intensidade, tipo, tempo). As respostas agudas ao treinamento de resistência tipicamente incluem o aumento da frequência cardíaca e da pressão arterial, alterações discretas ou nulas no débito cardíaco e volume sistólico, e ausência de alterações no consumo de oxigênio. Os benefícios crônicos atribuídos ao treinamento de resistência regular incluem aumento da força, da potência e da resistência muscular; aumento da musculatura (hipertrofia); diminuição do conteúdo de gordura; aumento do equilíbrio, coordenação e flexibilidade; aumento da densidade mineral óssea; aumento da força dos tendões e ligamentos; aumento da taxa metabólica basal; maior sensibilidade à insulina e tolerância à glicose; e melhora do bem-estar e da autoestima.

Função neuromuscular

Apesar das reduções mínimas da força de contração voluntária máxima (CVM) da musculatura que começam a surgir na meia-idade, as diminuições significativas não se tornam evidentes antes dos 60 anos de idade (Fig. 9.1). Nos testes isométricos, os indivíduos saudáveis em torno da sétima e oitava décadas da vida atingem pontuações em média 20-40% menores durante as contrações máximas, em comparação às pontuações alcançadas pelos adultos jovens, enquanto os indivíduos de idade bastante avançada apresentam diminuições ainda mais significativas (de no mínimo 50%). Homens e mulheres parecem apresentar padrões similares de deterioração associada à idade (Sale e Spriet, 1996; Doherty, 2003). As populações sedentárias também podem apresentar uma perda mais significativa de musculatura nos membros inferiores do que nos membros superiores.

Os resultados dos testes de força de ações musculares concêntricas (em que o encurtamento da musculatura é permitido) também são menores para os indivíduos de idade avançada do que para os adultos jovens. Com velocidades de movimento maiores, o déficit associado à idade torna-se bastante acentuado. No entanto, a dimensão do déficit de força que ocorre com o avanço da idade é consistentemente menor para a ação muscular de tipo excêntrico (alongamento) do que durante a atividade muscular isométrica ou concêntrica e, em alguns casos, é possível que não haja nenhuma diferença (Porter et al., 1997). Embora a expli-

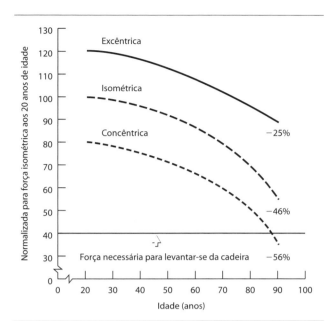

Figura 9.1 Ilustração esquemática da perda da força muscular voluntária associada à idade, que pode contribuir para a fragilidade que acompanha a idade avançada. Note que a extensão dessas alterações ao longo das faixas etárias adultas varia consideravelmente para os três tipos de atividade muscular. E, no caso da força de extensão do joelho, pode resultar na falta de força concêntrica adequada (encurtamento muscular) para a realização de atividades do dia a dia. As curvas baseiam-se nos vários estudos conduzidos pelo autor ao longo das últimas duas décadas sobre as alterações na produção de força muscular associadas ao avanço da idade.

cação para essa vantagem relativa dos músculos dos idosos durante o alongamento contra a resistência ainda tenha que ser totalmente esclarecida, trata-se de um fenômeno que merece atenção. Talvez, a resistência à fadiga na execução de determinada tarefa fosse melhor se essa tarefa pudesse ser realizada durante a sustentação de carga excêntrica, em vez da sustentação de carga concêntrica (i. e., a musculatura conseguiria trabalhar a uma intensidade relativamente menor da capacidade máxima).

As diferenças de idade em termos de força de CVM refletem uma diminuição da quantidade de músculos (atrofia muscular) ou uma diminuição da excitação muscular por meio das vias motoras descendentes. A totalidade do impulso motor foi avaliada por Vandervoort e McComas (1986), empregando uma técnica de interpolação de espasmos: um breve choque elétrico percutâneo foi aplicado ao nervo motor durante a prática correta de uma CVM dos flexores dorsais e plantares do tornozelo. Os idosos sadios, na faixa etária de 60 a 100 anos, em geral foram capazes de ativar ao máximo os músculos do tornozelo para executar essa simples tarefa isométrica, com o estímulo de espasmo sobreposto exercendo efeito mínimo ou nulo sobre a força volitiva desses indivíduos. Além disso, os idosos demonstraram valores de força isométrica bastante reprodutivos em estudos de confiabilidade, que fornecem evidências extras de um alto grau de motivação desses indivíduos para alcançarem escores de força máximos. Desta forma, concluiu-se que o mecanismo primário para explicar os declínios de pontuação associados à idade nos testes de força simples deve ser uma diminuição da massa muscular excitável. De fato, existe uma concordância significativa entre as medidas de perda de força e de atrofia muscular obtidas por estudos gerontológicos (Lexell e Vandervoort, 2002). Entretanto, como o espasmo interpolado descrito foi aplicado somente em uma tarefa simples e isométrica que envolveu uma única articulação, ainda é bastante provável que a falta de coordenação do sistema nervoso central (SNC) seja um fator limitante importante durante a execução de manobras de força dinâmica que envolve muitos grupos musculares.

Os músculos dos indivíduos de idade avançada contraem-se e relaxam mais lentamente do que os músculos dos adultos jovens. Essa lentificação pode ter origem na reduzida contribuição proporcional das fibras de tipo II para a contração espasmódica, aliada a uma alteração associada à idade nos mecanismos regulatórios de cálcio da musculatura. A lentificação de uma resposta contrátil muscular confere um grau de adaptação mais eficiente às membranas excitáveis dos motoneurônios associados e suas fibras musculares. Quanto mais lenta for a contração muscular, menor é a frequência de impulsos nervosos necessária para obter um determinado grau de tensão muscular ou atingir a fusão tetânica. O benefício para o SNC, aliado ao fato de as fibras de tipo I ocuparem a maior parte da massa muscular total, pode explicar por que os idosos sedentários ainda apresentam um nível satisfatório de resistência à fadiga nos músculos. De fato, os idosos saudáveis e condicionados potencialmente poderiam sofrer menos estresse metabólico durante uma rodada de exercício submáximo do que os adultos sedentários, porque seus músculos já passaram por uma adaptação natural em relação à atividade tônica.

Um princípio fundamental da programação de exercícios para populações de idosos fragilizados baseia-se no fato de os tecidos e sistemas orgânicos reterem a capacidade de adaptação a estímulos terapêuticos apropriados. A resposta adaptativa varia amplamente, dependendo de fatores como o nível inicial de função existente, além da intensidade e duração do estímulo. Em razão dos efeitos do envelhecimento, os idosos fragilizados podem não responder às intervenções do mesmo modo que os adultos jovens. É preciso ter o cuidado de ajustar os exercícios de acordo com a capacidade atual e as metas desses indivíduos.

Treinamento de resistência

Ultimamente, tem havido um crescente interesse acerca do potencial adaptativo do sistema neuromuscular em populações de idosos fragilizados, incluindo os indivíduos de idade avançada que vivem em instituições como as casas de repouso (Seynnes et al., 2004). As células musculares que sobrevivem ao avanço da idade continuam respondendo com hipertrofia a um estímulo de "sobrecarga"? As vias motoras descendentes são capazes de se adaptar a demandas aumentadas e, assim, permitir que os adultos de idade avançada reaprendam a habilidade de coordenação de movimentos voluntários intensos? Evidências crescentes atualmente sustentam a crença de que a adaptação celular, tanto no sistema muscular como no sistema nervoso, é possível em todas as idades. Há poucos anos, por exemplo, pensava-se que os aumentos da força dos idosos subsequentes à instituição de um programa de treinamento de resistência resultam apenas de um impulso neural aumentado. Entretanto, também foi demonstrada a ocorrência de uma significativa hipertrofia das células musculares durante esses programas (Doherty, 2003). Esse achado, por sua vez, indica que a regulação celular das proteínas contráteis ainda pode ser estimulada para aumentar a produção de miosina, actina e outros constituintes musculares. É possível reverter pelo menos algumas das alterações deletérias na constituição corporal relacionadas ao avanço da idade, desde que um estímulo biológico apropriado seja fornecido. É útil lembrar, ainda, que alterações de atividade aparentemente tão insignificantes podem exercer impacto sobre a força e a função, sobretudo em indivíduos de idade bastante avançada que partem de níveis basais muito baixos (Connelly e Vandervoort, 1997; Seynnes et al., 2004).

As pesquisas sobre treinamento de resistência para idosos promoveram avanços significativos durante a década de 1980, quando Frontera et al. (1988) relataram seus achados, que envolviam resultados de testes de força e de exames de biópsia de músculo obtidos por um estudo sobre treinamento de resistência pesado para homens de idade avançada. Os pesquisadores observaram a ocorrência de melhoras marcantes na força da musculatura da perna, bem como aumentos significativos do tamanho das fibras musculares. Desde então, um número crescente de exames tem comprovado os benefícios proporcionados pelo treinamento de resistência para homens e mulheres de idade avançada, incluindo indivíduos fragilizados com mais de 90 anos de idade (ver uma revisão sistemática em Latham et al., 2004).

A duração típica desses programas de treinamento de resistência tem sido 10-12 semanas. Poucos estudos tiveram duração maior. As alterações na força variaram amplamente entre os estudos. Isso pode ser um reflexo dos fatores de planejamento decisivos que influenciam o resultado final, como a intensidade do treinamento, a intensidade da supervisão direta, os níveis basais de condicionamento dos participantes e a faixa etária da amostra. A massa muscular ou área de corte transversal do músculo (determinada por meio de várias técnicas não invasivas) costuma ser medida antes e após o treinamento e, em alguns casos, é combinada à análise morfométrica da proporção e das áreas de diferentes tipos de fibras. Os típicos aumentos da área de corte transversal muscular induzidos pelo treinamento apresentaram um efeito relativamente moderado de 5-10%. Entretanto, é preciso lembrar que, após os 70 anos, normalmente há perda de massa muscular a cada ano, de modo que a simples manutenção do tecido existente nessa idade já é considerada um benefício. Tracy et al. (1999) empregaram técnicas de imagem de ressonância magnética para avaliar os efeitos do treinamento de resistência sobre o volume do músculo quadríceps em homens e mulheres na faixa etária de 65 a 75 anos. Decorridas nove semanas de treinamento de resistência, observou-se um aumento de 12% no volume do quadríceps tanto nos homens como nas mulheres. Igualmente notável foi o estudo conduzido por McCartney et al. (1996), que descreveu um grupo de idosos que continuaram participando de um programa de exercícios de resistência por dois anos. Ao longo do treinamento, estes indivíduos apresentaram ganhos de força progressivos e também uma moderada hipertrofia muscular. Os benefícios proporcionados pelos programas de fortalecimento precisam ser mantidos com um programa contínuo, caso contrário, haverá um rápido destreinamento. Contudo, esses ganhos iniciais podem ser mantidos até mesmo com uma frequência reduzida de exercícios de manutenção de uma vez por semana.

> ## Diretrizes para o treinamento de resistência

As recomendações de atividade física do American College of Sports Medicine e da Canadian Society for Exercise Physiology incluem atividades regulares de resistência e flexibilidade (Adams et al., 1999; Mazzeo et al., 1998). O treinamento de resistência envolve dois tipos de ação muscular: isométrica e isotônica. O exercício isométrico (estático) envolve contração muscular sem encurtamento do músculo nem movimentação do membro. O exercício isotônico (dinâmico) envolve a contração muscular por meio da qual os músculos são encurtados (concêntrica) e alongados (excêntrica). As atuais recomendações para o treinamento de resistência sugerem pelo menos duas sessões por semana. Entretanto, dados do *2001 National Health Interview Survey* (NHIS) indicam que apenas 12% dos indivíduos com 65-74 anos de idade e 10% dos indivíduos com mais de 75 anos participam de atividades de treinamento de força em pelo menos dois dias da semana (Centers for Disease Control and Prevention, 2004).

Para ver sugestões específicas sobre exercícios destinados a adultos de idade avançada, bem como sobre as formas de fazê-los evoluir em seus treinamentos, consultar a seção "Recomendações para programas de exercícios".

Princípios do treinamento

Alguns princípios básicos de treinamento podem ajudar a delinear um programa de treinamento de resistência apropriado para idosos.

- **Individualização:** um programa bem-sucedido deve considerar as habilidades basais de cada indivíduo, além dos recursos e metas. É vitalmente importante que as informações preliminares sejam reunidas como parte do processo de criação do programa.

- **Especificidade:** as adaptações ao treinamento de resistência refletem as ações musculares envolvidas, a velocidade de movimento, a amplitude de movimento, os grupos musculares treinados e os sistemas energéticos solicitados. O conhecimento da necessidade de fortalecimento de um grupo muscular para uma determinada atividade em particular ou após uma lesão pode ser útil para a seleção e organização dos exercícios.

- **Sobrecarga progressiva:** conforme nos adaptamos a uma determinada rotina de treinamentos, passamos a necessitar de desafios maiores para continuar tendo ganhos. Um aumento exagerado da intensidade ou volume pode acarretar lesões sérias. Para os idosos, é recomendável que os aumentos sejam graduais. Por meio do monitoramento tanto da atividade física do participante como de seu estado de saúde (lesões, doença, etc.), a sobrecarga pode ser ajustada de acordo com a necessidade.

- **Reversibilidade:** os benefícios proporcionados por um programa de condicionamento são reversíveis, caso a atividade seja interrompida ou substancialmente reduzida.

Variáveis agudas de programa

O ajuste das variáveis agudas do programa permite personalizar o impacto fisiológico de um programa de treinamento de resistência.

- **Escolha do exercício:** a escolha do exercício e do equipamento utilizado reflete as metas do indivíduo, sua experiência e recursos. Nos estágios iniciais do treinamento, o iniciante talvez aprecie os exercícios mais simples, que empregam equipamentos com carga, o peso do próprio corpo ou elásticos. Com o passar do tempo, o participante evolui para exercícios multiarticulares mais exigentes, que usam pesos livres e resistência maior. É recomendado, em particular aos iniciantes, que os treinamentos sejam compostos por exercícios que trabalhem o corpo inteiro. Veja as sugestões específicas na seção "Recomendações para programas de exercícios".

- **Sequência de exercícios:** a ordem em que os exercícios são executados durante o treinamento afeta a fadiga muscular. Para minimizar essa fadiga, os exercícios multiarticulares maiores podem ser feitos primeiro durante o treinamento (p. ex., *chest press* multiarticular antes da flexão de bíceps uniarticular). Em adição, alternar os exercícios para as partes superior e inferior do corpo pode diminuir a fadiga. Essas estratégias podem ser especialmente efetivas durante os estágios iniciais do treinamento, quando a fadiga inicial pode ser bastante intimidadora.

- **Número de séries e repetições:** para indivíduos de idade avançada, pelo menos uma sequência de 10-15 repetições deve ser concluída para cada exercício. Depois que uma base sólida é estabelecida, os treinamentos que consistem em sistemas de sequências múltiplas e menos repetições podem ser concluídos com segurança. Os ganhos de força e hipertrofia são tipicamente alcançados com 8-12 repetições, enquanto a resistência muscular exige no mínimo 15 repetições (Fig. 9.2).

- **Frequência:** as atuais diretrizes sugerem que as atividades do treinamento de força sejam realizadas pelo menos duas vezes por semana.

- **Descanso:** os períodos de descanso entre as sequências e repetições influenciam significativamente a fadiga. Os períodos de descanso menores (± 30 segundos) podem melhorar bastante a resistência muscular, enquanto os períodos de descanso maiores (1-3 minutos) podem contribuir para uma recuperação melhor e para ganhos maiores de força máxima.

Segurança

Os pesos livres estão amplamente disponíveis e são bastante populares. Quando algumas recomendações de segurança são seguidas, os pesos livres podem ser uma modalidade de treinamento efetiva e segura. Lembre-se de: (1) carregar as barras de maneira uniforme; (2) travar os pesos e halteres de forma segura; (3) saber quais são os outros equipamentos disponíveis, como estações e máquinas com barras estendidas, bem como as pessoas que estão na área de treinamento; e (4) guardar o equipamento após o uso.

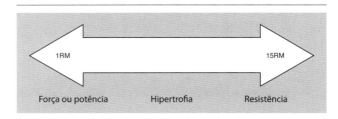

Figura 9.2 Impacto da seleção da repetição sobre o efeito do treinamento.

Intervenção efetiva

Uma área que não pode ser negligenciada é a intervenção efetiva junto aos participantes. Um instrutor pode projetar um programa de treinamento que contenha todos os exercícios, sequências, repetições e períodos de descanso adequados, mas pode falhar em garantir que o participante entenda por que e como fazer os exercícios. Isso afetará não só a efetividade física do programa como também a adesão dos participantes ao exercício. Algumas recomendações simples podem tornar a intervenção do exercício mais efetiva.

Durante a sessão de exercícios, envolva os participantes perguntando-lhes sobre suas experiências passadas com exercícios e treinamentos. Isso irá ajudá-lo a adaptar sua explicação e demonstração dos exercícios ao *background* e às habilidades individuais de cada participante. No decorrer da demonstração, descreva e demonstre fisicamente a execução do exercício, enfocando a postura correta e a respiração. Reserve um tempo para os participantes fazerem perguntas, pois isso lhe permitirá fornecer um *feedback* e incentivá-los. Dependendo da experiência prévia, ajuste a quantidade de *feedback* para não oprimir o participante. Mantenha um bom nível de contato visual, ouça com atenção (paráfrases, perguntas, etc.) e lembre de usar um nível de terminologia que seja apropriado para o participante. Quando a sessão terminar, faça perguntas para determinar o nível de compreensão e retenção dos exercícios pelos participantes e verifique se alguém tem dúvidas relacionadas ao treinamento. Por fim, considere as alterações sensoriais (audição, visão, etc.) associadas ao envelhecimento que podem influenciar seu estilo de intervenção (tom de voz, posicionamento, iluminação, etc.).

O desafio do treinamento concomitante

Apesar de o treinamento concomitante raramente ser abordado pelos livros, uma compreensão básica acerca deste tópico é essencial ao planejamento dos programas de exercício. Embora os princípios da prescrição dos exercícios dos treinamentos de força e resistência tipicamente sejam apresentados de maneira separada, as diretrizes gerais de atividade física recomendam a inclusão de ambos os componentes (força e resistência) no treinamento. A forma como essas duas modalidades interagem continua sendo uma questão bastante discutida.

Com relação aos adultos jovens saudáveis, numerosos estudos demonstraram que os ganhos obtidos após o treinamento de força e resistência são comparáveis àqueles obtidos com treinamento de modo único (Abernethy e Quigley, 1993; McCarthy et al., 2002; Sale et al., 1990). Também foi demonstrado que a resistência a curto e longo prazos (Hickson, 1980; Marcinik et al., 1991), bem como a capacidade anaeróbica de duração intermediária (Bell et al., 1989), podem ser melhoradas com a adição do treinamento de força. Essas melhorias foram acompanhadas de pouco ou nenhum aumento concomitante do $\dot{V}O_{2máx}$. É sugerido que, quando a força máxima aumenta, as pessoas conseguem realizar uma quantidade de trabalho total maior e, ao mesmo tempo, diminuir os esforços nas cargas de trabalho submáximas anteriores, retardando assim o aparecimento da fadiga. Entretanto, existem evidências de comprometimento dos ganhos de resistência (Sale et al., 1990) e de força associado ao treinamento concomitante (Dudley e Fleck, 1987; Hunter et al., 1987). Os motivos que precisamente geram essas discrepâncias são desconhecidos. As diferenças em termos de planejamento de programa, incluindo horários, modalidade, frequência, volume e intensidade dos programas de treinamento, com certeza influenciam os resultados finais observados (Kraemer et al., 2002). Mesmo assim, a maior parte das pesquisas sobre os indivíduos não treinados sugere fortemente que ganhos significativos de força e resistência são alcançados com a adoção de regimes de treinamento concomitantes. De fato, esses ganhos costumam ser bastante comparáveis àqueles alcançados com o treinamento de modo único. Embora poucos estudos sobre treinamentos concomitantes para idosos tenham sido concluídos, os resultados obtidos foram similares àqueles alcançados por grupos de participantes mais jovens (Izquierdo et al., 2004; Wood et al., 2001).

De uma forma geral, deve-se considerar que a frequência, a intensidade, a duração e o tipo de treinamento de cada modalidade influenciam a resposta do indivíduo ao exercício. Instrutores e participantes podem trabalhar juntos na criação de programas de exercícios progressivos que não sejam opressivos. Os potenciais sinais de fadiga excessiva que podem ser monitorados incluem a queda do desempenho, a diminuição inesperada do peso corporal, a perda de apetite, as perturbações do sono, a diminuição da vontade de treinar, a sensibilidade muscular e o aumento da incidência de resfriados e infecções.

Recomendações para programas de exercícios

A Tabela 9.1 lista algumas sugestões de exercícios de resistência que envolvem fases concêntricas e excêntricas. É importante notar que a fase inicial de um programa deve envolver testes e avaliações abrangentes. Em seguida, as metas e necessidades específicas de um adulto de idade avançada podem ser abordadas para determinar a escolha dos exercícios. Dentro do possível para maximizar os benefícios funcionais, as recomendações devem mimetizar os tipos de atividade presentes no dia a dia ou o esporte de interesse particular. Entretanto, se for necessário, a posição sentada

Capítulo 9 | Treinamento de condicionamento muscular

Tabela 9.1   Exemplos de exercícios de resistência preventivos para adultos de idade avançada

Exercício	Principais grupos musculares
Levantamento de peso ou haltere em decúbito dorsal e em alinhamento com o tórax, flexões na parede	Peitorais, parte clavicular do deltoide, tríceps
Levantamento de peso acima da cabeça	Ombros, tríceps
Levantamentos laterais	Cabeça lateral do deltoide
Exercícios em aparelhos de *pull-down*, *bent-over dumbbell row* (remada com haltere unilateral), *seated row* (remada sentada)	Dorso, bíceps, parte espinal do deltoide
Flexão simultânea com haltere, rosca bíceps	Bíceps
Dips em aparelho de musculação	Tórax, parte clavicular do deltoide, tríceps
Chin-ups em aparelho de musculação	Dorso, bíceps
Subidas de *step*	Toda a parte inferior do corpo
Agachamentos parciais	Quadríceps, glúteos
Flexão do joelho em pé (polia), flexão do joelho em decúbito dorsal	Grupo dos isquiotibiais
Subidas na ponta do pé com apoio e sem apoio	Compartimento inferior da perna

Nota: Padrão de tempo de exercício: iniciantes – 2 segundos para movimentos concêntricos, 3 segundos para o movimento excêntrico; avançados – 2 segundos para o movimento concêntrico, 4-5 segundos para o movimento excêntrico.

deve ser usada. Na ordem de exercícios recomendada, os grupos musculares maiores são exercitados primeiro, seguidos dos grupos menores em ordem descendente. Assim, esse padrão deve incluir primeiro o treinamento das pernas, seguido pelo treinamento do dorso, do tórax, dos ombros, dos braços e, por último, da região abdominal.

A fase preliminar da programação para os novatos em treinamento de força, que dura cerca de 12 semanas, pode envolver um tipo de programa de circuito que emprega máquinas para possibilitar uma adaptação lenta dos idosos ao exercício, antes de iniciar qualquer treinamento vigoroso. Desta forma, quando o indivíduo parecer estar pronto, os pesos livres também poderão ser usados e a carga deverá ser aumentada para no mínimo 80% de uma repetição máxima – com o objetivo de que a falha decorrente da fadiga ocorra após cerca de 6-8 repetições. Diante da indisponibilidade de instalações para a prática dos exercícios, outros métodos de resistência podem ser usados, como tubos cirúrgicos ou faixas de borracha. Até mesmo alguns itens domésticos são alternativas adequadas para uso na fase inicial do treinamento. Os adultos de idade avançada começam usando pesos bem leves, que lhes permitirão realizar uma sequência de 8-10 repetições, e aumentam progressivamente para três sequências, usando a postura adequada (coluna ereta,

cabeça erguida, músculos abdominais contraídos) em toda a amplitude de movimento. Enfatize os movimentos excêntricos concêntricos controlados para maximizar o efeito da carga. Por fim, o ensino abrangente da técnica correta é um fator essencial para ajudar os participantes a aproveitarem ao máximo seus programas de exercícios de resistência.

O aumento gradual da dificuldade do programa de exercícios é importante para evitar lesões. As variações de carga, repetições e períodos de descanso são fatores que devem ser considerados. Os princípios de treinamento e as variáveis agudas são, em grande parte, iguais, independentemente da idade no momento do treinamento. Reservar tempo para considerar como esses componentes são abordados pode afetar de modo significativo o sucesso de um programa de treinamento de resistência. As considerações especiais relacionadas aos participantes fragilizados e de idade avançada, aliadas à consideração dos indivíduos com doenças crônicas, são discutidas em outra seção do livro.

Exemplos de exercícios para as partes superior e inferior do corpo empregando várias modalidades são apresentados nas Tabelas 9.2 e 9.3. Esses exercícios diferem significativamente dos exercícios das rotinas mais avançadas, em que os treinamentos podem enfocar apenas 1-2 grupos musculares (rotinas divididas).

134 **Fisiologia do exercício na terceira idade**

Tabela 9.2   Exemplos de exercícios de treinamento de resistência para a parte superior do corpo

	Exercícios com o peso do corpo	Exercícios com elástico	Exercícios com peso livre
Tórax			
Dorso			
Ombros			

Tabela 9.3   Exemplos de exercícios de treinamento de resistência para a parte inferior do corpo

	Exercícios com o peso do corpo	Exercícios com elástico	Exercícios com peso livre
Coxas			
Isquiotibiais			
Panturrilhas			

Resumo

O treinamento de resistência proporciona muitos benefícios aos participantes idosos e representa uma parte importante de um estilo de vida ativo e saudável. As atuais diretrizes recomendam no mínimo duas sessões de treinamento de resistência semanais. Mesmo assim, o número de adultos de idade avançada que participam das atividades de treinamento de resistência ainda é baixo. O planejamento adequado e o monitoramento dos programas de treinamento de resistência são etapas importantes para aumentar a adesão aos exercícios. Embora os níveis de força iniciais possam ser menores, os participantes idosos podem alcançar ganhos significativos de força nos primeiros 1-3 meses de treinamento.

Questões a considerar

1. Dê exemplos de tarefas domésticas que exigem resistência muscular.

2. Dê exemplos de tarefas domésticas que exigem força muscular.

3. Liste as recomendações básicas de segurança para uso de pesos livres.

4. Liste as adaptações agudas e crônicas para o treinamento de resistência.

5. Como você faria para planejar uma rotina básica para o corpo inteiro que fosse realizada em casa e usasse o peso do próprio corpo e elásticos, para um indivíduo ativo de 65 anos de idade?

6. Se pedissem a você para planejar um programa de treinamento de resistência em grupo, quais exercícios e equipamentos você usaria? Por quê?

7. Quais etapas você seguiria para aumentar a adesão dos adultos de idade avançada às atividades regulares de treinamento de resistência?

8. Como você promoveria o treinamento de resistência para idosos?

9. Quais sinais de fadiga você procuraria ao monitorar o progresso de um participante?

Capítulo 10
ADESÃO AO EXERCÍCIO E MEDIDAS DE SEGURANÇA

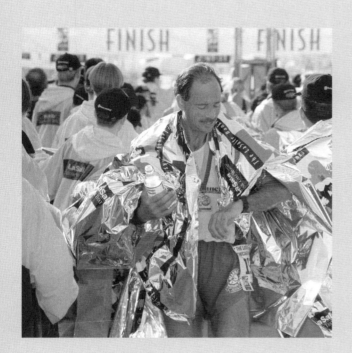

CONTEÚDO DESTE CAPÍTULO

Adesão ao exercício
    Determinantes da participação em atividades físicas
        Características e atributos pessoais
        Fatores ambientais
    Estratégias para aumentar a adesão

Segurança

Recomendações para programas de exercícios

Resumo

> *"Uma atividade ou exercício é prescrito de acordo com o limite máximo previsto para a capacidade fisiológica do indivíduo, ainda que acima do limite mínimo da faixa de limiar terapêutico. Isso é garantido por meio da condução de um monitoramento apropriado. É essencial saber os sinais e sintomas de* distress *durante a prática do exercício, sendo necessário antecipá-los para cada indivíduo. É preciso ensinar o idoso o momento certo para realizar o automonitoramento."*
>
> Dean (1994, p.88)

Neste capítulo, são discutidos a adesão ao exercício, os determinantes da participação em atividades físicas e os aspectos relativos à segurança dos idosos. Ainda, são descritos os problemas e necessidades específicas dos idosos em relação aos seus programas de exercício. Também são discutidas as estratégias destinadas a aumentar essa adesão, como a adoção de intensificadores de programa, modificação do comportamento e supervisão do comportamento. A segurança, em particular, é um assunto que não pode ser negligenciado quando se trabalha com indivíduos de idade avançada. São enfatizadas as precauções gerais de segurança, bem como os exercícios e procedimentos contraindicados.

A maioria das pessoas reconhece a ligação existente entre a atividade física moderada e a saúde. Contudo, poucos receberam orientação acerca do modo de execução, frequência ou intensidade apropriada dos exercícios e os perigos inerentes (do ponto de vista físico e fisiológico) às atividades inapropriadas. Esse fato sem dúvida exerce algum papel na adesão ao exercício e sobre os fatores relacionados à segurança considerados no trabalho com idosos.

Em programas institucionais, a falta de mobilidade de um adulto de idade avançada muitas vezes é consequência da falta de conhecimento sobre exercícios por parte dos profissionais da saúde. Como motivar os idosos a se tornarem fisicamente ativos é um assunto que não está incluído no treinamento formal desses profissionais.

Muitos dos princípios e diretrizes de treinamento desenvolvidos para populações de indivíduos mais jovens e de meia-idade são adequados também para os idosos. Os adultos de idade mais avançada sadios são capazes de treinar a intensidades relativamente altas e progredir a velocidades comparáveis àquelas observadas entre os indivíduos mais jovens. As pesquisas sobre programas de exercício para idosos revelam que o condicionamento cardiorrespiratório requer um nível de intensidade moderada. Nitidamente, porém, os adultos de idade avançada podem ser mais suscetíveis a lesões articulares como consequência à adesão a programas de maior intensidade que envolvam forças de alto impacto, como a corrida. Dessa forma, alcançar uma intensidade recomendada é essencial à adesão aos programas de exercício e também para que os exercícios destinados aos idosos sejam seguros e efetivos.

Adesão ao exercício

Em qualquer idade, muitos fatores determinam se um indivíduo irá ou não adotar e aderir à atividade física regular. Entretanto, um idoso enfrenta um número crescente de barreiras percebidas e reais. Essas barreiras devem ser superadas para que os adultos de idade avançada usufruam dos numerosos benefícios proporcionados por um nível de atividade física mais intenso. Um líder de prática de exercícios consegue ajudar os idosos a se tornarem mais ativos ou permanecerem fisicamente ativos. Muitos estudos demonstraram que as barreiras à adesão são facilmente retificáveis e muitas vezes estão relacionadas apenas ao

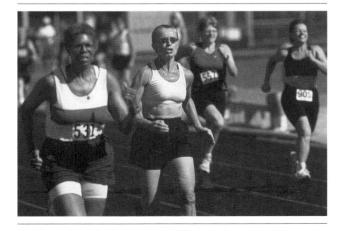

Mulheres de idade avançada participando de uma corrida.

senso comum, do ponto de vista do idoso. É importante que exista comunicação entre o líder e o indivíduo, a fim de eliminar as potenciais barreiras.

As barreiras psicológicas, físicas, fisiológicas e clínicas (alguns pesquisadores as chamam de barreiras de saúde e estilo de vida) afetam a adesão ou a segurança dos participantes, ou ambos. Pesquisas identificaram as seguintes barreiras: força muscular, tempo de reação e uso de fármaco psicoativo (Williams e Lord, 1995); suporte social específico para o exercício e suporte inicial excessivo por parte da equipe promotora de exercícios (Oka et al., 1995); falta de informações explanatórias e de comunicação acerca dos benefícios e implementação de programas educativos entre idosos e cuidadores (Mazzeo e Tanaka, 2001); autoeficácia e suporte social precários no decorrer dos programas (McAuley et al., 2003; Rhodes et al., 2001); programas de treinamento não adaptados às necessidades individuais (O'Grady et al., 2000); lesões induzidas pelo exercício (Kallinen e Markku, 1995); e falha dos instrutores em estarem alertas ou considerarem o amplo espectro de doenças apresentadas pelos idosos (Young, 1997).

Determinantes da participação em atividades físicas

É importante lembrar dos três determinantes da participação na atividade física, ao considerar os fatores adesão e segurança:

- características e atributos pessoais;
- fatores ambientais;
- características da atividade física.

Neste capítulo, serão discutidos os dois primeiros determinantes. Como as características da atividade física são abordadas nos Capítulos 7 e 8, elas não serão discutidas aqui.

Características e atributos pessoais

A maioria dos idosos de hoje é do tempo em que os homens saíam de casa para ir trabalhar e as mulheres ficavam em casa cuidando do lar e dos filhos. Em consequência, as mulheres em geral não participavam de programas de exercício. De fato, até a II Guerra Mundial, as mulheres não podiam fazer parte da força de trabalho. Entretanto, em razão da necessidade de "poder feminino", com tantos homens nas Forças Armadas, as mulheres mostraram que tinham capacidade para o trabalho pesado. Hoje, as mulheres representam uma alta proporção da força de trabalho. Durante as décadas de 1970 e 1980, as mulheres começaram a praticar exercícios regularmente e, hoje, representam um percentual bastante amplo da população de indivíduos que se exercitam. Mesmo assim, muitas mulheres de idade avançada não estão acostumadas a praticar exercícios físicos intensos e é essencial que os líderes de exercício tenham em mente que as mulheres idosas talvez nunca tenham participado de um programa de exercícios regular. Por esse motivo, com frequência é necessário encontrar meios e formas de envolver as mulheres idosas na prática dos exercícios essenciais.

A personalidade, para homens e mulheres, tem papel importante. Os instrutores, familiares ou amigos precisam dispor de argumentos e fatos consistentes para convencer as mulheres de idade avançada a participarem. O índice de sucesso dependerá das necessidades, desejos e capacidade dessas pessoas de se divertirem enquanto participam e usufruem dos benefícios promovidos pelos programas de exercício. E é igualmente importante que aqueles que trabalham com idosas não estabeleçam expectativas altas demais, a fim de evitarem que elas fiquem desapontadas.

Depois que os participantes estiverem incluídos em um programa, é essencial observá-los e atender às suas necessidades físicas e cognitivas, caso contrário o índice de atrito será alto.

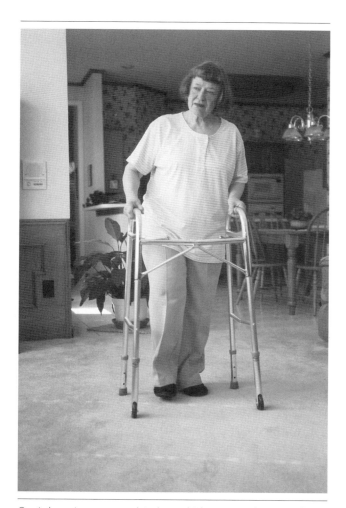

Quais barreiras ao exercício (percebidas ou reais) esta mulher poderia estar enfrentando?
© Bill Crump/Brand X Pictures

Fatores ambientais

Os fatores ambientais podem causar altos índices de atrito, a partir dos programas de exercício destinados a idosos. Se a qualidade do ar for precária ou o local onde a prática é realizada for de difícil acesso (p. ex., se as instalações de um estacionamento forem inadequadas ou distantes demais), será difícil manter os participantes ou atrair novos membros.

O ambiente físico das instalações onde o exercício é praticado é um fator muito importante. Exemplificando, é essencial que a área seja tranquila, as doenças dos participantes sejam consideradas (e o instrutor deve estar a par delas) e todos os cartazes estejam impressos em cores e fontes de tamanhos legíveis para os participantes. É importante considerar a acessibilidade, o custo e a atratividade do local; as condições locais, em termos de saúde; e a saúde dos participantes.

Estratégias para aumentar a adesão

Existem algumas estratégias empregadas para aumentar a adesão dos participantes não só aos programas de exercício como também no contexto de outros comportamentos, como o uso regular e devotado das medicações prescritas. A seguir, são descritas algumas das estratégias mais comumente adotadas e bem-sucedidas para intensificar a adesão.

- **Intensificadores de programa.** Em uma aula de exercícios em grupo, os intensificadores de programa são como uma colher de açúcar, que ajuda o indivíduo a engolir um remédio. Os intensificadores de programa acrescentam variedade e diversão ao programa. O uso de equipamentos (p. ex., bolas, pesos, etc.), opções de atividades e, especialmente, a música podem aumentar de maneira significativa a adesão ao exercício. Quando um programa é interessante, os participantes se divertem, esperam ansiosos pelas aulas, comparecem regularmente e se sentem seguros no ambiente enquanto participam da atividade.

- **Modificação do comportamento.** A modificação do comportamento envolve um conjunto de procedimentos que podem ser usados para modificar comportamentos deficientes, inadequados ou exagerados (Watson e Tharpe, 1997). A inatividade física em geral é considerada um comportamento deficiente. O sucesso de qualquer tipo de modificação comportamental requer planejamento. Os líderes de atividade física e especialistas em exercício podem ter papel importante na adoção e adesão ao exercício em um ambiente agradável e seguro se forem condescendentes com os pontos já listados neste capítulo. Um ambiente seguro, amistoso e agradável pode propiciar mudanças de comportamento positivas.

- **Técnicas de supervisão comportamental.** A intensificação da atividade física como modificação comportamental envolve três estágios: (1) a decisão de começar a se exercitar; (2) os estágios iniciais do comportamento (adoção); e (3) a manutenção do novo comportamento (adesão). Cada estágio requer diferentes estratégias para reforçar a atividade física intensificada. A esta altura, os leitores devem ser capazes de relembrar algumas informações transmitidas nos capítulos anteriores e aplicar esse conhecimento aos três estágios. A seguir, são descritos alguns exemplos de estratégias que os líderes e participantes podem usar em cada estágio.
  - *A decisão de começar a se exercitar.* Ao discutir a decisão de começar a se exercitar com um potencial participante, mencione as alterações fisiológicas que acompanham o envelhecimento, bem como as condições necessárias à manutenção da independência. Reflita sobre os mitos do exercício (p. ex., "sem sofrimento, nada se conquista"). Inicie os participantes novatos com exercícios simples, como a caminhada. E, sobretudo, ensine os participantes sobre os benefícios proporcionados pelo exercício e as alterações corporais que podem ser esperadas.
  - *Adoção.* Quando os participantes avançarem para os estágios iniciais da mudança de comportamento, as estratégias e táticas que poderão ser úteis incluem colocar os tênis de caminhada na porta e marcar com caneta permanente no calendário as vezes que praticarem exercícios. Pedir o apoio da família e dos amigos é uma técnica positiva. Do mesmo modo, outra medida conveniente é programar as visitas de familiares e amigos nos horários em que os participantes não estiverem se exercitando.

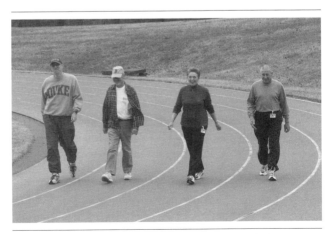

Uma aula de caminhada para participantes com idade a partir de 65 anos no Canadian Centre for Activity and Aging, às 7 horas da manhã.

- *Adesão.* O terceiro estágio, que consiste na manutenção do novo comportamento, resulta na melhora da qualidade de vida. Outras estratégias adicionais que um líder de atividade física pode adotar para intensificar a adesão consiste em registrar os benefícios práticos e pessoais alcançados pelo participante e informá-lo acerca dos meios existentes para prevenir recidivas (p. ex., após as férias).

Segurança

De uma forma geral, os adultos de idade avançada podem participar com segurança das aulas de exercício em grupo. O instrutor deverá estar alerta para os potenciais aspectos relacionados à segurança e estabelecer estratégias preventivas antes de oferecer um programa.

- **Medidas preventivas de segurança gerais.** Qualquer líder de atividade física deve estar preparado para lidar com situações emergenciais. É importante ser capaz de identificar os sinais e sintomas de situações potencialmente prejudiciais à vida e, então, seguir um plano de ação apropriado. Para garantir que os instrutores tenham as habilidades necessárias básicas, um dos critérios para certificação de líderes concedida pelo SFIC (Senior Fitness Instructor Course, oferecido em toda a América do Norte com o patrocínio do Canadian Centre for Activity and Aging) é a obtenção da certificação em ressuscitação cardiopulmonar (RCP) no Heart Saver Level. Em adição, o estabelecimento que oferece a aula de exercício deve contar com um plano criado especialmente para situações de emergência. Um participante deve interromper o exercício, caso esteja sentindo:
  - tontura ("cabeça leve");
  - confusão;
  - palidez;
  - náusea;
  - dor aguda na perna;
  - falta de ar;
  - dor torácica;
  - dor musculoesquelética.

- **Procedimentos de emergência.** Conforme afirma o ditado, "é melhor prevenir do que remediar". Isso sem dúvida é válido para a segurança dos idosos na prática de exercícios. Entretanto, se houver algum problema durante um programa, o instrutor deve estar preparado para ativar um plano de emergência. As etapas envolvidas no desenvolvimento de um procedimento emergencial incluem as seguintes:
  - identificar potenciais situações de emergência;
  - revisar regularmente as instalações e equipamentos;
  - elaborar planos de ação formais para prevenção, reação e acompanhamento de situações emergenciais.

- **Exercícios contraindicados.** Os exercícios contraindicados são aqueles que podem predispor um participante à lesão e não devem ser incluídos em um programa de exercício. Os exercícios contraindicados listados na Tabela 10.1 devem ser familiares para a maioria dos líderes de exercício. Entretanto, há poucos anos, muitos desses exercícios eram considerados aceitáveis, de modo que alguns líderes e participantes ainda podem adotá-los atualmente. Os exercícios inapropriados tipicamente envolvem aspectos relacionados ao alinhamento, movimento articular ou carga sobre as articulações.

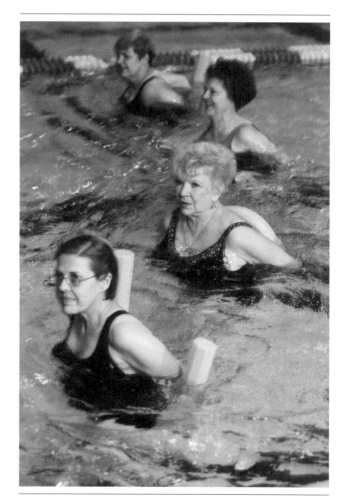

Participantes do Canadian Centre for Activity and Aging com mais de 80 anos de idade desfrutando do programa de exercícios na piscina.
© Bill Crump/Brand X Pictures

142 **Fisiologia do exercício na terceira idade**

Tabela 10.1 Exercícios potencialmente inapropriados para participantes idosos

Fator fisiológico	Exemplo de exercício	Alternativa segura
Problema de alinhamento	Hiperextensão cervical	Flexão para a frente e para os lados
Compressão de vértebras e vasos sanguíneos que suprem o cérebro	Rotação cervical total	Rotação apenas frontal Olhar por cima de cada ombro
Problema de alinhamento	Exercícios abdominais com as pernas esticadas	Exercícios abdominais isométricos
Tensão sobre a região lombar	Deitar de costas e levantar as pernas esticadas	Abdominais parciais
Problema de alinhamento	Exercícios abdominais completos	Exercícios abdominais isométricos
Tensão sobre a região lombar A pessoa pode tracionar a cabeça/pescoço para sentar totalmente e lesar as vértebras cervicais	Exercícios abdominais segurando os pés/pernas (os flexores do quadril realizam a maior parte do trabalho)	Abdominais parciais
Desalinhamento	Tocar os dedos do pé	Alongamento *hurdler* modificado**
Tensão sobre a musculatura da região lombar e isquiotibiais	Pés afastados (na distância dos ombros) e toques alternados nos dedos dos pés (entrelaçamento) Sentar com as pernas esticadas para a frente e alcançar os dedos dos pés	
Forças de cisalhamento sobre a articulação do joelho	Flexões profundas do joelho Andar como pato	Exercício de sentar e levantar Agachamento de no máximo 90°
Sobrecarga articular (compressão)	Atividades de alto impacto	Baixo impacto (caminhada, dança, etc.)
Problema de movimentação articular	Saltos com alongamento	Alongamento estático
Pode lesionar músculos, tendões, ligamentos e articulações		Permanecer em posição de alongamento por no mínimo 15-20 segundos
Problema de movimentação articular no joelho	Alongamento *hurdler***	Alongamento *hurdler* modificado**
Força de cisalhamento		Alongamento dos isquiotibiais Trazer o calcanhar na direção do assento para alongar o quadríceps
Problema de movimentação articular	Giros rápidos do tronco	Girar e manter a posição para alongar os oblíquos
Alinhamento Compressão vertebral	Flexão lateral > 20° Flexões laterais com carga	Alongar os oblíquos e laterais, alcançando com um dos braços e flexionando de leve para o lado

Reproduzido, com permissão, do Canadian Centre for Activity and Aging, 1998, *Senior fitness instructors manual* (London, Ontario, Canada: CCAA), 9.

*Alongamento dos isquiotibiais sentado, em que se tenta alcançar a ponta de um dos pés com ambas as mãos enquanto se mantém a outra perna flexionada em direção ao corpo.
**Alongamento dos isquiotibiais sentado, em que se tenta alcançar a ponta de um dos pés com a mão do mesmo lado, mantendo a outra mão repousada sobre a outra perna, que fica flexionada em direção ao corpo.

Recomendações para programas de exercícios

É indiscutível que o exercício regular promove efeitos positivos sobre a fisiologia e a qualidade de vida dos idosos. Entretanto, assim como ocorre com os indivíduos mais jovens, a prática de exercícios deve ser regular e consistente. Os adultos de idade avançada, conforme destacado nos capítulos anteriores, enfrentam problemas particulares que surgem como resultado do processo de envelhecimento. Os idosos manifestam as doenças e incapacitações do envelhecimento, e estas requerem consideração e tratamento especiais com relação ao exercício. Como consequência, os idosos apresentam muitas áreas problemáticas que exigem a adoção de medidas preventivas de segurança especiais. Os instrutores devem seguir as seguintes recomendações ao lidar com adultos de idade avançada:

- conhecer bem os sintomas das diversas doenças associadas ao envelhecimento;

- garantir a remoção de todas as barreiras a um ambiente seguro e saudável;

- contar com um plano de segurança;

- criar um ambiente acolhedor e amigável;

- manter condições ambientais (p. ex., níveis de barulho) que sejam agradáveis e aceitáveis para pessoas de idade avançada, em instalações atraentes;

- conhecer a história médica de todos os participantes do programa;

- aprender a se comunicar com os idosos para descobrir seus problemas, necessidades e desejos particulares;

- acompanhar o comparecimento dos idosos às suas aulas e, se for o caso, programar reuniões para saber o motivo das faltas;

- ter em mente que os idosos são mais suscetíveis do que os jovens ao desenvolvimento de lesões articulares e monitorar cada participante atentamente;

- atentar para o fato de que os idosos precisam e merecem consideração especial, no que se refere às deficiências sensoriais. Exemplificando, para melhorar a segurança de um programa, os instrutores devem falar de forma clara e precisa, com um tom de voz mais alto do que o tom de voz usado para falar com pessoas mais jovens. Qualquer tipo de auxílio visual deve ser fácil de enxergar e ler (p. ex., sinais e quadros devem ser impressos em letras grandes e com acabamento opaco). A falha em considerar os déficits sensoriais acarretará problemas de segurança e comparecimento dos participantes;

- prestar atenção nas mudanças comportamentais e aprender como reagir a elas de forma positiva.

Resumo

Neste capítulo, foi revisado o princípio básico de que a prescrição e o planejamento do exercício para adultos de idade avançada são bastante similares àqueles destinados aos adultos mais jovens e sadios. A diferença básica reside na intensidade, pois a maioria dos idosos apresenta diversas doenças especificamente associadas ao processo de envelhecimento. Foram revisados os fatores que determinam se as pessoas irão ou não participar de atividades físicas ou de um programa de exercícios. Foram também discutidas as estratégias empregadas para aumentar a adesão, incluindo o uso dos intensificadores de programação; modificação de comportamento; e várias técnicas, estratégias e táticas de supervisão comportamental. Foram considerados os fatores de segurança pertinentes aos idosos que participam das aulas regulares de atividade física, sobretudo do ponto de vista do instrutor. Foram listadas as medidas preventivas de segurança gerais e os procedimentos de emergência usados para lidar com idosos durante a prática de exercícios, bem como os exercícios contraindicados, que podem predispor um participante ao desenvolvimento de lesão.

Questões a considerar

1. Quais fatores que afetam a adesão aos programas de atividade física com o envelhecimento você consegue identificar?

2. Quais estratégias de intervenção você pode usar para intensificar a participação regular?

3. Qual é o papel dos intensificadores de programa na adesão ao exercício?

4. Quais peças de equipamento podem ser usadas em programas de atividade física para idosos com o objetivo de intensificar a adesão e garantir a segurança?

5. Liste as barreiras associadas a cada categoria de determinantes de atividade física. Você consegue desenvolver algumas estratégias para abordar esses aspectos?

6. Descreva as precauções a serem adotadas para garantir a segurança do exercício, incluindo aquelas relacionadas aos exercícios contraindicados para idosos. Por que todos os líderes de atividade física devem estar a par de todas as doenças apresentadas por todos os participantes de seus programas?

7. O líder deve se preocupar mais com os aspectos legais ou com a segurança das instalações e do programa? Ou ambos os aspectos são igualmente importantes?

8. Exemplifique um aspecto relacionado à segurança. Como essa questão pode ser corrigida? O que deve ser feito para garantir que uma situação de falta de segurança ou um evento adverso não volte a ocorrer?

Capítulo 11

ATLETAS *MASTERS* E USO ABUSIVO DE FÁRMACOS

Taryn-Lise Taylor, BA, MSc, MD

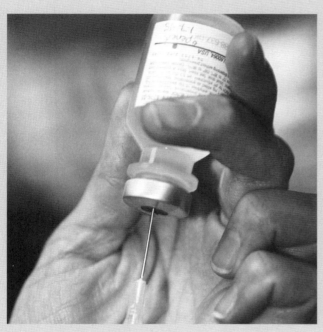

CONTEÚDO DESTE CAPÍTULO

Atletas *masters*

Hormônios
    Estrogênio
    Testosterona
    Hormônio do crescimento humano

Esteroides anabolizantes

Analgésicos e anti-inflamatórios
    Analgésicos narcóticos
    AINH

Medicações para hipertensão

Outras medicações
    Eritropoetina
    Acetazolamida
    Beta-2-agonistas

Suplementação dietética e ergogênicos
    Suplementos vitamínicos
    Cafeína
    Creatina
    Glicosamina e condroitina

Resumo

> *"Um comentário infeliz sobre a natureza humana e a sociedade é o de que esforços intensivos são empreendidos no sentido de tentar detectar e conter o uso abusivo de fármacos por atletas. No entanto, uma mentalidade de 'ganhar muito dinheiro' e 'vencer é tudo' domina uma parte significativa de nossa vida social. Como os esportes refletem a sociedade, o campo da competição é um palco onde os atletas representam os valores sociais. E se vencer é tudo o que importa, então alguns atletas podem tentar qualquer coisa para vencer."*
>
> R. E. Eichner (1997, p.70)

A intensificação química do desempenho atlético é definitivamente um conceito antigo. Enquanto o termo *"doping"* apareceu nos dicionários de inglês pela primeira vez em 1879, o uso de substâncias (fármacos/drogas) é evidenciado ao longo de toda a história do esporte. Os atletas olímpicos da Grécia Antiga comiam cogumelos para vencer, enquanto os atletas astecas consumiam coração humano. No final do século XIX, os ciclistas europeus usavam substâncias como heroína, cocaína e tabletes de açúcar embebidos em éter. Na era moderna, os primeiros relatos de uso de substâncias nas Olimpíadas datam de 1904, quando o maratonista Thomas Hicks quase se matou ao misturar conhaque com estricnina. A estricnina foi o fármaco preferido pelos atletas no século XX, até a criação das anfetaminas, na década de 1930. Durante a II Guerra Mundial, o uso das anfetaminas foi introduzido pelas tropas norte-americanas para ajudar os soldados a se manterem despertos nas frentes de batalha. Entretanto, os perigos de *doping* tornaram-se evidentes nas Olimpíadas de Roma de 1960, quando o ciclista dinamarquês Knut Jensen sofreu um colapso durante a prova, como consequência do efeito de anfetaminas, e depois morreu no hospital. No Tour de France de 1967, o ciclista inglês Tommy Simpson teve uma *overdose* de anfetaminas (Voy e Deeter, 1991).

O incidente de 1967 finalmente levou o Comitê Olímpico Internacional (COI) a estabelecer urgentemente uma definição oficial para *doping*, elaborar uma lista de substâncias banidas e implementar uma política de testes para as Olimpíadas de 1968 (Catlin e Murray, 1996). Mesmo assim, nos Jogos Olímpicos do México, em 1968, sete atletas (incluindo quatro medalhistas) apresentaram resultado positivo para estimulantes ou narcóticos, no teste de *doping*. Passados 20 anos, nas Olimpíadas de Seul, em 1988, o velocista Ben Johnson perdeu a medalha de ouro que conquistara na prova dos 100 m e foi suspenso por dois anos, após apresentar resultado positivo para esteroides anabolizantes (EA) no teste de *doping*. A suspensão do homem mais rápido do mundo chamou a atenção mundial para o uso de substâncias no esporte. A *superstar* americana do atletismo, Florence Griffith Joyner, ganhou três medalhas de ouro e uma medalha de prata, estabelecendo dois recordes mundiais nas provas de corrida de 100 e 200 m. Suas vitórias, contudo, ainda são manchadas por rumores de que ela supostamente teria usado hormônio do crescimento humano (GHH) para realizar esses feitos. Nas Olimpíadas de 1996, o lutador russo de luta greco-romana Zafar Gouliev perdeu a medalha de bronze por ter usado um derivado de anfetamina. Nas Olimpíadas de Atenas, realizadas em 2004, a lançadora de pesos russa Irina Korzhanenko apresentou resultado positivo para esteroides no teste de *doping*, após ganhar a medalha de ouro, do mesmo modo como vários halterofilistas.

Infelizmente, o simples fato de haver programas de teste de *doping* operantes não garante a efetividade destes. Os métodos de triagem de substâncias são limitados pela tecnologia inadequada, enquanto os atletas (ou seus farmacologistas, treinadores ou técnicos) aprendem rapidamente a enganar o sistema. O esporte também evoluiu e transformou-se em uma instituição social significativa, em que o sucesso passou a ser bastante valorizado. A pressão imposta aos atletas para serem bem-sucedidos contribuiu para o aumento do uso de substâncias e do número de mortes por uso dessas mesmas substâncias na comunidade esportiva. Para conhecer a lista completa de substâncias banidas, consulte as classes de substâncias e os métodos proibidos pelo COI, que estão disponíveis em www.usantidoping.org.

❯ Atletas *masters*

Segundo o guia da World Association of Veteran Athletes (WAVA, 1994-1995), os primeiros atletas *masters* eram na maioria corredores de rua. Em 1965, o técnico de corridas Bill Bowerman formou a equipe de *masters* de atletismo dos EUA e, para tanto, contou com a ajuda significativa de um advogado chamado Davis Pain. O primeiro campeonato nacional de atletismo *master* foi realizado em San Diego (Califórnia, EUA), no ano de 1968, e contou com a participação de 130 competidores do sexo masculino. David Pain, que foi o presidente do evento, escolheu arbitrariamente a idade de 40 anos como idade mínima para os competidores *masters*. Nos Estados Unidos, os Campeonatos Nacionais de *Masters* têm sido realizados anualmente, desde de 1968. A Amateur Athletic Union (AAU) adotou o atletismo *master* em 1971 e tornou-se um de seus principais órgãos administrativos. O primeiro Encontro Internacional de *Masters* foi realizado em 1972, em Londres (Inglaterra). Em 1975, a cidade canadense de Toronto foi sede de um dos principais encontros de *masters*. A WAVA – hoje conhecida como World Masters Athletics ou WMA – foi criada em 1977. A WMA é subsidiada pela International Amateur Athletics Federation (IAAF) e, com mais de 125 países afiliados, patrocina os campeonatos regional e mundial de atletismo *master*, que são realizados a cada dois anos (www.masterstrack.com).

Em todo o mundo, cerca de 50.000 atletas de idade avançada se autodefinem como *masters*. Em 1996, a USA Track and Field (USATF) relatou 8.189 membros *masters* na América, que se autoincluíam na lista de corredores "de pista" (*track*), com 3.138 competidores "de campo" (*field*). Por outro lado, muitos atletas competem em ambas as categorias. Quase 5.800 atletas de 76 países competiram no encontro internacional realizado em Durban (África do Sul), no ano de 1997, e mais de 5.900 atletas de 74 nações participaram do encontro realizado em Gateshead (Inglaterra), em 1999 (http://members.aol.com/trackceo). O *National Masters News* é a publicação oficial da USATF e da WMA, em que mensalmente é divulgada uma lista de encontros agrupados por região dos EUA.

Nos esportes de nível *master*, os atletas competem em grupos de faixas etárias de 5 anos: 45-49; 50-54; 55-59; e assim por diante. A WMA estabeleceu um conjunto de padrões e fórmulas para comparação de desempenhos de indivíduos de diferentes faixas etárias. A classificação por idade, do modo como é aplicada aos atletas *masters*, consiste no processo de conversão dos desempenhos reais em resultados alcançáveis dentro de uma determinada categoria de faixa etária, por meio da aplicação de fatores de correção relacionados à idade, com a finalidade de possibilitar a comparação entre os desempenhos de diferentes atletas de várias idades. A classificação por idade nos esportes de *masters* ajuda a tornar a competição mais imparcial. As primeiras tabelas de classificação por idade foram desenvolvidas em 1989, pela WMA. Em 1994, as tabelas foram atualizadas e, até hoje, continuam sendo atualizadas a cada cinco anos (www.ibiblio.org/drears/running/masters/agegrade.html).

Nos últimos anos, as questões relacionadas ao aprimoramento do desempenho dos atletas *masters* receberam atenção considerável. Os atletas idosos devem se comprometer com um regime de treinamentos rigoroso, a fim de melhorar seu desempenho no atletismo. O treinamento desses atletas requer a introdução de modificações, porque é necessário considerar as alterações associadas ao envelhecimento que estão ausentes nos atletas mais jovens, embora ambos estejam sujeitos a pressões semelhantes para serem bem-sucedidos e vencerem (Maharam et al., 1999). O *doping* é uma questão do mundo real, até mesmo entre os atletas *masters*. Existem diferenças enormes quanto ao modo como as diversas organizações esportivas regulamentam o uso de substâncias intensificadoras do desempenho. Embora não sejam submetidos ao teste de *doping* nas competições promovidas pela USATF, os atletas *masters* podem ser testados quanto ao uso de substâncias nas competições promovidas pela WMA. Desta forma, é importante que eles estejam familiarizados com as substâncias possivelmente proibidas para uso antes e durante as competições. Algumas dessas substâncias podem ser permitidas mediante autorização médica obtida antes da utilização. A comunidade internacional de atletismo impõe as regras mais rigorosas. O programa e a política *antidoping* da WMA são conduzidos em cooperação bastante estreita com a IAAF, de modo que as atitudes e medidas sejam as mesmas em todo o mundo.

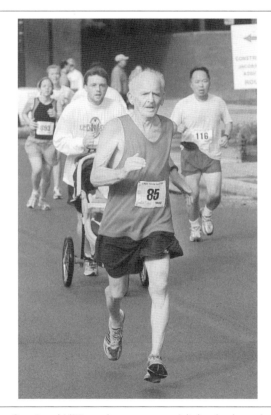

Henry Sypniewski (85 anos) avança rumo à linha de chegada da Linda Yalem Safety 5K Run, em Amherst (Nova York, EUA), no dia 28 de setembro de 2004, terminando a corrida com um tempo de 27'15". Sypniewski foi corredor nos tempos de colégio, mas há décadas não encontrava tempo para retomar o esporte – até que conseguiu fazê-lo aos 70 anos de idade.
©Associated Press

Em 1995, a WMA começou a testar os atletas *masters* nos encontros (www.world-masters-athletics.org).

Até mesmo os atletas *masters* mais saudáveis costumam contar com prescrições de medicações. O Pfizer Pulse Survey (www.demko.com/cs000516.htm) mostrou que 64% dos atletas *masters* usam algum tipo de medicação prescrita. Embora a maioria das medicações prescritas não esteja na lista de substâncias banidas pela IAAF, alguns de seus componentes estão. Alguns atletas precisam tomar certos medicamentos simplesmente para conseguirem ir ao evento e competir sozinhos.

Hormônios

A terapia de reposição hormonal (TRH) é comprovadamente benéfica para a saúde de alguns homens e mulheres idosos que sofrem uma queda na produção hormonal. O estrogênio e a progesterona podem melhorar a qualidade de vida dos idosos que sofrem com a menopausa ou "andropausa". Infelizmente, as regras vigentes norteadoras do uso dessas substâncias no esporte representam um dilema complicado para os atletas *masters*. O GHH constitui um dilema ainda mais complexo, uma vez que as pesquisas atuais apresentam dados conflitantes sobre os potenciais benefícios em relação aos prejuízos associados ao uso dessa substância.

Estrogênio

Em 1999, uma vovó de 56 anos de idade, natural de Phoenix (Arizona, EUA), concluiu a corrida de 100 m em 13,55" no campeonato da WMA realizado na Inglaterra. A esse feito seguiu-se a conclusão da corrida de 200 m em 28,34" – um tempo que quebrou o recorde mundial até então vigente da faixa etária. Entretanto, a corredora Kathy Jager foi solicitada a fornecer uma amostra de urina para o teste de *doping*, que não é uma prática de rotina nos encontros de *masters* norte-americanos, e o resultado foi positivo para EA. Os tempos alcançados pela corredora foram anulados, e ela foi banida das competições por dois anos.

Jager recebeu uma carta explicando que a IAAF havia detectado metabólitos de metiltestosterona (EA) em sua amostra de urina. Ela havia feito tratamento de reposição de estrogênio para controlar os ataques de calor que estava sofrendo em consequência da menopausa, e a formulação consistia em uma dose diária de 1,25 mg de metiltestosterona, um tipo de testosterona sintética. Embora a metiltestosterona seja considerada uma substância banida, a dose de 1,25 mg/dia representa uma fração pequena da quantidade consumida (até 100 mg/dia) pelos fisiculturistas do sexo masculino. Não foi esclarecido se a dose tomada por Jager lhe conferiu uma vantagem em termos de desempenho, mas suas marcas de tempo declinaram desde que ela foi reintegrada e abandonou a medicação. Além disso, Jager parou de tomar medicação para conter a pressão arterial, que também está incluída na lista de substâncias proibidas da IAAF. Isso a colocou em uma situação de risco para o desenvolvimento de complicações cardiovasculares, como um acidente vascular encefálico (AVE).

Durante a menopausa, o corpo da mulher passa a produzir menos estrogênio e os períodos menstruais acabam. Este é um estágio natural da vida das mulheres, mas está associado a muitos sintomas desconfortáveis. A terapia de reposição do estrogênio é um fato da vida de muitas atletas *masters*. Prescrita como pílula, adesivo ou gel vaginal com aplicador, a TRH ajuda a aliviar os sintomas angustiantes da menopausa (ataques de calor, sudorese noturna, ressecamento vaginal, insônia, dificuldade de concentração). A terapia com estrogênio ajuda a prevenir a osteoporose, mantém a vitalidade física e diminui a incidência de depressão. Pesquisas recentes conduzidas pela Organização Mundial da Saúde (OMS) também revelaram que a TRH pode diminuir o risco de câncer colorretal em mulheres.

Testosterona

O homem produz em média o equivalente a 100 mg de testosterona por semana. Bhasin et al. (1996) distribuíram ao acaso 43 homens normais entre quatro grupos distintos: placebo sem exercício; testosterona sem exercício; placebo com exercício; e testosterona com exercício. Os homens

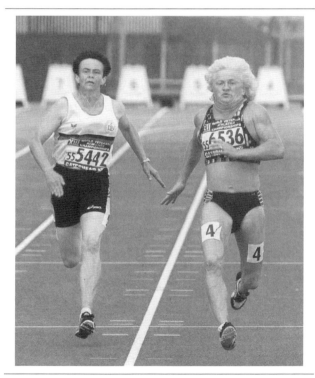

O que faz as supervovós correrem?
© Associated Press

receberam injeções de 600 mg de testosterona ou placebo semanalmente, por dez semanas. Os homens dos grupos de exercício realizaram exercícios de levantamento de peso padronizados, com uma frequência de três vezes por semana. Os resultados mostraram que as doses altas de testosterona, em especial quando combinadas ao treinamento de força, aumentaram a massa livre de gordura, o tamanho dos músculos e a força dos homens normais. O COI baniu o uso de hormônios masculinos, pois estes conferem uma vantagem injusta na prática esportiva.

Nos homens, a concentração sérica de testosterona diminui com o avanço da idade (Fig. 11.1). Ainda não está definida a idade em que as concentrações séricas de testosterona sofrem uma redução significativa. Alguns relatos indicam a ocorrência de quedas significativas dos níveis séricos de testosterona no início da 5ª ou 6ª décadas da vida (Vermeulen e Kaufman, 1995). Por outro lado, há relatos que indicam que as concentrações séricas de testosterona total permanecem relativamente estáveis na 7ª década da vida (Gray et al., 1991). Em média, os níveis sanguíneos de testosterona no homem sofrem uma queda de mais de 40% entre 50 e 70 anos de idade. Essa queda pode causar a diminuição da assertividade masculina, das forças óssea e muscular e da sexualidade. Os produtos farmacêuticos derivados da testosterona são usados para uma gama diversificada de indicações, incluindo infertilidade masculina, aprimoramento atlético, problemas de libido e disfunção erétil. Assim, a testosterona pode ajudar a melhorar muitos aspectos da vida dos homens idosos.

Por outro lado, a administração de testosterona também está associada a alguns riscos à saúde. Doses maciças de testosterona podem diminuir os níveis de colesterol de lipoproteína de alta densidade (HDL), que combate o acúmulo de placas entupidoras de artéria. Como consequência, o risco de ataque cardíaco aumenta. Essas doses maciças também podem intensificar um câncer de próstata preexistente ou expandir uma próstata já aumentada. Esses graves problemas de saúde precisam ser considerados pelos atletas *masters*, uma vez que os riscos associados são complexos nos idosos. Homens com mais de 50 anos definitivamente devem passar por exames de sangue para detecção do antígeno prostático específico (PSA), além do exame da próstata e de uma ultrassonografia de próstata, antes de receberem prescrição de injeções de testosterona. Além disso, a administração dessas injeções deve ser monitorada ao longo do uso terapêutico (Wemyss-Holden et al., 1994).

O COI e os órgãos administrativos esportivos banem alguns fármacos usados na TRH e, infelizmente, esses atletas *masters* devem escolher entre participar de um esporte e seguir as recomendações do médico de usar a TRH para manter a saúde. Uma possível solução para essa situação seria a introdução de um novo protocolo farmacológico. Entre as sugestões, estão a inclusão da permissão para administrar a TRH; não exceder os níveis normais; e monitorar com exames de sangue. Essas ações possibilitarão aos atletas

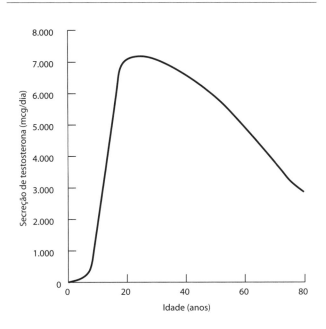

Figura 11.1 Secreção de testosterona sérica com o avanço da idade em homens.
Reproduzido de C. Bass, 2000, *Anti-aging medicine: Wave of the future, or wrong turn?* Com permissão de C. Bass. Disponível em: www.cbass.com/Anti-Aging.htm.

masters com dificuldade para participar de um esporte em decorrência de uma deficiência hormonal competir no nível das provas de campo, ao mesmo tempo em que instituem os controles necessários à prevenção do abuso (Dziepak, 2002).

Hormônio do crescimento humano

O GHH é tradicionalmente prescrito para o tratamento dos distúrbios resultantes de sua insuficiência. Tem sido usado com algum sucesso no combate da perda de peso e do definhamento geral característico da síndrome da imunodeficiência humana (Aids) e do câncer. Muitos atletas acreditam que o GHH tem propriedades queimadoras de gordura e construtoras de músculo, capazes de melhorar a resistência, a força e a massa muscular, e, por isso, o usam de maneira ilegal. Entretanto, os estudos conduzidos por Yarasheski et al. (1992, 1993) contradizem essa crença e sugerem que o uso de GHH não está associado a nenhum benefício em termos de desempenho ou força.

Recentemente, o hormônio do crescimento (GH) recebeu bastante atenção da mídia interessada em suas propriedades antienvelhecimento. As injeções de GHH têm se tornado cada vez mais populares como agentes "rejuvenescedores" ou uma "fonte da juventude". Ao longo dos últimos anos, surgiram centenas de clínicas que fornecem GHH a milhares de idosos que buscam uma forma miraculosa de reverter o processo do envelhecimento (atrofia muscular, adelgaçamento dos ossos, aumento da gordura corporal, perda de energia) e fazer o tempo retroceder. Segundo a IMS Health, uma companhia que rastreia as vendas de fármacos nos Estados Unidos, as prescrições de GH mais do que triplicaram no período de 1997 a 2001, aumentando de 6.000 para 21.000. A presença do GHH em um adulto sadio declina a uma taxa aproximada de 15% a cada 10 anos, após os 25 anos de idade (Fig. 11.2). Ao redor dos 60 anos, uma perda de pelo menos 75% não é incomum e, em torno dos 80 anos de idade, os níveis de GHH frequentemente se tornam nulos (< 25 mcg). Essa constatação estimulou os pesquisadores a determinarem se o GHH pode ter papel decisivo nas alterações debilitantes que ocorrem com o envelhecimento.

Um estudo controlado randomizado, com duração de seis meses, envolvendo homens idosos sadios (média da idade igual a 75 anos), demonstrou que o uso de GHH estava associado a melhoras discretas na constituição corporal (diminuição da massa gorda, aumento da massa magra), todavia sem aumento da força, da resistência ou da função cognitiva (Papadakis et al., 1996). Posteriormente, em 2002, foi concluído um dos estudos mais amplos e cuidadosamente planejados sobre os efeitos do GHH em idosos saudáveis. Foi conduzido um estudo placebo-controlado, duplo-cego e randomizado, com duração de 26 semanas, que envolveu 131 mulheres e homens saudáveis, na faixa etária de 65 a 88 anos. Os pesquisadores concluíram que o GHH é capaz de transformar de maneira acentuada o corpo de um idoso, promovendo aumento da massa magra e diminuição da massa gorda. Os resultados mais notáveis foram apresentados pelos homens que tomaram GH e testosterona. Esses homens ganharam quase 4,5 kg de massa magra e perderam uma quantidade equivalente de massa gorda. O aumento da força muscular e do $\dot{V}O_{2máx}$ foi apenas marginal nos homens, enquanto as mulheres não apresentaram alterações significativas em termos de força e resistência cardiovascular. Entretanto, é possível que ganhos de força mais significativos talvez tivessem ocorrido se o tratamento tivesse sido continuado por um período mais longo.

Os pesquisadores alertam que os ganhos alcançados foram acompanhados de efeitos colaterais sérios em 24-46% dos participantes do estudo. Entre esses efeitos adversos, estavam aumento da pressão arterial, edema podal, dor articular e síndrome do túnel do carpo (provavelmente, em consequência da tendência do fármaco a aumentar a retenção de água). Houve preocupação no sentido de que as dores articulares apresentadas por muitos participantes do estudo pudessem levar ao desenvolvimento de artrite, caso fosse necessário manter a medicação. Adicionalmente, metade dos homens que tomaram GHH apresentou comprometimento da capacidade de utilização da glicose e acabou desenvolvendo diabetes ou uma condição resistente à insulina. Todos os efeitos adversos do GHH desapareceram quando os homens e as mulheres pararam de usar o fármaco. Entretanto, a observação desses efeitos adversos foi comum. Sendo assim, a intervenção com GHH destinada aos idosos deve ser conduzida com cautela (Blackman et al., 2002).

As potenciais ações anabólicas do GHH transformaram-no em um agente atraente para os interessados em aumentar a capacidade atlética. Em 1989, o GHH foi incluído à lista de substâncias banidas do COI. Entretanto, seu uso no esporte é promovido pelo fato de até recentemente não haver nenhum método prático para detectar sua utilização nas competições. Anúncios na mídia impressa e na internet promovem o uso do GHH. Muitos dos agentes comercializados na verdade não contêm GH nem promovem o aumento contínuo das concentrações de GH. Vários sites tentam vender diversas formulações orais ou inalatórias desse hormônio, mas nenhuma delas é comprovadamente eficaz, pois a molécula de GH é grande demais para passar para a circulação sanguínea e precisa ser injetada para ser efetiva (Vance, 2003).

Há evidências convincentes de que a elevação crônica das concentrações séricas de GHH pode, na verdade, diminuir o desempenho e provocar alterações metabólicas que diminuem a capacidade de realizar atividades físicas vigorosas. Essas alterações metabólicas estão associadas a alguns efeitos colaterais deletérios, como instabilidade cardíaca, hipertensão e desenvolvimento de resistência à insulina

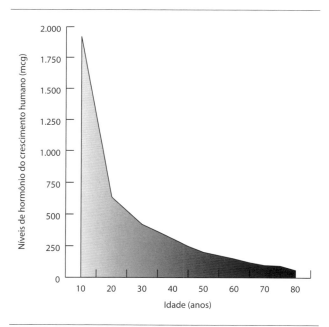

Figura 11.2 Este gráfico mostra a redução média dos níveis de hormônio do crescimento humano (em mcg) no corpo, à medida que os homens envelhecem. Estudos indicam que os níveis de hormônio do crescimento humano declinam a uma taxa de 15% a cada dez anos a partir dos 25 anos de idade. Reproduzido, com permissão, de DHEAUSA, 2001, "Growth Hormone". Disponível em: http://dheausa.com/AN%growth_hormone.htm.

e, possivelmente, de diabetes de tipo 2. Apesar dos efeitos colaterais negativos, os atletas continuam injetando GHH. O efeito lipolítico do GHH causa diminuição do tecido adiposo subcutâneo e isso atua como uma poderosa força motriz de promoção do abuso. O atleta percebe as melhoras resultantes na definição muscular quase instantaneamente, e isso produz um efeito reforçador positivo, mesmo que não haja aumento da força. O embelezamento resultante dos efeitos do GH na construção muscular incentiva os atletas e idosos a se exporem a um risco aumentado de doença, em troca de um benefício pequeno ou incerto (Rennie, 2003).

❯ Esteroides anabolizantes

Os EA são derivados da testosterona e efetivos para a intensificação do desempenho atlético. A literatura científica disponível explica que a administração a curto prazo desses fármacos pode produzir ganhos de força da ordem de 5-20% e aumentos de peso corporal de 2-5 kg atribuídos ao aumento da massa magra (Hartgens e Kuipers, 2004). Os EA foram amplamente recomendados para o tratamento da debilidade associada às doenças consequentes ao envelhecimento. Sua ação promotora de ganho de peso e aceleração da reabilitação os transforma em drogas de abuso atraentes. Os EA são administrados com frequência aos idosos ou pacientes em pós-operatório para promover o crescimento muscular e a regeneração tecidual.

Por outro lado, essas ações são contrabalanceadas pela ocorrência de efeitos colaterais que podem comprometer a saúde. Como o EA pode atuar em diversos sistemas orgânicos, é possível que múltiplos efeitos colaterais sejam produzidos. A frequência e a severidade desses efeitos colaterais são variáveis. Ambas são influenciadas por vários fatores, como a formulação, a dosagem, a duração do uso e as diferenças individuais de sensibilidade e resposta ao fármaco. O mecanismo de ação do EA pode diferir entre os compostos existentes, em decorrência das variações da molécula do esteroide e de sua afinidade pelos receptores de androgênio. Entre os efeitos colaterais graves, estão um perfil de colesterol prejudicial à saúde (aumento do colesterol total com declínio marcante do HDL-colesterol); ataque cardíaco (doses altas de EA aumentam a pressão arterial diastólica e causam aterosclerose); AVE; e insuficiência hepática. Os atletas do sexo masculino podem desenvolver problemas de próstata, atrofia testicular, diminuição da produção de espermatozoide e aumento da frequência de disfunção erétil. A acne é relatada com frequência, assim como a hipertrofia das glândulas sebáceas e a perda de cabelo. Entre as mulheres, o uso de EA resulta na inibição da formação dos folículos e da ovulação, provocando irregularidades de ciclo menstrual. Os efeitos colaterais adicionais que ocorrem especificamente nas mulheres são a acne, um padrão masculino de calvície, enfraquecimento

da voz, intensificação do crescimento de pelos faciais e atrofia das mamas. Indivíduos de ambos os sexos também podem sofrer vários efeitos adversos psicológicos, como agressividade, confusão, perturbações do sono, ansiedade, paranoia e alucinações (Catlin et al., 1993).

Existem evidências de que o uso abusivo de EA pode afetar o sistema imune, acarretando diminuição da efetividade do sistema de defesa do corpo. O uso de EA diminui a tolerância à glicose e aumenta a resistência à insulina. Essa resistência mimetiza o diabetes de tipo 2, mas parece ser reversível mediante abstenção do fármaco. Esses efeitos colaterais são perigosos para qualquer atleta, contudo são ainda mais prejudiciais para os competidores idosos (Cohen e Hickman, 1987).

Os efeitos do EA são compartilhados pelos precursores esteroides vendidos nas farmácias e lojas de alimentos naturais. Dentre esses precursores, os mais comuns são a androstenediona e a desidroepiandrosterona (DHEA). Os suplementos de androstenediona são feitos à base de hormônios esteroides naturais usados pelo corpo para produzir testosterona. Constatou-se que, em homens jovens, a ingesta crônica de 100 ou 200 mg de androstenediona 3 vezes por dia promoveu um aumento de 40 a 50% nos níveis de testosterona livre. Entretanto, pesquisas anteriores haviam indicado que os homens precisam de mais do que o dobro dos níveis de hormônio para que a suplementação lhes permita construir uma massa muscular significativa (Ballantyne et al., 2000; Rasmussen et al., 2000). Brown et al. (2000) investigaram os efeitos da ingesta de androstenediona em homens saudáveis de 30-56 anos de idade. Os resultados alcançados por esses pesquisadores sugeriram que o consumo de 100 mg de androstenediona 3 vezes por dia não aumenta os níveis séricos de testosterona, mas deflagra o aumento das concentrações de testosterona livre, di-hidrotestosterona (DHT) e estradiol. A importância metabólica do aumento transiente dos níveis de testosterona livre é incerta. Concentrações séricas de DHT elevadas (83%) podem fazer a próstata aumentar de tamanho, contudo sem alteração dos valores de PSA. Por outro lado, é possível que uma suplementação mais prolongada resulte em alterações detectáveis na função da próstata.

Os níveis de HDL-colesterol sofreram uma diminuição de 0,13 mmol/L, que corresponde a um aumento de 10 a 15% do risco de desenvolvimento de lesão aterosclerótica e cardiopatia. Os resultados sugerem ser improvável que a androstenediona promova as condições hormonais necessárias à indução do aumento do tamanho dos músculos, além de poder causar efeitos colaterais indesejáveis. Adicionalmente, especulou-se que os atletas que tomam androstenediona consomem doses bem maiores do que aquelas estudadas e, portanto, a magnitude dos efeitos permanece desconhecida. Os atletas idosos devem ter bastante cautela ao considerar essa suplementação como opção, especialmente por causa da falta de evidências que comprovem sua efetividade na promoção da construção muscular (Brown et al., 2000).

Estudo de caso sobre saúde da próstata e uso de esteroides anabolizantes

O crescimento e o desenvolvimento da próstata são regulados pela secreção de testosterona endógena e, portanto, são sensíveis à estimulação androgênica (Jin et al., 1996). Um débito contínuo de testosterona é obrigatório para a manutenção da estrutura e função prostáticas. Em um estudo observacional, um fisiculturista de 49 anos, que usava um "coquetel" de numerosos EA diferentes, aceitou ser voluntário para o teste de função prostática. Ele foi avaliado por um período de 15 semanas de autoadministração de esteroides. Foi realizada a medida de parâmetros objetivos e subjetivos, incluindo o volume da próstata (ultrassonografia); o tamanho e a consistência da próstata (exame retal digital); a velocidade do fluxo urinário; os níveis de PSA (um marcador sanguíneo do aumento da próstata e do câncer de próstata); e a obstrução do fluxo de saída da bexiga (avaliação de sintoma). O indivíduo notou um aumento da frequência urinária noturna, da libido e da agressividade. Os resultados também mostraram que, durante o período de uso de esteroide, o volume da próstata aumentou significativamente, enquanto o fluxo de urina diminuiu. Passadas quatro semanas após o término da administração de esteroide, esses parâmetros se aproximaram (mas não alcançaram) dos níveis pré-uso de esteroide. Quaisquer efeitos promovidos pelo EA são compartilhados pelos precursores esteroides, como a androstenediona e o DHEA. Esta é uma informação especialmente importante a ser considerada pelos atletas idosos do sexo masculino que estejam pensando em usar um EA (Wemyss-Holden et al., 1994; Prostate Health and OTC Medications, www.uspharmacist.com).

❯ Analgésicos e anti-inflamatórios

Um analgésico é qualquer membro do grupo diversificado de fármacos usados para aliviar dores. Os fármacos analgésicos atuam de vários modos sobre o sistema nervoso periférico e central. Os fármacos anti-inflamatórios não hormonais (AINH) diminuem a febre e a inflamação, além de aliviarem a dor. Os narcóticos analgésicos deprimem o sistema nervoso central e alteram a percepção da dor, sendo utilizados com frequência para aliviar a dor que não é aliviada pelos AINH. O alívio da dor é um componente importante do tratamento da artrite, uma doença comum após os 50 anos de idade.

Analgésicos narcóticos

Os analgésicos prescritos são os opiáceos mais comumente usados de forma indevida pelos atletas (Nativ e Puffer, 1991). Os atletas que usam analgésicos narcóticos (p. ex., codeína, morfina, fentanil, hidromorfona e meperidina) podem apre-

sentar sensações de euforia ou estimulação psicológica que levam a uma falsa sensação de invencibilidade. Os analgésicos narcóticos aumentam o limiar da dor e, como resultado, o atleta pode falhar em identificar uma lesão e desenvolver uma lesão ainda mais grave. Os atletas costumam usar esses fármacos para mascarar lesões, com o objetivo de poder continuar participando dos esportes mesmo tendo desenvolvido lesões musculoesqueléticas. Os analgésicos narcóticos produzem dependência física e psicológica. Entre seus efeitos colaterais, estão sonolência, confusão mental, náusea, vômitos, tontura, constipação e incapacidade de urinar. Doses altas de opiáceos podem causar depressão respiratória, apneia, depressão circulatória, hipotensão ou queda da pressão arterial, rigidez muscular, coma, choque e parada cardíaca. Estes são os efeitos sérios que podem ser amplificados nos idosos, uma vez que doses menores são requeridas para promover efeito e este pode ser difícil de prever.

AINH

A dor e a inflamação são provavelmente as condições mais comumente presentes nos atletas, em decorrência de tensões, torções e outras lesões menores. O ibuprofeno, ao lado de outros AINH, como naprosina e aspirina, geralmente é considerado efetivo para casos de inflamação e dor leve a moderada (Tab. 11.1). A doença degenerativa articular e a osteoartrite são condições que comumente afetam as pessoas durante o processo de envelhecimento, podendo resultar em abuso de AINH entre os atletas *masters*.

Embora os AINH sejam disponibilizados sem receita médica, tomá-los pode ser potencialmente prejudicial. O uso amplamente disseminado dos AINH levou à identificação de numerosos efeitos colaterais associados, que limitam sua utilização (Fig. 11.3). Muitos dos efeitos tóxicos dos AINH estão relacionados à inibição da síntese de prostaglandina (PG) e da ciclo-oxigenase (COX), que são seus principais mecanismos de ação. Entre as complicações mais importantes, estão a toxicidade gastrintestinal (GI) (dispepsia, úlcera pép-

Tabela 11.1 AINH e inibidores de COX-2

AINH tradicionais	Nomes comerciais®
Ácido acetilsalicílico (AAS)	Aspirina
Diclofenaco	Voltaren, Cataflam
Ibuprofeno	Advil, Alivium
Naproxeno	Naprosyn, Flanax
Celecoxibe	Celebra
Lumiracoxibe	Prexige
Meloxicam	Melacox

tica e sangramento GI), insuficiência renal aguda decorrente de vasoconstrição (a PG mantém o fluxo sanguíneo) e piora modesta de hipertensão ou insuficiência cardíaca congestiva preexistentes. A desidratação aumenta o risco de problemas renais, e isso constitui um aspecto especialmente importante para a resistência dos atletas. Os inibidores de COX-2 (celecoxibe, lumiracoxibe, meloxicam) são uma classe de AINH menos problemáticos em termos de promoção de sangramento GI, mas ainda potencialmente perigosos quando chegam aos rins e ao sistema cardiovascular (Ruscin e Page, 2002). Os AINH mascaram a dor e não curam lesões. Um atleta pode optar pelo uso abusivo dessas medicações para concluir seus treinamentos e, se ignorar a mensagem emitida pelo corpo para descontinuar a atividade danosa, estará sujeito ao risco de desenvolver lesões adicionais.

Medicações para hipertensão

Sabe-se que a atividade física é um modo efetivo de diminuir a pressão arterial elevada. Hernelahti et al. (1998) compararam a prevalência da hipertensão em dois grupos de homens de meia-idade. Um grupo dedicou-se ao treinamento de resistência e era constituído por corredores *masters* de elite que recebiam orientação. O outro grupo era o controle, considerado representativo da população geral de indivíduos nascidos após 1925, que tinham sido classificados como saudáveis nos tempos de adulto jovem. A prevalência da hipertensão foi mais de três vezes maior no grupo-controle (27,8%) do que no grupo de pacientes engajados no exercício (8,7%), e essa diferença permaneceu significativa após os devidos ajustes do índice de massa corporal (IMC). Concluiu-se que a prática de exercícios de resistência intensos por tempo prolongado está associada a uma prevalência diminuída da hipertensão. É comum pensar que os atletas *masters* estejam livres de doença cardiovascular e hipertensão, por apresentarem um nível de condicionamento aparentemente alto. A hipertensão é um problema para 20 a 25% dos adultos na faixa etária de 30 a 60 anos (Gifford et al., 1989). Os atletas idosos, entre outros indivíduos fisicamente ativos, devem ser submetidos a uma triagem para hipertensão e receber terapia adequada, quando

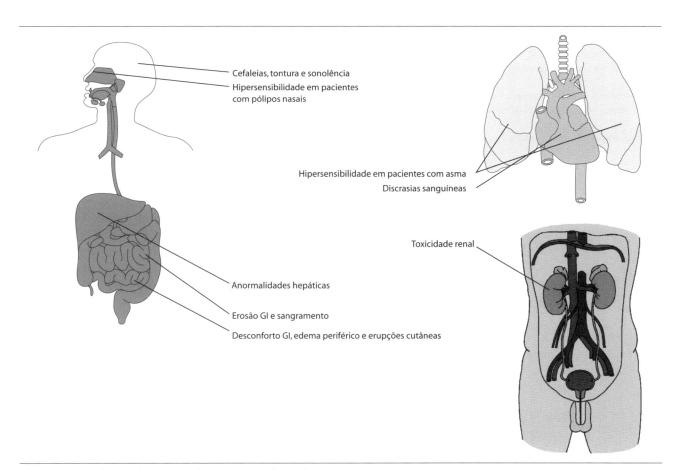

Figura 11.3 Efeitos adversos dos fármacos anti-inflamatórios não hormonais.
Reproduzido, com permissão, de www.ama-cmeonline.com/.../04pharm/06_01.htm.

154 Fisiologia do exercício na terceira idade

esta se fizer necessária para diminuir a morbidade e a mortalidade associadas à doença cardiovascular. A Tabela 11.2 lista as recomendações para a prática de exercícios e esportes por pacientes com hipertensão.

Para os atletas idosos, é importante enfocar os comportamentos que podem afetar a pressão arterial, como a ingesta de altas concentrações de sódio e gordura saturada, bem como o consumo de bebidas alcoólicas e fármacos (p. ex., estimulantes tomados antes da competição, EA). Muitas medicações disponibilizadas sem receita médica, inclusive os AINH, cafeína, comprimidos para dieta e descongestionantes (efedrina), também podem causar elevação da pressão arterial (ver quadro "Fatores de risco de hipertensão em atletas e outros pacientes fisicamente ativos" e *Joint National Committee on Prevention, Detection, Evaluation, and Treatment fo High Blood Pressure*, 1997; Julius e Nesbitt, 1996). Os atletas também devem ser cautelosos em relação ao uso de plantas medicinais e suplementos dietéticos destinados a aumentar a energia ou controlar o peso. Esses suplementos não são regulamentados e muitas vezes contêm substâncias "naturais" que atuam como estimulantes (p. ex., efedra, guaraná e *ma-huang*) e podem elevar a pressão arterial (Nieldfeldt, 2002).

É importante que os atletas monitorem os efeitos da medicação, pois alguns fármacos anti-hipertensivos podem exercer influência adversa sobre a tolerância ao exercício (Fig. 11.4). Um atleta de alto desempenho pode apresentar problemas que não ocorrem nos indivíduos menos ativos. Os AINH podem diminuir a ação das medicações anti-hipertensivas, incluindo diuréticos, betabloqueadores e inibidores da enzima conversora de angiotensina, e isso é importante para os atletas que tomam qualquer uma dessas medicações (Fuentes e Rosenberg, 1999). Os atletas também precisam estar cientes de que o Comitê Olímpico dos EUA (USOC) baniu o uso de algumas medicações anti-hipertensivas. Entretanto, o aspecto mais importante para os atletas *masters* é o perigo de evitar o tratamento da pressão arterial alta para poder competir (ver classes de substâncias proibidas pelo COI e métodos de *doping* proibidos em www.usantidoping.org; ver guia da USADA das classes de substâncias proibidas e métodos de *doping* proibidos em www.usantidoping.org).

Tabela 11.2 Exercício e participação em esportes entre atletas e outros indivíduos fisicamente ativos com hipertensão

Exercício: as recomendações de modo, frequência, duração e intensidade do exercício geralmente são as mesmas para indivíduos sem hipertensão.

Participação em esportes: a pressão arterial deve ser controlada antes da retomada da participação em esportes vigorosos, pois tanto o exercício dinâmico como o exercício isométrico podem causar elevações significativas da pressão arterial.

Recomendações sobre restrições do exercício

Pressão arterial normal-alta	Sem restrições
Hipertensão leve a moderada controlada (< 140/90 mmHg)	Sem restrições para o exercício dinâmico; possível limitação do treinamento isométrico ou da prática de esportes para alguns pacientes
Hipertensão descontrolada (> 140/90 mmHg)	Limitado ao exercício dinâmico de baixa intensidade; evitar esportes isométricos
Hipertensão controlada com dano em órgão-alvo	Limitado ao exercício dinâmico de baixa intensidade; evitar esportes isométricos
Hipertensão severa sem envolvimento de órgão-alvo	Limitado ao exercício dinâmico de baixa intensidade, com participação somente quando a pressão arterial estiver devidamente controlada
Hipertensão secundária de origem renal	Limitado ao exercício dinâmico de baixa intensidade; evitar esportes que envolvam "colisão" que possa acarretar danos ao rim

Tabela 2 de "Managing Hypertension in Athletes and Physically Active Patients" (Mark Nieldfeldt, MD: *American Family Physician*, vol. 66(3):445-452; 01 de agosto de 2002).

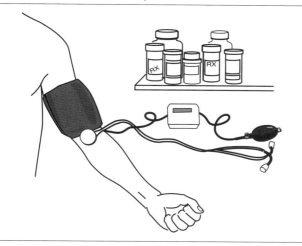

Figura 11.4 A pressão arterial pode ser afetada quando as pessoas usam ou param de usar certos fármacos e medicações. Adaptado de http://health.allrefer.com/pictures-images/drug--induced-hypertension.html.

Fatores de risco de hipertensão em atletas e outros pacientes fisicamente ativos

- Ingesta elevada de sódio.
- Consumo excessivo de bebidas alcoólicas (embriaguez).
- Uso de drogas ilícitas (p. ex., cocaína).
- Uso de esteroides anabolizantes.
- Uso de estimulantes (p. ex., suplementos para aumentar a energia e controlar o peso).
- Altos níveis de estresse.
- Sexo masculino.
- Raça (negros são afetados com mais frequência do que brancos, com uma proporção aproximada de 2:1; os asiáticos são os menos afetados).
- História familiar de hipertensão ou cardiopatia em homens com mais de 55 anos e mulheres com mais de 65 anos de idade.
- Diabetes melito ou intolerância à glicose.
- Tabagismo ou mascar tabaco.
- Obesidade.

De "Managing Hypertension in Athletes and Physically Active Patients" [Mark Nieldfeldt, MD-author: *American Family Physician*, vol. 66(3): 445-452; 01 de agosto de 2002].

- **Diuréticos.** A tiazida (p. ex., hidroclorotiazida) e os diuréticos de alça (p. ex., furosemida) diminuem o volume de plasma, o débito cardíaco e a resistência vascular. Os diuréticos de alça são inapropriados para uso no tratamento da hipertensão em atletas. Os diuréticos tiazida promovem efeitos menos pronunciados, não são caros e podem ser usados como tratamento de primeira linha para hipertensão em pacientes casualmente ativos. Entretanto, a terapia diurética é menos desejável para os atletas praticantes de esportes de alta intensidade ou atletas de resistência, por causa dos riscos de desidratação ou hipocalemia (Nieldfeldt, 2002). Esses efeitos colaterais podem causar síncope, câimbras e arritmias em pacientes que se exercitam intensamente ou competem em climas quentes. Os órgãos regulamentadores esportivos baniram o uso de todos os diuréticos, porque estes são perigosos quando usados pelos atletas com a finalidade de atingir uma determinada classe de peso. Os diuréticos intensificam a excreção para promover perda de peso rapidamente antes de competições que envolvem limites de peso estabelecidos (boxe, luta greco-romana, halterofilismo, judô, remo [peso leve]). Esses agentes com frequência são combinados a outras técnicas de desidratação que podem ser extremamente perigosas para os idosos. Os diuréticos podem ser usados de forma abusiva em uma tentativa de "diluir" a urina e dificultar a detecção de outras substâncias (Chick et al., 1988).

- **Inibidores da enzima conversora de angiotensina (ECA).** Os inibidores de ECA (p. ex., ramipril, enalapril e captopril) são opções excelentes para o tratamento da hipertensão leve a moderada. Esses agentes bloqueiam a conversão da angiotensina I em angiotensina II, que é um potente vasoconstritor e fonte de retenção de sódio. A diminuição dos níveis de angiotensina II permite que ocorra relaxamento e dilatação dos vasos sanguíneos e isso, por sua vez, resulta na diminuição da pressão arterial. Os inibidores de ECA estão associados a uma leve diminuição da frequência cardíaca, aumento do volume sistólico e diminuição da resistência periférica total (Gifford, 1997). No exercício, os inibidores de ECA não promovem efeitos significativos sobre o metabolismo energético nem comprometem a captação de oxigênio máxima. Em geral, esses fármacos não produzem efeitos deletérios durante os treinamentos ou competições (Chick et al., 1988). Um período de relaxamento adequado é recomendado para os atletas que tomam inibidores de ECA, em razão dos relatos de hipotensão postural após o exercício intenso. Os inibidores de ECA muitas vezes são agentes de primeira linha usados no tratamento da pressão arterial elevada em pacientes fisicamente ativos, sobretudo em casos de diabetes. Um pequeno percentual dos pacientes apresenta tosse seca e esta é uma indicação para suspender a medicação.

- **Bloqueadores de canais de cálcio.** Os bloqueadores de canais de cálcio em geral são bem tolerados e efetivos em pacientes fisicamente ativos. Esses fármacos diminuem a concentração de cálcio presente no músculo liso vascular e causam vasodilatação, com consequente diminuição da resistência vascular periférica e da pressão arterial (Gifford, 1997). A anlodipina e a nifedipina podem causar taquicardia reflexa, palpitações, rubor, retenção de líquidos (edema podal) e cefaleia, que podem afetar a adesão ao regime de medicação prescrito. O verapamil e o diltiazem podem causar comprometimento mínimo da $FC_{máx}$, edema em membro inferior, tontura severa ou desmaios, e dificuldades para urinar, sendo que todos esses efeitos também podem prejudicar a complacência (Joint National Committee on Prevention, Detection, Evaluation, and Treatment of High Blood Pressure, 1997). Apesar do potencial de manifestação precoce do limiar de lactato, os bloqueadores de canais de cálcio não produzem efeitos deletérios sobre o metabolismo energético durante o exercício e a captação de oxigênio máxima é tipicamente preservada (Chick et al., 1988).

- **Betabloqueadores.** Os betabloqueadores (p. ex., metoprolol, atenolol) diminuem significativamente a frequência e a contratilidade cardíacas, ao mesmo tempo em que comprometem o débito cardíaco e a captação de oxigênio máxima, em particular nos atletas. Esses fármacos inibem a lipólise e a glicogenólise, e isso pode acarretar hipoglicemia após o exercício intenso. Além disso, os atletas que tomam betabloqueadores notam um esforço maior durante prática de exercícios e muitas vezes param de tomar o fármaco por acreditarem que este pode prejudicar seu desempenho. Como consequência, esses indivíduos ficam sujeitos ao um alto risco de sofrerem um evento cardíaco (Chick et al., 1988). Por outro lado, os betabloqueadores muitas vezes são usados de modo abusivo, por produzirem efeitos ansiolíticos e antitremor. Como resultado, o USOC baniu o uso dos betabloqueadores por atletas que participam de eventos de precisão, como arco e flecha, tiro ao alvo, mergulho e esqui no gelo (ver classes de substâncias e métodos de doping proibidos pelo COI em www.usantidoping.org; ver guia da USADA das classes de substâncias proibidas e métodos de doping proibidos em www.usantidoping.org).

> ## Outras medicações

Uma variedade de medicações originalmente desenvolvidas para tratar condições médicas foram mais tarde usadas para intensificar o desempenho atlético. A eritropoetina (EPO) é usada com legitimidade no tratamento de certos tipos de anemia. A acetazolamida é usada no tratamento do glaucoma. Os beta-2-agonistas são usados no tratamento da asma, e sua ação é essencial para salvar a vida do paciente. Entretanto, os mecanismos de ação desses fármacos foram monopolizados pelos atletas para maximização de suas capacidades.

Eritropoetina

A EPO é a substância de abuso preferida pelos atletas de resistência, como os ciclistas de longas distâncias, praticantes de esqui *cross-country* e maratonistas. A EPO recombinante tem sido disponibilizada para uso desde 1985, e seu uso é uma forma de *doping* sanguíneo moderno (dispensa transfusões), que intensifica a capacidade de transporte de oxigênio do sangue. O uso da EPO para essa finalidade levou ao seu banimento pelas organizações mais importantes do esporte, entre as quais a USATF e o COI.

A EPO é uma proteína produzida sobretudo nos rins, que estimula a medula óssea e regula a produção das hemácias. A produção natural de EPO pode aumentar em decorrência de uma baixa pressão de oxigênio ou em casos de anemia, bem como durante o treinamento extenuante e na transição do nível do mar para altitudes elevadas. Com o avanço da idade, o desempenho cardiovascular máximo diminui e isso é evidenciado pelo declínio do $\dot{V}O_{2máx}$, que sofre uma queda de 8 a 10% a cada dez anos após os 25 anos de idade (Heath et al., 1981; Ogawa et al., 1992). Estudos envolvendo atletas sadios demonstraram que a administração de injeções de EPO por várias semanas produz melhoras no $\dot{V}O_{2máx}$ de até 8%. Esse efeito pode promover um impulso enorme em alguém que esteja treinando para qualquer tipo de evento de resistência (Ruscin e Page, 2002).

Acredita-se que a EPO aumenta a atividade das plaquetas, que são responsáveis pela formação dos coágulos sanguíneos. Esse efeito aumenta o risco de trombose, ataque cardíaco ou AVE de qualquer atleta, e ainda mais dos atletas idosos. Um AVE (especialmente com o exercício desidratante de resistência) é um grave efeito colateral e pode ser fatal. O risco de trombose foi implicado em alguns casos de morte de ciclistas. Demonstrou-se que a EPO aumenta a pressão arterial e a frequência cardíaca, até mesmo durante o exercício submáximo. Os atletas que usaram EPO de maneira abusiva desenvolveram uma sobrecarga de ferro comprovada, que eventualmente pode produzir danos ao coração, pulmões, fígado e rins (Ruscin e Page, 2002). Os atletas *masters* devem ser alertados para evitarem o uso abusivo de EPO, sob pena de amplificação dos riscos em potencial.

Acetazolamida

A acetazolamida é classificada como um inibidor de anidrase carbônica, cuja ação é efetiva no tratamento do glaucoma e de distúrbios convulsivos (p. ex., epilepsia), bem como na promoção de diurese em casos de retenção anormal de líquidos (p. ex., edema cardíaco). A acetazolamida tornou-se popular entre os atletas que praticam esportes em altitudes elevadas, pois pode ajudar a prevenir alguns dos sintomas associados à doença da altitude, como cefaleia, tontura e náusea.

Também podem ocorrer as reações adversas comuns a todos os derivados de sulfonamidas, entre os quais a acetazolamida, que incluem febre, erupções cutâneas, necrose hepática fulminante, cálculos renais (pedras no rim), depressão da medula óssea, discrasias sanguíneas, anafilaxia e morte. A cada ano, 1 em 15.000 pacientes sob tratamento com acetazolamida desenvolvem anemia aplásica, que consiste na potencialmente fatal supressão da medula óssea. Essa condição em geral se desenvolve durante os primeiros seis meses de terapia e tem sido relatada com mais frequência entre os idosos (www.vh.org/adult/patient/ophthalmology/iih/diamox.html). O tratamento com acetazolamida pode causar desequilíbrios eletrolíticos perigosos, incluindo a hiponatremia (baixa concentração de sódio) e hipocalemia (baixa concentração de potássio), além de acidose metabólica. Recomenda-se ter cautela em particular para os atletas com função renal comprometida (incluindo os pacientes idosos ou atletas, pacientes com diabetes melito e pacientes com doença pulmonar).

Recomenda-se ter cautela aos atletas que estejam recebendo salicilato (aspirina) e acetazolamida concomitantemente, em razão dos relatos de toxicidade severa. Estudos demonstraram que a depuração renal da acetazolamida é significativamente reduzida pelo uso crônico de aspirina. O salicilato parece inibir a secreção renal de acetazolamida e pode produzir uma grave acidose metabólica (www.medsafe.govt.nz/Profs/Datasheet/d/Diamoxtabinj.htm).

Beta-2-agonistas

Os beta-2-agonistas atuam relaxando os músculos das vias aéreas, para melhorar a respiração e diminuir o broncoespasmo (sibilos, falta de ar) associado a uma doença obstrutiva de vias aéreas reversível, como a asma. Os beta-2-agonistas (p. ex., albuterol e salmeterol) são potencialmente anabólicos, e é por esse motivo que seu uso sistêmico foi banido no esporte. O uso de beta-2-agonistas é legal somente na forma inalatória, em casos de asma induzida pelo exercício, mediante apresentação da documentação e dos formulários de dispensa exigidos. Em um estudo sobre uma formulação oral de albuterol de liberação lenta, conduzido ao longo de três semanas, a força voluntária de homens jovens pareceu aumentar de maneira significativa (Martineau et al., 1992). Entretanto, em outros dois estudos, o salmeterol inalatório de ação prolongada não produziu efeito ergogênico no treinamento de ciclismo máximo ou de resistência de homens asmáticos, nem no treinamento de ciclismo anaeróbico ou torque de perna de pico de homens não asmáticos (Robertson et al., 1994; Morton et al., 1996). Ainda é controverso se a formulação inalatória legal de albuterol é ergogênica. O peso das evidências sugere que as doses únicas de albuterol

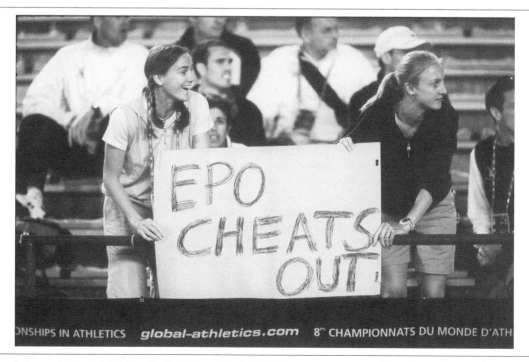

As corredoras de longa distância britânicas Hayley Tullett e Paula Radcliff protestam contra a falta de atitude em relação aos resultados positivos de testes de *doping* de eritropoetina no 2001 Track & Field World Championships de Edmonton, no Canadá.
© Victah Sailor

não são ergogênicas para atletas asmáticos ou não asmáticos, porém estudos adicionais se fazem necessários.

Alguns atletas *masters* podem ser afligidos por doença pulmonar obstrutiva crônica (DPOC), enfisema ou asma, que são condições cujo tratamento exige um beta-2-agonista. Embora o uso desse medicamento por tais atletas possa ser aprovado, o potencial de uso abusivo continua existindo.

Os beta-2-agonistas, assim como outros agentes simpatomiméticos, podem causar reações adversas, como tremores, rubor, inquietação, sudorese e ansiedade, além de efeitos colaterais significativos, como aumento da frequência cardíaca, palpitações, hipertensão e angina ou dor torácica. Quando usados em excesso, os beta-2-agonistas podem precipitar ou mascarar um evento cardíaco potencialmente prejudicial à vida, sobretudo em atletas idosos.

> ## ❱ Suplementação dietética e ergogênicos

O uso de produtos nutricionais em uma tentativa de aumentar o desempenho atlético tornou-se tão amplamente disseminado que é importante revisar as evidências mais recentes. Os recursos ergogênicos auxiliares são substâncias, estratégias ou tratamentos teoricamente projetados para promover uma melhora do desempenho físico muito maior do que os efeitos do treinamento normal. Alguns recursos ergogênicos auxiliares são usados durante o treinamento para melhorar o efeito sobre o desempenho ao longo do tempo, enquanto outros são usados pouco antes ou durante o evento para conferir uma vantagem competitiva imediata. Recomenda-se ter cautela ao usar qualquer tipo de ergogênico nutricional com o intuito de tentar melhorar o desempenho nos esportes. Os interessados devem consultar um especialista em nutrição esportiva ou um médico antes de começarem a usar essas substâncias.

Suplementos vitamínicos

As necessidades nutricionais dos atletas idosos são complexas e devem ser consideradas em relação aos requerimentos fisiológicos básicos do envelhecimento e do exercício, bem como em relação à diminuição dos fatores de risco de doença crônica (para mais informações sobre esse tópico, consultar os Capítulos 5 e 6). Os atletas idosos possuem certas necessidades nutricionais aumentadas, em comparação aos atletas mais jovens, que todavia devem ser equilibradas com a promoção do controle de peso. As atuais recomendações dietéticas para os idosos, em termos de macronutrientes, incluem: 60 a 65% de carboidratos; 10 a 20% de proteína; e < 30% de gorduras. As recomendações dietéticas recentes promovem a redução do teor de gordura da dieta e o aumento do conteúdo de fibras. Aparentemente, com o envelhecimento, quantidades maiores de proteína passam a ser necessárias para manter a massa magra corporal.

Os *shakes* de proteína podem ajudar a atender as demandas aumentadas, sendo que as bebidas substitutas de refeições são, na maioria, refeições líquidas bem balanceadas, que fornecem um amplo suprimento de vitaminas e minerais, diversas quantidades de carboidrato e gordura, e um conteúdo de proteínas maior. Os atletas *masters* têm à disposição uma ampla variedade de refeições líquidas concentradas à base de proteínas, algumas das quais contêm até 40 g de proteína por porção (Maharam et al., 1999).

Ao fazer recomendações nutricionais à população de idosos praticantes de exercícios, os pesquisadores sugerem que quatro áreas importantes sejam consideradas:

- as necessidades variáveis que acompanham o envelhecimento;
- as necessidades variáveis associadas ao exercício;
- a existência de doença crônica;
- o nível de competição.

Foi relatado que os nutrientes para os quais o consumo de alimentos costuma ser inadequado e que exercem o impacto mais significativo sobre a população de idosos praticantes de exercício são a vitamina B6, a vitamina B12, o cálcio e a vitamina D. Diante da impossibilidade de obter uma ingesta dietética adequada, a suplementação com multivitamínicos é recomendável (Tab. 11.3; Sacheck e Roubenoff, 1999).

Uma reposição de líquidos adequada para evitar os perigos associados à desidratação é essencial a todos os atletas. Há evidências da efetividade das bebidas esportivas contendo 4 a 10% de carboidratos para atletas idosos que competem em atividades de exercícios de resistência de alta intensidade. Muitas bebidas esportivas são comercializadas em diferentes sabores, contendo diversas quantidades de ingredientes e eletrólitos. Consultar um nutricionista credenciado pode ser útil, por fornecer orientação para muitos atletas *masters* (Rock, 1991).

Cafeína

A cafeína é a substância mais frequentemente consumida no mundo, e os atletas costumam usá-la como recurso ergogênico auxiliar. Sendo uma substância familiar na dieta da maioria dos atletas, a cafeína é encontrada nas bebidas energéticas, nos géis esportivos e nos auxiliares dietéticos. Recentemente, foi retirada da lista de substâncias proibidas da World Antidoping Agency (WADA) de 2007.

Pesquisas recentes sugerem que a cafeína pode melhorar o desempenho em 20 minutos de natação, em uma prova de 100 m de natação, em uma corrida de 1.500 m na esteira e em tiros rápidos de ciclismo com máximo esforço (Graham e Spriet, 1996). O mecanismo pelo qual a cafeína desencadeia seus efeitos ergogênicos é desconhecido, mas, segundo a teoria popular, ela aumenta os níveis plasmáticos de ácidos graxos livres e o uso de triglicerídeo muscular para aumentar a oxidação e, ao mesmo tempo, poupar a utilização do glicogênio muscular no início do exercício.

Capítulo 11 | Atletas *masters* e uso abusivo de fármacos **159**

Tabela 11.3 Diretrizes do governo dos EUA para a ingesta de vitaminas e minerais por adultos a partir dos 51 anos de idade

Micronutriente	Homens	Mulheres
Retinol/vitamina A (mcg/ER/dia)	1.000	800
Colecalciferol/vitamina D3 (mcg/dia)	5	5
Tocoferol/vitamina E (mg/ET/dia)	10	8
Filoquinona/vitamina K (mcg/dia)	80	65
Ácido ascórbico/vitamina C (mg/dia)	60	60
Tiamina/vitamina B1 (mg/dia)	1,2	1
Riboflavina/vitamina B2 (mg/dia)	1,4	1,2
Ácido nicotínico/vitamina B3 (mg/dia)	1,5	1,3
Piridoxina/vitamina B6 (mg/dia)	2	1,6
Ácido fólico (mg/dia)	200	180
Cianocobalamina/vitamina B12 (mg/dia)	2	2
Cálcio (mg/dia)	800	800
Fósforo (mg/dia)	800	800
Magnésio (mg/dia)	350	280
Ferro (mg/dia)	10	10
Zinco (mg/dia)	15	12
Iodo (mg/dia)	150	150
Selênio (mg/dia)	70	55

ER: equivalentes de retinol; ET: equivalentes de tocoferol.
Reproduzido, com permissão, de L.G. Maharam et al., 1999, "Masters Athletes: Factors Affecting Performance", *Sports Medicine* 28: 273-285.

Outro estudo investigou os efeitos de uma dose alta de cafeína no desempenho de resistência e obteve resultados indicativos de que a ingesta de cafeína antes do exercício diminuiu a glicogenólise muscular em cerca de 55% nos primeiros 15 minutos de exercício (Spriet et al., 1992). Esse efeito pode ter sido responsável pelo tempo prolongado até a exaustão observado com a ingesta de cafeína, embora esta seja uma explicação incompleta.

Atualmente, é discutido se os efeitos observados são resultados diretos da ação da própria cafeína ou de seus metabólitos (p. ex., dimetilxantinas). A cafeína pode atuar estimulando a liberação de adrenalina ou, possivelmente, influenciando a função neurotransmissora (p. ex., dopamina ou noradrenalina). A cafeína melhora a concentração, intensifica o alerta ou a consciência mental, e diminui a percepção da fadiga, de modo que o tempo decorrido até a exaustão durante as atividades de resistência seja maior (Schwenk e Costley, 2002). É um recurso ergogênico auxiliar relativamente seguro, que

não produz efeitos negativos comprovados sobre o desempenho nem causa desidratação ou desequilíbrio eletrolítico significativo durante o exercício (Paluska, 2003). O consumo rotineiro de cafeína pode causar tolerância ou dependência, e sua descontinuação abrupta provoca irritabilidade, alteração do humor, cefaleia, sonolência ou fadiga. A cafeína aumenta a frequência cardíaca do atleta, e há relatos de atletas idosos que sofreram ataques cardíacos por terem usado cafeína de modo abusivo. Os atletas idosos precisam ser cautelosos ao introduzir qualquer tipo de agente simpatomimético em seus regimes de treinamento, especialmente se apresentarem história de cardiopatia (Eichner, 1997).

Creatina

Nos últimos anos, a suplementação com creatina tornou-se amplamente popular, uma vez que os atletas passaram a tomá-la para "engrossar" a musculatura. A suplementação com creatina é uma prática legal e foi usada pela primeira vez por praticantes britânicos de corrida e corrida com obstáculos nas Olimpíadas de 1992. A creatina foi aclamada por aumentar a força muscular e retardar a fadiga, permitindo que os atletas treinem mais intensamente e alcancem ganhos de musculatura superiores a suas capacidades normais. O monoidrato de creatina atua no metabolismo energético celular (Fig. 11.5) e potencialmente exerce um papel no metabolismo proteico. A ingesta bruta dos usuários é 1 g de creatina por dia, obtido naturalmente a partir de dieta regular mista. A maior parte da creatina é captada pelos músculos, onde ocorre sua conversão em fosfocreatina (FCr) que, por sua vez, é necessária à produção de trifosfato de adenosina (ATP). A suplementação com monoidrato de creatina aumenta os níveis de FCr na musculatura, especialmente quando aliada ao exercício e à ingesta de carboidratos (Fig. 11.6 e Green et al., 1996). Durante as ações anaeróbicas, intensas e breves, a FCr regenera o ATP para fornecer a energia necessária à contração muscular. O objetivo da suplementação com creatina é aumentar os níveis de FCr para regenerar mais ATP e sustentar um débito de alta potência, retardando assim a fadiga e melhorando o desempenho. As reservas de creatina variam bastante entre os indivíduos e, à parte da dieta, os motivos são obscuros. Os atletas com baixas reservas podem estar mais aptos a serem beneficiados pela suplementação (Gaie, 1996). A suplementação com creatina não beneficia o desempenho aeróbico, como na corrida de longa distância, e talvez, por causa do ganho de peso associado, possa na verdade inibir os tempos das corridas de distância (Balsom et al., 1993).

Vários estudos mostraram que a suplementação com creatina melhora de modo significativo a capacidade de produzir mais força muscular ou débito de potência (ou ambos) durante os impulsos de curta duração de exercício máximo, em adultos jovens saudáveis. Isso é traduzido em melhoras no desempenho nos exercícios em eventos que requerem um débito de alta energia, explosivo e de natureza repetitiva, como levantamento de peso, tiros de corrida, futebol e remo (Terjung et al., 2000). Estudos mais controlados demonstraram que 20 g de monoidrato de creatina por dia, tomados por 5 a 6 dias por indivíduos sedentários ou moderadamente ativos, são suficientes para iniciar as melhoras de desempenho e retardar a fadiga muscular durante o exercício de alta intensidade e curta duração (Toler, 1997; Greenhaff, 1997; Greenhaff et al., 1993).

Um dos sintomas mais debilitantes do envelhecimento é a perda da força muscular e, consequentemente, da independência. Uma das causas dessa degeneração muscular é a diminuição dos níveis de creatina nos músculos em processo de envelhecimento. Por motivos ainda desconhecidos, os níveis musculares de FCr declinam com o avanço da idade, após a quinta década da vida. A suplementação com monoidrato de creatina comprovadamente aumenta a concentração de FCr no músculo esquelético, aumenta a massa livre de gordura e melhora o desempenho no exercício de alta intensidade em indivíduos jovens e saudáveis.

Poucos estudos abordaram a suplementação com creatina de curta duração em idosos. Em um desses estudos, quatro indivíduos (média de idade de 58 anos) apresentaram concentrações musculares de FCr aumentadas e melhora do

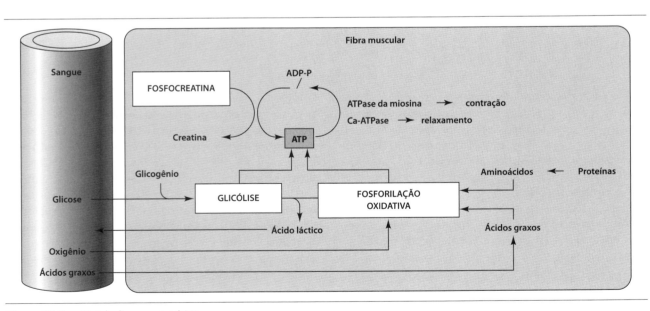

Figura 11.5 Metabolismo energético.
ATP: trifosfato de adenosina.
De A. S. Vander, J. H. Sherman e D. S. Luciano, 1998, *Human physiology: Mechanisms of body function*, 7. ed. (Nova York: McGraw-Hill Companies), 313. Adaptado, com permissão, de The McGraw-Hill Companies.

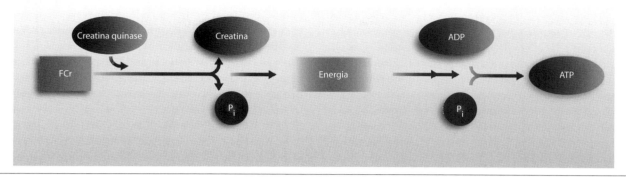

Figura 11.6 Produção de energia no corpo.
FCr: fosfocreatina; ATP: trifosfato de adenosina; ADP: adenosina difosfato; Pi: fosfato inorgânico.
Reproduzido, com permissão, de J. Wilmore e D. Costill, 2003, *Fisiologia do esporte e do exercício,* 3. ed. (Barueri: Manole), 123.

tempo decorrido até a exaustão na prática de exercícios de extensão do joelho, após cinco dias de suplementação com creatina (Smith et al., 1998). Rawson et al. (1999) constataram que, em homens na faixa etária de 60 a 82 anos, a suplementação com creatina por 30 dias exerceu efeitos mínimos sobre o desempenho e produziu aumento mínimo (0,5 kg) ou nulo da massa corporal. Em adição, o consumo de creatina por oito semanas não promoveu alterações em termos de volume dos membros inferiores, massa corporal ou percentual de gordura corporal em 32 idosos saudáveis que participaram de um programa de treinamento de resistência de oito semanas (Bermon et al., 1998). A suplementação com creatina não induziu nenhum ganho adicional de força ou resistência à fadiga, em comparação aos valores alcançados pelo grupo submetido apenas ao treinamento de resistência. Desta forma, o peso dos dados relatados, até o momento, sugere que os idosos não respondem à suplementação com creatina do mesmo modo que os jovens. Os idosos parecem ser apenas minimamente beneficiados pela suplementação com creatina, em termos de desempenho nos exercícios. Tarnopolsky (2000), um dos principais pesquisadores envolvidos no estudo da suplementação com creatina em idosos, afirma que serão necessários estudos adicionais para elucidar o potencial da suplementação com monoidrato de creatina na promoção da atenuação da atrofia e da perda de força muscular associadas ao envelhecimento.

A suplementação com creatina, na dosagem e duração corretas, pode ajudar a melhorar o desempenho anaeróbico dos atletas *masters*. No método de carga, o indivíduo deve tomar 20 g de creatina por dia durante 5 a 6 dias. E para manter os níveis musculares de creatina após esse período de carga, é suficiente continuar tomando 2 a 10 g de creatina por dia (Vandenberghe et al., 1997). Em outro método, toma-se 3 g de monoidrato de creatina por dia, por um período de *treinamento* estendido mínimo de quatro semanas. Durante esse período, os níveis musculares de creatina aumentam mais devagar e eventualmente atingem concentrações similares àquelas alcançadas com o método de carga (Hultman et al., 1996).

A creatina, embora seja comercializada, é classificada como suplemento nutricional e, portanto, sem garantias de pureza e segurança. Assim como para qualquer preparação farmacêutica, essa creatina não é submetida a um processo de certificação, como aquele realizado pela Food and Drug Administration (FDA). Os efeitos colaterais da creatina a longo prazo são pouco conhecidos, mas não há relatos de toxicidade consistente (Poortmans e Francaux, 2000). Alguns observadores acreditam que altas doses de creatina promovem desidratação e, possivelmente, câimbra. A creatina é metabolizada nos rins e degradada em creatinina, sendo eliminada na urina. Os potenciais efeitos colaterais renais a longo prazo ainda não foram esclarecidos. A qualquer idoso que opte por tomar creatina, é recomendável monitorar com periodicidade a função renal. Os indivíduos que sofrem de doença renal não devem tomar creatina (Gaie, 1996; http://healthlink.mcw.edu/article/969991656.html).

Glicosamina e condroitina

Os sulfatos de glicosamina e de condroitina não tendem a ser usados de maneira abusiva, no sentido tradicional. Contudo, muitos atletas idosos com artrite tomam esses suplementos, que são vendidos sem prescrição médica, e precisam estar conscientes dos riscos associados. Os suplementos dietéticos não estão sujeitos aos mesmos padrões rigorosos e estritos aplicáveis às medicações tradicionais, assim como não são testados nem analisados pela FDA antes de serem vendidos aos consumidores. Isso significa que os consumidores não têm garantias de que estão adquirindo aquilo pelo qual estão pagando. De fato, um estudo recente conduzido pelo ConsumerLab.com mostrou que quase metade dos suplementos de glicosamina/condroitina testados não continha as quantidades de ingredientes descritas em seus rótulos (http://orthoinfo.aaos.org). Os atletas *masters* devem pedir sugestões a um profissional da saúde ou a um farmacêutico de confiança sobre a marca comercial que eles acreditam oferecer um produto de melhor qualidade, a fim de garantir que não estejam consumindo substâncias incluídas na lista de compostos banidos.

O sulfato de glicosamina e o sulfato de condroitina são substâncias naturalmente encontradas no tecido conjuntivo, incluindo a cartilagem hialina que reveste as extremidades ósseas nas articulações.

O papel primordial do sulfato de glicosamina na cessação ou reversão da degeneração articular parece estar relacionado a sua habilidade de atuar como bloco de construção primário das glicosaminoglicanas e da estrutura de ácido hialurônico necessárias à formação das proteoglicanas presentes nas articulações. As proteoglicanas são moléculas grandes encontradas nas cartilagens, às quais conferem propriedades viscoelásticas (tamponamento). Não há evidências diretas de que esse tipo de reparo ou proteção ocorra *in vivo*, nem de que o uso de sulfato de glicosamina modifique a cartilagem articular, seja estrutural ou funcionalmente. Vários estudos controlados com placebo demonstraram que, independentemente de qualquer alteração estrutural ou bioquímica na cartilagem articular, a suplementação com sulfato de glicosamina resulta em melhora substancial dos pacientes com osteoartrite (Leffler et al., 1999). Também foi demonstrado que o sulfato de glicosamina produz efeitos anti-inflamatórios exclusivos.

O sulfato de condroitina também está associado às proteoglicanas naturalmente presentes na cartilagem articular e nas estruturas associadas que conferem elasticidade e resiliência às cartilagens. O mecanismo de ação proposto é a estimulação de condrócitos para reposição ou reparo das proteoglicanas danificadas na matriz articular. Estudos antigos demonstraram que algumas pessoas com osteoartrite leve a moderada que tomam sulfato de condroitina ou glicosamina relatam obter um alívio da dor similar àquele promovido por AINH, como aspirina e ibuprofeno. A diferença está no fato de os AINH estarem associados a um risco aumentado de efeitos colaterais, enquanto os suplementos para articulação produzem poucos efeitos colaterais e, portanto, seriam preferíveis para uso se, de fato, produzirem os mesmos efeitos de redução da dor (Muller-Fassbender et al., 1994). Algumas pesquisas indicam que os suplementos também podem retardar os danos à cartilagem em indivíduos com osteoartrite (Morreale et al., 1996). O sulfato de condroitina foi bem menos extensivamente estudado do que a glicosamina, todavia os resultados iniciais mostram que esse suplemento também atua como anti-inflamatório e diminui a dor.

O uso combinado de sulfato de glicosamina e sulfato de condroitina no tratamento da doença degenerativa das articulações transformou-se em um protocolo de suplementação extremamente popular em casos que envolviam condições articulares. Embora a glicosamina e a condroitina com frequência sejam administradas juntas, não há informação disponível comprovando que os resultados obtidos com o uso combinado sejam melhores do que aqueles alcançados com o uso apenas de glicosamina (Kelly, 1998). A recomendação para suplementação com glicosamina e condroitina envolve, em essência, o uso de megadoses (em comparação à ocorrência natural dessas substâncias) de cerca de 1.500 mg de glicosamina/dia e 1.200 mg de condroitina/dia. Muitas preparações disponibilizadas sem receita médica combinam ambas as substâncias, apesar da falta de evidências de maiores benefícios com o uso combinado – o indivíduo tem que tomar 500 mg de glicosamina e 400 mg de condroitina, 3 vezes/dia. A suplementação oral é bem tolerada, e os relatos de efeitos colaterais leves são infrequentes (Schwenk e Costley, 2002).

É improvável que essas substâncias sejam usadas de maneira abusiva por atletas idosos. Na verdade, ambas podem ser uma forma efetiva de evitar a dor osteoartrítica e o sofrimento que podem impedir um atleta de competir.

Resumo

Todo profissional da saúde que trabalha com atletas idosos competidores deve, no mínimo, estar familiarizado com os seguintes fatos:

- O uso de substâncias (fármacos/drogas) é um dos principais problemas enfrentados pelo esporte atualmente.

- O uso de substâncias intensificadoras do desempenho (ou *doping*) tem uma longa história nos esportes.

- O atleta idoso possui certas necessidades nutricionais aumentadas, em comparação aos atletas mais jovens.

- Nas mulheres, o estrogênio pode prevenir a osteoporose, manter a vitalidade física, tratar os sintomas pós-menopáusicos e amenizar a depressão. Entretanto, certos fármacos usados na TRH foram banidos.

- Doses altas de testosterona, especialmente quando aliadas ao treinamento de força, aumentam a massa livre de gordura, o tamanho dos músculos e a força nos homens.

- As substâncias intensificadoras do desempenho podem produzir efeitos deletérios na próstata.

- Os EA podem produzir um perfil de colesterol prejudicial à saúde, ataques cardíacos, AVE, insuficiência hepática e diabetes de tipo 2.

- O GHH pode causar hipertensão, edema podal, síndrome do túnel do carpo e uma condição pré-diabética.

- Há relatos de morte decorrente do uso de anfetaminas por indivíduos que praticavam níveis máximos de atividade física.

- O uso de beta-2-agonistas é legal somente para formulação inalatória, em casos de asma induzida por exercício.

- A cafeína aumenta o estado de alerta, encurta o tempo de reação e melhora a concentração.

- Os atletas idosos não respondem à suplementação com creatina do mesmo modo que os atletas jovens.

- O uso da EPO supostamente se tornou bastante difundido entre os praticantes de esportes de resistência.

- Os analgésicos prescritos são os opiáceos mais comumente usados de forma indevida pelos atletas.

- Os AINH podem causar toxicidade gastrointestinal, insuficiência renal e piora modesta de uma insuficiência cardíaca congestiva ou hipertensão subjacentes.

- A glicosamina e a condroitina podem ser seguras e efetivas como fármacos usados na prevenção da dor osteoartrítica.

- A acetazolamida tornou-se popular entre os atletas praticantes de esportes em altas altitudes, que a usam para prevenir a doença da altitude.

- Os atletas *masters* devem ser submetidos a uma triagem para hipertensão e terapia apropriada, tendo sempre em mente que os órgãos reguladores esportivos baniram o uso de muitos agentes anti-hipertensivos.

Por outro lado, esses aspectos também devem ser considerados em contextos mais amplos, do potencial uso abusivo de fármacos intensificadores do desempenho por atletas idosos e do problema do ganho de vantagem não intencional em relação aos demais competidores associado ao uso de medicações necessárias ao tratamento de condições desenvolvidas com o avanço da idade.

Os atletas usam abusivamente as substâncias intensificadores do desempenho desde os primórdios da competição atlética. O problema em crescente expansão do *doping* no esporte amador está se transformando rapidamente em uma questão de saúde pública. Embora os atletas de hoje percam suas medalhas ou sejam banidos do esporte ao se-rem pegos no teste de *doping*, a mentalidade de "vencer a qualquer preço" ainda os leva a continuar arriscando tudo pela vitória. O uso de substâncias é contrário às regras e aos princípios éticos que regem as competições do atletismo. É doloroso e frustrante que esses indivíduos rejeitem os padrões estabelecidos para disputas justas e os hábitos de treinamento saudáveis e seguros.

Muitas substâncias intensificadoras do desempenho são potencialmente prejudiciais, e é importante que os atletas conheçam toda a extensão dos perigos implicados. A autoadministração de qualquer medicação prescrita sem dúvida envolve riscos à saúde, particularmente na ausência de conselhos de um médico com relação às dosagens e à duração do uso. Além disso, sem o monitoramento regular por um médico, alguns efeitos colaterais podem não ser notados ou permanecerem sem tratamento até que seja tarde demais. No entanto, para os atletas *masters*, também é perigoso evitar tomar medicações prescritas para poderem participar de competições. Quando a meta final do atleta é vencer a qualquer custo, os custos de fato podem acabar sendo maiores do que as conquistas alcançadas. Localizar a linha divisória entre as substâncias que melhoram o desempenho e as medicações que melhoram a vida tem sido uma verdadeira batalha no universo do atletismo *master*. A controvérsia atualmente em discussão é a seguinte: algo deveria ser feito no sentido de modificar a lista de substâncias proibidas, ou o sistema de tolerância zero deve ser mantido? Está se tornando senso comum a opinião de que, embora a maioria seja favorável ao teste dos atletas *masters*, a lista de substâncias proibidas deve ser revista para que sejam consideradas as diferenças relacionadas à saúde apresentadas pelos atletas em fase de envelhecimento.

Existem múltiplos fatores que influenciam os atletas idosos a usarem substâncias de maneira abusiva. É importante ensinar aos atletas quais são os riscos à saúde associados ao uso dessas substâncias, bem como estabelecer uma política efetiva e adequada, além de regras e diretrizes destinadas à prevenção e à diminuição do uso de substâncias entre os atletas. Programas estão sendo conduzidos para abordar e deter o uso, por meio de testes e disciplinamento. Embora muitos programas tenham instituído a triagem de substâncias, esta muitas vezes é limitada demais para detectar certos compostos ou não consegue acompanhar as inovações ocorridas no campo das substâncias intensificadoras do desempenho. As expectativas de sucesso e as atitudes da comunidade tornam o problema ainda mais complexo.

É necessário haver cooperação entre a comunidade esportiva e os órgãos administrativos, no sentido de padronizar as práticas e políticas *antidoping* em nível internacional, de modo que os atletas parem de ver as substâncias como essenciais ao sucesso.

164 Fisiologia do exercício na terceira idade

Questões a considerar

1. Discuta alguns motivos que levam os atletas idosos a usarem substâncias para melhorar o desempenho.

2. Descreva alguns dos benefícios promovidos pela terapia de reposição hormonal para idosos (homens e mulheres).

3. Descreva alguns dos efeitos colaterais associados ao uso de esteroides anabolizantes.

4. Quais seriam as suas recomendações para um atleta idoso que estivesse interessado em tomar hormônio do crescimento humano para melhorar o desempenho?

5. Liste os fatores de risco importantes para a hipertensão em atletas idosos fisicamente ativos.

6. Discuta os perigos a que os atletas idosos estão sujeitos ao interromperem o uso de certos medicamentos com o propósito de competir. Inclua as possíveis soluções.

7. Quais nutrientes frequentemente são encontrados em proporções inadequadas na dieta e exercem o impacto mais significativo na população de idosos praticantes de exercício?

8. Discuta o uso de compostos farmacêuticos nutritivos para melhorar o desempenho desses indivíduos.

9. Na sua opinião, os atletas *masters* obtêm uma vantagem desleal quando usam substâncias para melhorar o desempenho?

10. Na sua opinião, qual seria uma punição conveniente para os atletas *masters* pegos usando substâncias?

APÊNDICE A

Fontes na internet

Canada's Physical Activity Guide to Healthy Active Living for Older Adults
www.paguide.com

Canadian Society for Exercise Physiology
www.csep.ca

Health Canada
www.hc-sc.gc.ca

International Curriculum Guidelines for Preparing Physical Activity Instructors of Older Adults
www.ISAPA.org

My Pyramid
www.mypyramid.gov

National Institute of Aging
www.nia.nih.gov

Using the Food Guide
www.hc-sc.gc.ca/nutrition

APÊNDICE B

Formulários

O Apêndice B contém vários testes internacionalmente reconhecidos e aceitos para triagem, avaliação e teste de idosos. Alguns testes são difíceis de localizar, uma vez que foram publicados em manuais produzidos por organizações e associações locais. Os formulários *PAR-Q and You*, *Avaliação Nutricional de Três Dias* e *Determine Sua Saúde Nutricional* podem ser preenchidos por pacientes que conseguem fazer essa tarefa sem precisar de ajuda. Os demais formulários devem ser preenchidos por um profissional da área médica ou especializado em condicionamento, ao entrevistar o paciente ou rever os resultados por este alcançados em outros testes. As instruções constantes dos formulários são autoexplicativas. Esses formulários serão úteis não só para os profissionais especializados em condicionamento como também para os estudantes que estejam conduzindo projetos de pesquisa para as aulas.

Os formulários *PAR-Q and You* e *PARmed-X* são amplamente reconhecidos na área do condicionamento. O *Questionário sobre história médica e atividade*, e o formulário *avaliação nutricional de três dias* foram desenvolvidos pelo Canadian Centre for Activity and Aging (CCAA), sendo que a propriedade do formulário de avaliação nutricional é compartilhada com o Dr. Shanthi Jacob-Johnson. O *Formulário de relatório do paciente* foi produzido por A. W. Taylor e M. Johnson, em parceria com os membros da equipe do CCAA. Seu formato é útil para compilar e interpretar os resultados de vários testes, bem como para desenvolver recomendações individualizadas de atividade física e nutrição baseadas em tais resultados. O formulário *Determine sua saúde nutricional* pode ser fornecido aos pacientes cujo estado nutricional seja questionável. Esse formulário consiste em uma autoavaliação que pode alertar os idosos (ou capacitá-los a aceitar) quando devem procurar ajuda em decorrência das condições e circunstâncias relacionadas à nutrição. Embora os resultados da *Pesquisa de Yale sobre a atividade física de idosos* e do *Teste Timed Up-and-Go* sejam necessários para completar o *Formulário de relatório do paciente*, foi adicionado um espaço para a inclusão de tais resultados neste formulário, mas os formulários originais não foram incluídos neste apêndice, pois foram publicados em vários outros textos e podem ser acessados com facilidade pelos profissionais da saúde. Sugere-se fortemente que esses testes sejam utilizados – não é à toa que ambos são as avaliações de atividade mais usadas na América do Norte.

Todos os formulários contidos neste apêndice podem ser copiados pelos leitores e utilizados com seus pacientes ou participantes de pesquisas. Estes formulários são:

- Questionário sobre História Médica e Atividade.
- Liberação Médica pelo Médico Particular.
- Formulário de Relatório do Paciente.
- Avaliação Nutricional de Três Dias.
- Diários de Alimentação.
- Determine Sua Saúde Nutricional.
- Physical Activities Readiness Questionnaire (PAR-Q & You).
- Physical Activity Readiness Medical Examination (PARmed-X).

Questionário sobre história médica e atividade

1. Data: _____
    Nome: _____
    Endereço: _____ Cidade: _____ Estado: _____ CEP: _____
    Telefone residencial: _____ Sexo: Masculino _____ Feminino _____
    Idade: _____ Data de nascimento: ___ /___ /___ Altura: _____ Peso: _____
    Nível de instrução completo: _____ Etnia: _____
    Em caso de emergência, contatar: _____ Telefone: _____
    Nome do médico: _____ Telefone: _____

2. Você já foi diagnosticado com algum dos seguintes sintomas ou condições?

	Sim (✓)	Ano em que surgiu (aproximado)
Ataque cardíaco		
Ataque isquêmico transiente		
Angina (dor torácica)		
Acidente vascular encefálico		
Vasculopatia periférica		
Cirurgia cardíaca		
Pressão arterial alta		
Colesterol alto		
Diabetes		
Doença respiratória		
Osteoporose		
Substituição de articulação (local: _____)		
Câncer (tipo: _____)		
Distúrbio cognitivo (tipo: _____)		
Neuropatias (problemas com sensações)		
Doença de Parkinson		
Esclerose múltipla		
Poliomielite ou síndrome pós-poliomielite		
Epilepsia ou convulsões		
Outras condições neurológicas		
Artrite reumatoide		
Outras condições artríticas		
Problemas visuais ou de percepção profunda		
Problemas na orelha interna ou infecções auriculares recorrentes		
Problemas cerebelares (ataxia)		
Outros distúrbios do movimento		
Dependência química (álcool ou drogas)		
Depressão		

Descreva, por favor, quaisquer outros problemas de saúde existentes: _____
_____

3. Atualmente, você tem alguma condição médica que poderia limitar seu desempenho físico?
Sim ___ Não ___ Em caso AFIRMATIVO, por favor, descreva a(s) condição(ões): _____
_____

4. Você tem marca-passo?
Sim ___ Não ___ Se tem, o marca-passo faz ressuscitação automática?

5. Atualmente, você apresenta alguns dos seguintes sintomas em suas pernas ou pés?

Sim (✓)

Dormência _____
Formigamento _____
Artrite _____
Inchaço _____

6. Atualmente, você apresenta alguma condição médica que o leva a procurar o médico regularmente?
Sim ___ Não ___ Em caso AFIRMATIVO, por favor, descreva a(s) condição(ões): _____
_____

7. Você já precisou de atendimento médico de emergência ou de internação nos últimos **3 anos?**
Sim ___ Não ___ Em caso AFIRMATIVO, por favor, descreva como isso aconteceu e explique brevemente o porquê: ___
_____
_____

8. De modo geral, que grau de depressão você sentiu nas últimas quatro semanas?
Nenhum ___ Leve ___ Moderado ___ Forte ___ Extremamente forte ___

9. Você usa óculos? Sim ___ Não ___

10. Você usa aparelhos auditivos? Sim ___ Não ___

11. Você usa algum dispositivo auxiliar para andar? Sim ___ Não ___ Às vezes ___ Tipo: _____

12. Como você descreveria sua saúde?

Excelente ___ Muito boa ___ Boa ___ Regular ___ Precária ___

13. Você tem algum parente próximo que tenha sofrido ataque cardíaco antes dos 55 anos de idade (pai ou irmão) ou antes dos 65 anos (mãe ou irmã)?
Sim ___ Não ___ Em caso AFIRMATIVO, quem e com qual idade? _____
_____

14. Liste as medicações prescritas que você toma atualmente (por nome exato ou tipo):

Tipo de medicação	Indicado para qual condição
_____	_____
_____	_____
_____	_____
_____	_____
_____	_____

15. Você fuma? Sim ___ Não ___

Número de cigarros que costuma fumar em um dia comum: _____
Em caso NEGATIVO, você já fumou? Sim ___ Não ___ Por quantos anos? _____
Há quantos anos você parou de fumar? _____
Número de cigarros que costumava fumar em um dia comum: _____

16. Nas últimas quatro semanas, até que ponto os problemas de saúde limitaram suas atividades do dia a dia (p. ex., caminhar e realizar as tarefas domésticas)?

Em nada ___ Levemente ___ Moderadamente ___ Bastante ___ Extremamente ___

17. Quantas vezes você caiu **no ano passado?** _____

Necessitou de tratamento médico? Sim ___ Não ___
Se você sofreu uma ou mais quedas no ano passado, por favor, liste as datas aproximadas das quedas, o tratamento médico requerido e a causa da queda **em cada caso** (p. ex., superfície irregular, ao descer as escadas): _____
_____
_____

18. Você já teve alguma condição ou sofreu alguma lesão que afetou o equilíbrio ou a capacidade de andar sem auxílio?

Sim ___ Não ___ Em caso AFIRMATIVO, por favor, informe quando isso ocorreu e explique resumidamente a condição ou lesão: _____
_____
_____
_____
_____
_____
_____

19. Você **tem medo** de cair? (Circule a alternativa apropriada.)

1	2	3-4	5	6-7
Não	Um pouco	Medo moderado	Medo excessivo	Medo extremo

20. Em geral, você necessita de ajuda de familiares ou enfermeiros para realizar as tarefas do dia a dia?

Sim ___ Não ___ Em caso AFIRMATIVO, por favor, indique o motivo:
a. Problemas de saúde ___
b. Dor crônica ___
c. Falta de força ou resistência ___
d. Falta de flexibilidade ou equilíbrio ___
e. Outros motivos: _____
_____
_____
_____
_____
_____

21. Em uma semana típica, com que frequência você sai de casa (para realizar pequenas tarefas ou ir ao trabalho, encontros, aulas, igreja, funções sociais, etc.)?

___ menos de uma vez por semana   ___ 3-4 vezes por semana
___ 1-2 vezes por semana   ___ quase todos os dias

22. Por favor, indique sua capacidade de realizar as seguintes tarefas. (Circule a resposta apropriada.)★

	Consegue fazer	Consegue fazer com dificuldade ou com ajuda	Não consegue fazer
a. Cuidar das necessidades pessoais, como se vestir.	2	1	0
b. Tomar banho, na banheira ou no chuveiro.	2	1	0
c. Subir e descer um lance de escadas (p. ex., até o segundo andar de uma casa).	2	1	0
d. Andar por um ou dois quarteirões.	2	1	0
e. Fazer atividades domésticas leves, como cozinhar, remover o pó, lavar louça e varrer a calçada.	2	1	0
f. Fazer compras no mercado ou comprar roupas.	2	1	0
g. Caminhar por 6-7 quarteirões ou 0,8 km.	2	1	0
h. Caminhar por 12-14 quarteirões ou 1,6 km.	2	1	0
i. Erguer e carregar 4,5 kg ou uma sacola de compras.	2	1	0
j. Erguer e carregar 11,3 kg ou uma mala de tamanho médio ou grande.	2	1	0
k. Fazer a maioria das tarefas domésticas, como esfregar o piso, passar o aspirador de pó e varrer as folhas.	2	1	0
l. Fazer atividades *extenuantes*, como pedestrianismo, cavar terra no jardim, mover objetos pesados, andar de bicicleta, exercícios de dança aeróbica e exercícios calistênicos extenuantes.	2	1	0

★*Composite Physical Function Scale* (Rikli e Jones, 1998).

23. Você participa de alguma atividade física regular (p. ex., caminhada, corrida leve, esportes, aulas de exercícios, trabalho doméstico, jardinagem) que seja extenuante o bastante para provocar aumento perceptível da respiração, frequência cardíaca ou transpiração? Sim ___ Não ___ Em caso AFIRMATIVO, em quantos dias da semana?

(Circule o número apropriado.)   1   2   3   4   5   6   7

24. Você faz caminhadas regularmente? Sim ___ Não ___ Em caso AFIRMATIVO, em média, quantas vezes por semana? ___
Geralmente, quantos minutos de caminhada por vez? ___
Qual distância você costuma caminhar? ___

25. Qual das seguintes alternativas melhor descreve seu ritmo habitual quando você sai para caminhar (se caminha)?
Ambulante (ritmo leve; demora pelo menos 30 minutos para percorrer 1,6 km)   ___
Mediano ou normal (consegue percorrer 1,6 km em 20-30 minutos)   ___
Bem rápido (ritmo rápido; consegue percorrer 1,6 km em 15-20 minutos)   ___
Não caminha regularmente   ___

172 Fisiologia do exercício na terceira idade

26. Por favor, liste todos os outros tipos de exercícios (além da caminhada) que você costuma praticar a cada semana. Inclua atividades como exercícios, tarefas domésticas leves ou pesadas, ou jardinagem; e assim por diante. Pense em como foi a semana anterior (ou uma semana típica no mês passado). Liste **apenas** as atividades físicas que pratica **regularmente**.

Atividade	Número de dias por semana	Número de minutos ou horas por dia

27. Qual é sua condição profissional atual?

    Trabalha ___ Semiaposentado(a) ___ Aposentado(a)/Não trabalha ___

28. Quais são as suas principais ocupações? Há quanto tempo você tem cada ocupação? Como você descreveria as demandas físicas dessas ocupações?

Ocupações	Desde (idade)	Até (idade)	Sedentarismo na maior parte do tempo	Exercício leve	Exercício moderado	Trabalho pesado

29. Em geral, qual nota você atribuiria a sua qualidade de vida? (Circule o número apropriado.)

1	2	3-4	5	6	7
Muito baixa	Baixa	Moderada		Alta	Muito alta

30. Você precisou de ajuda para completar este formulário?

    Nenhuma (ou apenas um pouco) ___ Precisei de bastante ajuda ___
    Motivo: _____
    _____
    _____
    _____

Obrigado!

De A.W. Taylor e M.J. Johnson, 2015, *Fisiologia do exercício na terceira idade*. Barueri: Manole. Reproduzido, com permissão, de CCAA (Canadian Centre for Activity and Aging).

Apêndice B 173

Liberação médica pelo médico particular

Seu paciente, _____ , manifestou interesse em participar de um dos programas oferecidos pelo(a) _____. Gostaríamos de saber sua opinião médica e recomendações sobre a participação deste paciente em exercícios. Se acredita que este paciente irá beneficiar-se ao participar deste programa, também agradeceríamos muito o seu endosso à participação.

Avaliação: Os participantes deste programa devem responder a um questionário médico e de atividades e, em seguida, passar por uma série de avaliações de condicionamento funcional. O objetivo é identificar os pontos fracos existentes nos parâmetros físicos associados às atividades do dia a dia, bem como prescrever exercícios apropriados de maneira mais efetiva.

Parâmetros físicos	Avaliações	Aprovação	
Sistema cardiovascular	2 minutos de *step* sem sair do lugar	Sim	Não
	Caminhada de 6 minutos	Sim	Não
Força e resistência muscular	Sentar/levantar da cadeira por 30 segundos	Sim	Não
	Flexão de antebraço por 30 segundos	Sim	Não
Flexibilidade	Sentar e alcançar na cadeira	Sim	Não
	Coçar o dorso	Sim	Não
Equilíbrio e marcha	*Up-and-go* (2,4 m)	Sim	Não
	Andar rápido (15,2 m)	Sim	Não

Descrição do programa de exercício:

_____
_____
_____
_____

Aprovação da aula de exercício: Sim ___ Não ___

Por favor, liste quaisquer modificações ou comentários para os testes e aulas de exercício: _____
_____
_____
_____
_____

Data da última leitura da pressão arterial do paciente: ___ /___ /___

Por favor, assine abaixo para indicar que seu paciente tem liberação médica para participar dos testes específicos e treinamentos descritos. Por gentileza, entre em contato com _____ em _____, caso tenha alguma dúvida referente ao programa.

Assinatura do médico	Nome do médico por extenso	Data

Telefone do médico: _____

De A.W. Taylor e M.J. Johnson, 2015, *Fisiologia do exercício na terceira idade*. Barueri: Manole.

Relatório do paciente

Cinesiologista: _____ Data: _____

Informações gerais sobre o paciente
Nome do paciente: _____
Data de nascimento: _____ (dia/mês/ano)
Altura (cm): _____ Peso (kg): _____
Perna dominante: ___ Direita ___ Esquerda
Auxílio para deambulação: ___ Sim ___ Não   Descrição: _____

Observações:

História médica

O paciente já teve:	Sim (✓)	Não (✓)
Artrite		
Asma ou rinite alérgica		
Câncer		
Doença pulmonar crônica		
Convulsões		
Diabetes		
Cardiopatia		
Pressão arterial alta		
Doença renal		
Doença neurológica ou mental		
Febre reumática		
Problemas gástricos ou intestinais		
Distúrbio da tireoide		
Tuberculose		
Transtorno do aprendizado		
A história médica do paciente inclui:	Sim (✓)	Não (✓)
Problemas na coluna vertebral		
Defeito ocular		
Defeito auditivo		
Motivo para limitação da atividade física		
Descreva os detalhes adicionais pertinentes a qualquer resposta assinalada com "SIM":		

De A.W. Taylor e M.J. Johnson, 2015, *Fisiologia do exercício na terceira idade*. Barueri: Manole.

História de quedas

O(a) paciente já sofreu uma queda? Sim ___ Não ___

Quando a(s) queda(s) ocorreu(ocorreram) (mês/ano)?
1. _____ Causa: _____
2. _____ Causa: _____
3. _____ Causa: _____

Lesões decorrentes da(s) queda(s): _____
_____
_____
_____

História de fraturas

O(a) paciente sofreu uma fratura recente? Sim ___ Não ___

Anote a idade para fraturas de quadril, joelho, tornozelo, vértebras, costelas ou outras:

Quadril: E ___   Joelho: E ___   Tornozelo: E ___
       D ___   D ___   D ___

Vértebras: Nível _____ Costelas: _____

Outras: _____

Observações:

Medicações

Liste todas as medicações, vitaminas, minerais, produtos vendidos sem prescrição médica, preparações vendidas em lojas de produtos naturais e fármacos prescritos atualmente em uso pelo(a) paciente:

Nome	*Dosagem*	*Ano de início*
1. _____	_____	_____
2. _____	_____	_____
3. _____	_____	_____
4. _____	_____	_____
5. _____	_____	_____

Observações e/ou medicações adicionais:

De A.W. Taylor e M.J. Johnson, 2015, *Fisiologia do exercício na terceira idade*. Barueri: Manole.

Pesquisa de Yale sobre a atividade física de idosos

Lista de checagem de atividades

Trabalho

Jardinagem

Cuidados pessoais

Exercício

Atividades recreativas

Soma:

Gastos (horas totais/semana × código de intensidade)

_____

_____

_____

_____

_____

_____

Dimensões de atividade:

Escores de índice de atividade vigorosa

Escores de índice de caminhada de passeio

Escores de índice de movimento

Escores de índice de posição em pé

Escores de índice de posição sentada

Soma das dimensões de atividade:

Escores de ajuste sazonal:

Observações:

_____

_____

_____

_____

_____

_____

_____

_____

Resultados do teste *Timed up-and-go*

Altura (cm) sentado na cadeira: _____

Andar com auxílio (especificar): _____

Superfície do chão: _____

Tentativa #1 (seg): _____

Tentativa #2 (seg): _____

Tentativa #3 (seg): _____

Média (seg): _____

Grupo 1 (0-9 seg) _____

Grupo 2 (10-19 seg) _____

Grupo 3 (20-29 seg) _____

Observações:

De A.W. Taylor e M.J. Johnson, 2015, *Fisiologia do exercício na terceira idade*. Barueri: Manole.

Resultados da avaliação nutricional de 3 dias

Porções diárias de grupos de alimentos

	Dia 1	Dia 2	Dia 3	Média
Produtos à base de grãos	_____	_____	_____	_____
Verduras e frutas	_____	_____	_____	_____
Derivados do leite	_____	_____	_____	_____
Carne e alternativas	_____	_____	_____	_____

Observações:

Saúde geral
Observações:

Recomendações:

Mobilidade
Observações:

Recomendações:

Atividade física
Observações:

Recomendações:

De A.W. Taylor e M.J. Johnson, 2015, *Fisiologia do exercício na terceira idade*. Barueri: Manole.

Nutrição

Observações:

Recomendações:

Prescrição de exercícios

Aeróbico
Recomendações:

Considerações:

Força
Recomendações:

Considerações:

Flexibilidade
Recomendações:

Considerações:

Conclusões (até 4 páginas):

De A.W. Taylor e M.J. Johnson, 2015, *Fisiologia do exercício na terceira idade*. Barueri: Manole.

Diário de alimentação

Instruções para anotar as refeições

1. Usar as planilhas de registro para acompanhar a alimentação em 2 dias da semana e em 1 dia do fim de semana. Esse acompanhamento dará uma noção mais representativa da dieta global.

2. Este registro é usado para obter uma representação acurada de sua ingesta diária. É muito importante que você não altere o que comer, em uma tentativa de modificar de alguma forma o resultado final. Por favor, tente pesar e anotar cada item que consumir (isso inclui todas as bebidas, condimentos, vitaminas, etc.).

3. É preciso certificar-se de pesar e anotar todos os itens consumidos. Isso inclui os lanches, por menores que sejam, além dos condimentos e coberturas adicionados aos itens. Esses itens com frequência são consumidos de modo imprevisível, por isso é importante lembrar que é essencial ter sempre à mão uma balança e o registro dos alimentos.

4. É importante avaliar os tamanhos das porções da forma mais acurada possível. Por esse motivo, sempre que viável, quantifique o item após o cozimento. Sempre pese os alimentos imediatamente antes de consumi-los. Quando possível, anote também a informação contida nas embalagens (nomes comerciais).

5. Se os itens tiverem que ser cozidos, é importante certificar-se de descrever o método de cozimento (p. ex., frango ao molho barbecue, peixe frito, carne refogada). A coluna "Observações" também poderá ser útil para essa finalidade.

6. Todas as bebidas também devem ser incluídas (como água, café, chá, etc.). É preciso certificar-se de anotar todas as adições de cremes, leite ou açúcar aos cafés ou chás.

De A.W. Taylor e M.J. Johnson, 2015, *Fisiologia do exercício na terceira idade*. Barueri: Manole. Reproduzido, com permissão, do Canadian Centre for Activity and Aging, 1998.

Diário de alimentos

Dia 1

Refeição	Item alimentício	Quantidade
Café da manhã		
Lanche		
Almoço		
Lanche		
Jantar		
Lanche		

De A.W. Taylor e M.J. Johnson, 2015, *Fisiologia do exercício na terceira idade*. Barueri: Manole. Reproduzido, com permissão, de Canadian Centre for Activity and Aging, 1998.

Dia 2

Refeição	Item alimentício	Quantidade
Café da manhã		
Lanche		
Almoço		
Lanche		
Jantar		
Lanche		

De A.W. Taylor e M.J. Johnson, 2015, *Fisiologia do exercício na terceira idade*. Barueri: Manole.

Dia 3

Refeição	Item alimentício	Quantidade
Café da manhã		
Lanche		
Almoço		
Lanche		
Jantar		
Lanche		

De A.W. Taylor e M.J. Johnson, 2015, *Fisiologia do exercício na terceira idade*. Barueri: Manole.

Os sinais de alerta de uma má saúde nutricional com frequência são negligenciados. Use esta lista de checagem para descobrir se você ou alguém que você conhece apresenta risco nutricional.

DETERMINE SUA SAÚDE NUTRICIONAL

Leia as afirmativas a seguir. Circule o número na coluna "SIM" para aquelas que se aplicam a você ou a alguém que você conheça. Para cada resposta "SIM", marque uma pontuação igual ao número circulado. Ao final, some as pontuações para saber seu escore nutricional.

	SIM
Tenho uma doença ou condição que me obriga a mudar o tipo e/ou a quantidade de alimentos que consumo.	2
Eu faço menos de 2 refeições por dia.	3
Eu consumo menos frutas, verduras ou laticínios.	2
Eu bebo pelo menos 3 copos de cerveja, licor ou vinho quase todos os dias.	2
Tenho problemas dentais ou bucais que dificultam a minha alimentação.	2
Nem sempre tenho dinheiro suficiente para comprar os alimentos que preciso.	4
Na maioria das vezes, eu faço as refeições sozinho(a).	1
Eu tomo pelo menos 3 fármacos diferentes, com ou sem prescrição médica, diariamente.	1
Sem querer, perdi ou ganhei 4,5 kg nos últimos 6 meses.	2
Eu nem sempre estou em condições físicas para fazer compras, cozinhar e/ou me alimentar sozinho.	2
	TOTAL

Calcule seus escores nutricionais totais. Se forem iguais a:

0-2   Bom! Reveja seus escores nutricionais após 6 meses.

3-5   Você apresenta um risco nutricional moderado. Veja o que pode ser feito para melhorar seus hábitos alimentares e seu estilo de vida. Você poderá conseguir ajuda em consulta ao especialista em envelhecimento, programas de nutrição para idosos, centros de assistência a idosos ou departamento de saúde. Reveja seus escores nutricionais após 3 meses.

6 ou mais   Você apresenta alto risco nutricional. Leve esta lista de checagem com você em sua próxima consulta ao médico, nutricionista ou outro profissional do serviço social ou da área médica qualificado. Converse com estes profissionais sobre qualquer problema que você possa ter. Peça-lhes que o ajudem a melhorar sua saúde nutricional.

Lembre-se de que os sinais de alerta sugerem o risco, mas não representam um diagnóstico de nenhuma condição. A seguir, você aprenderá mais sobre os sinais de alerta de uma saúde nutricional precária.

Estes materiais foram desenvolvidos e distribuídos pela Nutrition Screening Initiative, um projeto de:

 AMERICAN ACADEMY OF FAMILY PHYSICIANS

 THE AMERICAN DIETETIC ASSOCIATION

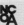 THE NATIONAL COUNCIL ON THE AGING, INC.

 The Nutrition Screening Initiative • 1010 Wisconsin Avenue, NW • Suite 800 • Washington, DC 20007.
The Nutrition Screening Initiative é financiada em parte com recursos da Ross Products Division dos Abbott Laboratories, Inc.

De A.W. Taylor e M.J. Johnson, 2015, *Fisiologia do exercício na terceira idade*. Barueri: Manole. Reproduzido, com permissão, de Nutrition Screening Initiative.

A lista de checagem nutricional é baseada nos sinais de alerta descritos a seguir. Use a palavra "DETERMINE" para lembrar destes sinais.

Disease (Doença)

Qualquer doença, enfermidade ou condição crônica que faça você mudar o modo de se alimentar ou dificulte a alimentação põe em risco a sua saúde nutricional. Para cada 5 adultos, 4 apresentam doenças crônicas que são afetadas pela dieta. Segundo as estimativas, a confusão ou a perda da memória com piora afetam 1 entre pelo menos 5 idosos. Isso pode fazer com que você tenha dificuldade para lembrar o quê, quando ou se já comeu. Sentir-se triste ou deprimido, como acontece com cerca de 1 em cada 8 idosos, pode causar alterações significativas de apetite, digestão, nível de energia, peso e bem-estar.

Eating poorly (Comer mal)

Tanto a falta como o excesso de alimentação conduzem a uma saúde nutricional precária. Comer os mesmos alimentos dia após dia ou não comer frutas, verduras e laticínios diariamente também são hábitos que conduzem a uma saúde nutricional ruim. Em cada 5 adultos, um pula refeições todos os dias. Apenas 13% dos adultos consomem a quantidade mínima de frutas e vegetais necessária. Em cada 4 idosos, um consome bebidas alcoólicas excessivamente. Muitos problemas de saúde pioram com o consumo diário de mais de 1-2 bebidas alcoólicas.

Tooth loss/mouth pain (Perda de dente/dor bucal)

Para comer, você precisa ter boca, dentes e gengivas saudáveis. Dentes perdidos, frouxos ou apodrecidos, além de dentaduras mal ajustadas ou que causam lesões bucais, dificultam a alimentação.

Economic hardship (Dificuldade financeira)

Até 40% dos norte-americanos idosos possuem receitas anuais inferiores a 6 mil dólares. Ter menos (ou preferir gastar menos) de 25-30 dólares por semana destinados à alimentação dificulta bastante o acesso aos alimentos que você necessita para permanecer saudável.

Reduced social contact (Diminuição do convívio social)

Um terço dos idosos vivem sozinhos. Estar com alguém diariamente exerce efeitos positivos sobre o moral, o bem-estar e a alimentação.

Multiple medicines (Múltiplos medicamentos)

Muitos norte-americanos idosos precisam tomar medicamentos para tratar problemas de saúde. Quase metade dos idosos norte-americanos tomam múltiplos remédios diariamente. Envelhecer pode mudar a forma como se responde aos fármacos. Quanto mais remédios você toma, maiores são as chances de efeitos colaterais, como aumento ou diminuição do apetite, alteração do paladar, constipação, fraqueza, sonolência, diarreia, náusea e outros. As vitaminas ou minerais, quando tomados em doses altas, atuam como fármacos e podem causar danos. É preciso contar ao seu médico tudo que você tem tomado.

Involuntary weight loss/gain (Perda/ganho de peso involuntário)

Perder ou ganhar muito peso de maneira não intencional constitui um sinal de alerta importante que não deve ser ignorado. Estar com sobrepeso ou subpeso também aumenta suas chances de ter uma saúde precária.

Needs assistance in self care (Precisar de ajuda para cuidar de si mesmo)

Embora a maioria dos idosos consiga se alimentar, um em cada 5 têm problemas para andar, fazer compras, comprar e cozinhar os alimentos, especialmente com o avanço da idade.

Elder years above age 80 (Idade acima de 80 anos)

A maioria dos idosos vive de maneira integral e produtiva. Entretanto, com o avanço da idade, o risco de fragilização e problemas de saúde aumenta. Checar a saúde nutricional regularmente é, portanto, bastante recomendável.

 The Nutrition Screening Initiative • 1010 Wisconsin Avenue, NW • Suite 800 • Washington, DC 20007.
The Nutrition Screening Initiative é financiada em parte com recursos da Ross Products Division dos Abbott Laboratories, Inc.

De A.W. Taylor e M.J. Johnson, 2015, *Fisiologia do exercício na terceira idade*. Barueri: Manole. Reproduzido, com permissão, de Nutrition Screening Initiative.

Physical Activity Readiness Questionnaire – PAR-Q
(revisado em 2002)

PAR-Q & YOU
(Um questionário para indivíduos na faixa etária de 15 a 69 anos)

A atividade física regular é divertida e saudável. Um número crescente de pessoas está começando a se tornar mais ativo a cada dia. Ser mais ativo é muito saudável para a maioria das pessoas. Contudo, alguns indivíduos precisam consultar o médico antes de começar a aumentar a atividade física.

Se você está planejando se tornar muito mais fisicamente ativo do que é agora, comece respondendo as sete perguntas do quadro a seguir. Se você tiver entre 15 e 69 anos de idade, o PAR-Q lhe dirá se você deve procurar o médico antes de começar. Se tiver mais de 69 anos e não estiver acostumado a um alto nível de atividade, consulte seu médico.

O senso comum é seu melhor guia para responder estas perguntas. Por favor, leia atentamente as questões e responda cada uma delas com honestidade. Marque SIM ou NÃO.

SIM	NÃO	
☐	☐	1. Seu médico alguma vez disse que você tem uma condição cardíaca e somente deve fazer atividade física sob recomendação médica?
☐	☐	2. Você sente dor torácica ao fazer atividade física?
☐	☐	3. No mês passado, você sentiu dor torácica enquanto fazia alguma atividade física?
☐	☐	4. Você perde o equilíbrio por causa de tontura ou alguma vez perdeu a consciência?
☐	☐	5. Você tem problemas ósseos ou articulares (p. ex., coluna vertebral, joelho ou quadril) que possam ser agravados por uma mudança do seu nível de atividade física?
☐	☐	6. Seu médico atualmente lhe prescreve fármacos (p. ex., diuréticos) para tratamento da pressão arterial ou de uma condição cardíaca?
☐	☐	7. Você sabe de outro motivo que possa impedi-lo de praticar uma atividade física?

Se você respondeu

SIM para uma ou mais perguntas

Converse com o médico por telefone ou pessoalmente ANTES de começar a aumentar significativamente seu nível de atividade física, ou ANTES de se submeter a uma avaliação de condicionamento.
Conte ao seu médico que respondeu o PAR-Q e quais perguntas marcou com SIM.
- Você pode ser capaz de fazer qualquer atividade que desejar – desde que comece devagar e progrida gradualmente. Ou talvez precise restringir suas atividades àquelas que são seguras para você. Converse com seu médico sobre os tipos de atividades que deseja praticar e siga os conselhos que ele lhe der.
- Encontre programas comunitários que sejam seguros e úteis para você.

NÃO a todas as perguntas

Se você respondeu NÃO honestamente a todas as perguntas do PAR-Q, é possível afirmar de maneira sensata que você pode:
- Começar a se tornar bem mais fisicamente ativo – começando devagar e progredindo de modo gradual. Este é o caminho mais seguro e mais fácil.
- Submeta-se a uma avaliação de condicionamento – esta é uma maneira excelente de determinar seu nível de condicionamento básico, para que você possa planejar a melhor forma de viver ativamente. Também é altamente recomendável que a sua pressão arterial seja avaliada. Se a leitura estiver acima de 144/94, converse com o médico antes de começar a se tornar muito mais fisicamente ativo.

ESPERE PARA SE TORNAR MAIS ATIVO:
- Se você não estiver se sentindo bem por causa de uma doença temporária, como um resfriado ou febre – espere até se sentir melhor; ou
- Se você estiver ou puder estar grávida – converse com o médico antes de começar a se tornar mais fisicamente ativa.

ATENÇÃO: se a sua condição de saúde mudar a ponto de você passar a responder SIM a qualquer uma das sete perguntas descritas, comunique o fato ao instrutor ou a um profissional da área médica. Pergunte se você deve mudar seu plano de atividade física.

Uso informado do PAR-Q: A Canadian Society for Exercise Physiology, Health Canada, e seus agentes não assumem nenhuma responsabilidade pelas pessoas que praticam atividade física e, se houver dúvidas após a conclusão deste questionário, o médico deve ser consultado antes de se iniciar a atividade física.

É proibido fazer modificações. O PAR-Q pode ser copiado e usado somente na íntegra.

NOTA: Se o PAR-Q for aplicado a um indivíduo antes de sua participação em um programa de atividade física ou de uma avaliação de condicionamento, esta seção poderá ser utilizada para fins legais ou administrativos.

"Eu li, compreendi e respondi este questionário. Todas as perguntas foram por mim respondidas para minha própria e inteira satisfação."

NOME _____

ASSINATURA _____ DATA _____

ASSINATURA DE UM DOS PAIS ou RESPONSÁVEL (para TESTEMUNHA _____
participantes menores de idade)

_____

Nota: Este questionário de liberação para atividade física é válido por no máximo 12 meses a partir da data em que foi respondido e poderá ser invalidado se as condições do participante mudarem a ponto de ele(a) passar a responder SIM a qualquer uma das sete perguntas.

 Canadian Society for Exercise Physiology   Apoio: 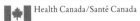 Health Canada/Santé Canada   (continua...)

De A.W. Taylor e M.J. Johnson, 2015, *Fisiologia do exercício na terceira idade*. Barueri: Manole. Fonte: Physical Activity Readiness Medical Examination (PAR-Q). © 2002. Reproduzido, com permissão, de Canadian Society for Exercise Physiology. www.csep.ca/forms.asp.

(... continuação)

PAR-Q & YOU

Physical Activity Readiness Questionnaire - PAR-Q
(revisado em 2002)

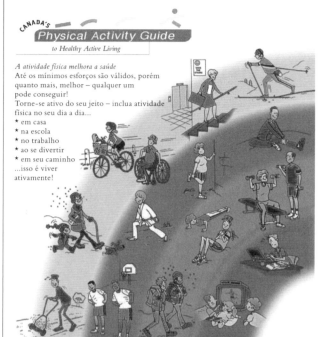

A atividade física melhora a saúde
Até os mínimos esforços são válidos, porém quanto mais, melhor – qualquer um pode conseguir!
Torne-se ativo do seu jeito – inclua atividade física no seu dia a dia...
* em casa
* na escola
* no trabalho
* ao se divertir
* em seu caminho
...isso é viver ativamente!

Aumente as atividades de resistência **Aumente** as atividades de flexibilidade **Aumente** as atividades de força **Diminua** o tempo de permanência na posição sentada

Escolha diversas atividades a partir destes três grupos:

Resistência
4-7 dias por semana
Atividades contínuas para o coração, pulmões e sistema circulatório.

Flexibilidade
4-7 dias por semana
Atividades leves de extensão, inclinação e alongamento, para ajudar a manter seus músculos relaxados e as articulações móveis.

Força
2-4 dias por semana
Atividades com resistência, para fortalecer músculos e ossos, além de melhorar a postura.

Começar devagar é bastante seguro para a maioria das pessoas. Dúvidas? Consulte um profissional da saúde.

Para obter uma cópia do *Guide Handbook* e mais informações, acesse **www.paguide.com**.

Uma boa alimentação também é importante. Siga as recomendações do *Canada's Food Guide to Healthy Eating* para fazer escolhas alimentares inteligentes.

Torne-se ativo do seu jeito, todos os dias – por toda a vida!
Os cientistas recomendam a prática diária de atividade física por 60 minutos para manter ou melhorar a saúde. Ao progredir para um nível de atividade moderado, você pode reduzir para 30 minutos em 4 dias da semana. Adicione períodos de no mínimo 10 minutos de atividades cada um. Comece devagar... e vá progredindo.

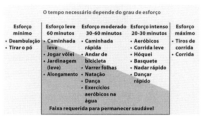

Você consegue – começar é mais fácil do que parece

A atividade física não precisa ser intensa demais. Aumente progressivamente a atividade física na sua rotina diária.

- Caminhe sempre que puder – desça do ônibus antes do destino final; use a escadaria em vez do elevador.
- Diminua os períodos longos de inatividade, como aqueles em que passa assistindo à TV.
- Saia do sofá, alongue e incline o corpo durante alguns minutos, a cada hora.
- Brinque ativamente com seus filhos.
- Prefira andar ou pedalar ao se deslocar a curtas distâncias.
- Comece com uma caminhada de 10 minutos e aumente o tempo gradualmente.
- Descubra lugares próximos para caminhar e andar de bicicleta. Visite-os.
- Assista a uma aula de atividade física para ver se gostaria de tentar praticar.
- Experimente uma aula, para começar – você não precisa assumir um compromisso de longa duração.
- Continue fazendo as atividades que já estiver fazendo, porém com mais frequência.

Benefícios da atividade regular:	Riscos impostos à saúde pela inatividade:
• Melhora da saúde	• Morte precoce
• Melhora do condicionamento	• Cardiopatia
• Melhora da postura e do equilíbrio	• Obesidade
• Melhora da autoestima	• Pressão arterial elevada
• Controle do peso	• Diabetes na fase adulta
• Músculos e ossos mais fortes	• Osteoporose
• Sensação de maior energia	• Acidente vascular encefálico
• Relaxamento e diminuição do estresse	• Depressão
• Continuidade da vida independente em fases mais tardias da vida	• Câncer de cólon

Apoio: Canadian Society for Exercise Physiology   Health Canada/Santé Canada   É proibido fazer modificações. A cópia do documento na íntegra não requer permissão.

Fonte: *Canada's Physical Activity Guide to Healthy Active Living*, Health Canada, 1998 http://www.hc-sc.gc.ca/hppb/paguide/pdf/guideEng.pdf
© Reproduzido, com permissão, de Minister of Public Works and Government Services Canada, 2002.

OS INSTRUTORES E PROFISSIONAIS DA SAÚDE PODEM TER INTERESSE NAS SEGUINTES INFORMAÇÕES:

Os formulários apresentados a seguir são disponibilizados para uso médico. Para tanto, contate a *Canadian Society for Exercise Physiology* (no endereço fornecido adiante):

Physical Activity Readiness Medical Examination (PARmed-X) – para uso de médicos cujos pacientes responderam SIM a uma ou mais perguntas do PAR-Q.
Physical Activity Readiness Medical Examination for Pregnancy (PARmed-X para gravidez) – para uso de médicos com pacientes gestantes que desejam se tornar mais ativas.

Referências bibliográficas:
Arraix, G.A., Wigle, D.T., Mao, Y. (1992). Risk Assessment of Physical Activity and Physical Fitness in the Canada Health Survey Follow-Up Study. **J. Clin. Epidemiol.** 45:4 419-428.
Mottola, M., Wolfe, L.A. (1994). Active Living and Pregnancy, In: A. Quinney, L. Gauvin, T. Wall (eds.), **Toward Active Living: Proceedings of the International Conference on Physical Activity, Fitness and Health.** Champaign, IL: Human Kinetics.
PAR-Q Validation Report, British Columbia Ministry of Health, 1978.
Thomas, S., Reading, J., Shephard, RJ. (1992). Revision of the Physical Activity Readiness Questionnaire (PAR-Q). **Can. J. Spt. Sci.** 17:4 338-345.

Para solicitar múltiplas cópias impressas do PAR-Q, por favor, contate:
Canadian Society for Exercise Physiology
202-185 Somerset Street West
Ottawa, ON K2P 012
Tel: 1-877-651-3755 • FAX: (613) 234-3565
On-line: www.csep.ca

O PAR-Q original foi desenvolvido pelo British Columbia Ministry of Health. A revisão foi feita por um comitê de consultores especializados da Canadian Society for Exercise Physiology, presidido pelo Dr. N. Gledhill (2002).
Disponible en français sous le titre "Questionnaire sur l'aptitude à l'activité physique - Q-AAP (revisé 2002)".

 Canadian Society for Exercise Physiology   Apoio: 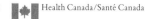 Health Canada/Santé Canada

De A.W. Taylor e M.J. Johnson, 2015, *Fisiologia do exercício na terceira idade*. Barueri: Manole. Fonte: Physical Activity Readiness Medical Examination (PAR-Q).
© 2002. Reproduzido, com permissão, de Canadian Society for Exercise Physiology. www.csep.ca/forms.asp.

Apêndice B   **187**

Physical Activity Readiness Medical Examination
(revisado em 2002)

PARmed-X

PHYSICAL ACTIVITY READINESS
MEDICAL EXAMINATION

O PARmed-X é uma lista de checagem específica para atividade física destinada ao uso médico, para pacientes com respostas positivas no *Physical Activity Readiness Questionnaire* (PAR-Q). Além disso, o formulário de transferência/encaminhamento incluído no PARmed-X pode ser usado para transferir a liberação para participação em atividade física ou fazer o encaminhamento para um programa de exercícios com supervisão médica.

A atividade física regular é divertida e saudável. Um número crescente de pessoas está se tornando mais ativa a cada dia. Ser mais ativo é muito saudável para a maioria das pessoas. O próprio PAR-Q constitui um meio de triagem adequado na maior parte dos casos. Entretanto, alguns indivíduos podem necessitar de avaliação médica e recomendações específicas (prescrição do exercício), em decorrência de uma ou mais respostas positivas no PAR-Q.

Depois que o participante é avaliado pelo médico, um plano de atividade física deve ser elaborado mediante consulta a um profissional da área de atividade física (consultor profissional de estilo de vida e condicionamento da Canadian Society of Exercise Physiology (CSEP) ou um terapeuta do exercício da CSEP™). Para tanto, as seguintes instruções devem ser observadas:

PÁGINA 1:
- As seções A, B, C e D devem ser completadas pelo participante ANTES do exame médico. A seção na parte inferior deve ser completada pelo médico examinador.

PÁGINAS 2 E 3:
- Lista de checagem de condições médicas que requerem consideração especial e tratamento.

PÁGINA 4:
- Recomendações de atividade física e estilo de vida para pessoas que não necessitam de instruções específicas nem prescrição de exercício.
- Formulário de transferência/encaminhamento do Physical Activity Readiness – tabela opcional removível de uso médico, para transferência da liberação para participação na atividade física ou encaminhamento a um programa de exercícios com supervisão médica.

Esta seção deve ser completada pelo participante

A — INFORMAÇÃO PESSOAL:

NOME _____
ENDEREÇO _____
TELEFONE _____
DATA DE NASCIMENTO _____
SEXO _____
REGISTRO MÉDICO _____

B — PAR-Q: Por favor, indique as questões do PAR-Q respondidas com SIM

- ☐ Q1 Condição cardíaca
- ☐ Q2 Dor torácica durante a atividade
- ☐ Q3 Dor torácica em repouso
- ☐ Q4 Perda do equilíbrio, tontura
- ☐ Q5 Problema articular, ósseo
- ☐ Q6 Fármacos para pressão alta ou coração
- ☐ Q7 Outros: _____

C — FATORES DE RISCO DE DOENÇA CARDIOVASCULAR:
Marque todas as alternativas que se aplicam

- ☐ Menos de 30 minutos de atividade física moderada na maioria dos dias da semana
- ☐ É fumante (fuma cigarros pelo menos uma vez por semana)
- ☐ Relato de pressão arterial elevada
- ☐ Relato médico de altos níveis de colesterol
- ☐ Acúmulo excessivo de tecido adiposo em torno da cintura
- ☐ História familiar de cardiopatia

Atenção: Muitos desses fatores de risco são modificáveis. Consulte a página 4 e discuta o assunto com seu médico.

D — INTENÇÕES DE ATIVIDADE FÍSICA
Qual é a atividade física pretendida?

_____
_____
_____
_____
_____

Esta seção deve ser completada pelo médico examinador

Exame físico:

Condições limitantes da atividade física:

Exames requeridos:

Transferência/encaminhamento do Physical Activity Readiness:
Com base na revisão da condição de saúde, eu recomendo:
- ☐ Não fazer atividade física
- ☐ Participar somente de um programa de exercícios com supervisão médica, até receber liberação médica adicional
- ☐ Atividade física progressiva:
  - ☐ evitar: _____
  - ☐ incluir: _____
  - ☐ com supervisão de um consultor profissional de estilo de vida e condicionamento da CSEP ou um terapeuta do exercício da CSEP™
- ☐ Sem restrições de atividade física – começar devagar e progredir gradualmente

Mais informações:
- ☐ Em anexo
- ☐ A ser enviada
- ☐ Disponibilizada mediante solicitação

 Canadian Society for Exercise Physiology

Apoio: Health Canada/Santé Canada

1

De A.W. Taylor e M.J. Johnson, 2015, *Fisiologia do exercício na terceira idade*. Barueri: Manole. Fonte: Physical Activity Readiness Medical Examination (PARmed-X). © 2002. Reproduzido, com permissão, de Canadian Society for Exercise Physiology.

Fisiologia do exercício na terceira idade

Physical Activity Readiness Medical Examination
(revisado em 2002)

PARmed-X

PHYSICAL ACTIVITY READINESS MEDICAL EXAMINATION

A seguir, é apresentada uma lista de checagem de condições médicas que requerem certo grau de precaução e/ou recomendações especiais para indivíduos que responderam "SIM" a uma ou mais questões do PAR-Q, bem como para aqueles com mais de 69 anos de idade. As condições foram agrupadas por sistema. São fornecidas árvores de categorias de precauções. Os comentários na seção *Aconselhamento* são de caráter geral, pois os detalhes e alternativas exigem julgamento clínico em cada caso individual.

	Contraindicações absolutas	Contraindicações relativas	Condições prescritivas especiais	
	Restrição permanente ou temporária até que a condição esteja tratada, estável e/ou tenha saído da fase aguda.	Altamente variável. O valor do teste e/ou programa de exercício pode exceder o risco. Pode haver restrição de atividade. Desejável para controle máximo da condição. A supervisão médica direta ou indireta do programa de exercício pode ser desejável.	Aconselhamento prescritivo individualizado geralmente apropriado: • limitações impostas; e/ou • exercícios especiais prescritos Pode requerer monitoramento médico e/ou supervisão inicial no programa de exercício.	**ACONSELHAMENTO**
Sistema cardiovascular	☐ aneurisma aórtico (dissecante) ☐ estenose aórtica (severa) ☐ insuficiência cardíaca congestiva ☐ angina em crescendo ☐ infarto do miocárdio (agudo) ☐ miocardite (ativa ou recente) ☐ embolia pulmonar ou sistêmica (aguda) ☐ tromboflebite ☐ taquicardia ventricular e outras disritmias perigosas (p. ex., atividade ventricular multifocal)	☐ estenose aórtica (moderada) ☐ estenose subaórtica (severa) ☐ ampliação cardíaca acentuada ☐ disritmias supraventriculares (frequência descontrolada ou alta) ☐ atividade ventricular ectópica (repetitiva ou frequente) ☐ aneurisma ventricular ☐ hipertensão – não tratada ou descontrolada e severa (sistêmica ou pulmonar) ☐ miocardiopatia hipertrófica ☐ insuficiência cardíaca congestiva compensada	☐ estenose aórtica (pulmonar) – leve angina de peito e outras manifestações de insuficiência coronariana (p. ex., infarto pós-agudo) ☐ cardiopatia cianótica ☐ desvios (intermitentes ou fixos) ☐ perturbações da condução • bloqueio AV completo • bloqueio de ramo (BR) esquerdo • síndrome de Wolff-Parkinson-White ☐ disritmias – controladas ☐ marca-passo de frequência fixa	• A realização de um teste de exercício clínico pode ser justificável em casos seletos, para determinação específica da capacidade funcional, bem como das limitações e precauções (se houver). • Progressão lenta do exercício para níveis consoantes com o desempenho no teste e com a tolerância individual. • Considerar as necessidades individuais para o programa de condicionamento inicial com supervisão médica (direta ou indireta).
			☐ claudicação intermitente	Exercício progressivo de acordo com a tolerância.
			☐ hipertensão: sistólica 160-180; diastólica 105+	Exercício progressivo; ter cautela com as medicações (eletrólitos séricos; síncope pós-exercício, etc.)
Infecções	☐ doença infecciosa aguda (independente da etiologia)	☐ doenças infecciosas subagudas/ crônicas/recorrentes (p. ex., malária, entre outras)	☐ infecções crônicas ☐ infecção pelo vírus da imunodeficiência humana (HIV)	Varia conforme a condição.
Metabolismo		☐ distúrbios metabólicos não controlados (diabetes melito, tireotoxicose, mixedema)	☐ insuficiência renal e hepática, e outras insuficiências metabólicas	Varia de acordo com a condição.
			☐ obesidade ☐ rim único	Moderação na dieta e exercícios iniciais leves com progressão lenta (caminhada, natação, ciclismo).
Gestação		☐ gestação complicada (p. ex., toxemia, hemorragia, cérvice incompetente, etc.)	☐ gestação avançada (final do 3º trimestre)	Consultar o "PARmed-X para GRAVIDEZ"

Referências bibliográficas:

Arraix, GA., Wigle, D.T., Mao, Y. (1992). Risk Assessment of Physical Activity and Physical Fitness in the Canada Health Survey Follow-Up Study. **J. Clin. Epidemiol.** 45:4 419-428.

Mottola, M., Wolfe, LA. (1994). Active Living and Pregnancy, In: A. Quinney, L Gauvin, T. Wall (eds.), **Toward Active Living: Proceedings of the International Conference on Physical Activity, Fitness and Health.** Champaign, IL: Human Kinetics.

PAR-Q Validation Report, British Columbia Ministry of Health, 1978.

Thomas, S., Reading, J., Shephard. R.J. (1992). Revision of the Physical Activity Readiness Questionnaire (PAR-Q). **Can. J. Spt. Sci.** 17:4 338-345.

O PAR-Q e PARmed-X foram desenvolvidos pelo British Columbia Ministry of Health. A revisão foi feita por um comitê de consultores especializados da Canadian Society for Exercise Physiology, presidido pelo Dr. N. Gledhill (2002).

É proibido fazer modificações. O PARmed-X pode ser copiado (xerox), mas somente na íntegra.

Disponible en français sous le titre "Évaluation médicale de l'aptitude à l'activité physique (X-AAP)".

(continua na página 3...)

De A.W. Taylor e M.J. Johnson, 2015, *Fisiologia do exercício na terceira idade*. Barueri: Manole. Fonte: Physical Activity Readiness Medical Examination (PARmed-X). © 2002. Reproduzido, com permissão, de Canadian Society for Exercise Physiology.

Physical Activity Readiness Medical Examination
(revisado em 2002)

	Condições prescritivas especiais	ACONSELHAMENTO
Pulmão	☐ distúrbios pulmonares crônicos	Exercícios especiais de respiração e relaxamento.
	☐ doença pulmonar obstrutiva ☐ asma	Controle da respiração durante os exercícios de resistência para tolerância; evitar o ar poluído.
	☐ broncoespasmo induzido por exercício	Evitar a hiperventilação durante o exercício; evitar as condições de frio extremo; aquecer adequadamente; usar medicação apropriada.
Sistema musculoesquelético	☐ coluna vertebral em condições precárias (patológicas, funcionais)	Evitar ou minimizar exercícios que precipitam ou exacerbam (p. ex., flexão extrema forçada; extensão e torsão violenta); corrigir a postura, exercícios apropriados para a coluna vertebral.
	☐ artrite – aguda (infecciosa, reumatoide; gota)	Tratamento aliado a uma mistura sensata de repouso, imobilização e movimentos suaves.
	☐ artrite – subaguda	Aumento progressivo da terapia de exercícios ativa.
	☐ artrite – crônica (osteoartrite e condições já descritas)	Manutenção da mobilidade e da força; exercícios sem carga para minimizar traumatismos articulares (p. ex., ciclismo, atividades aquáticas, etc.).
	☐ ortopédica	Altamente variável e individualizado.
	☐ hérnia	Minimizar a tensão e os isométricos; fortalecer a musculatura abdominal.
	☐ osteoporose ou baixa densidade óssea	Evitar exercícios associados a alto risco de fratura, como flexões, abdominais, saltos verticais e flexão do tronco para a frente; enfocar as atividades de baixo impacto e com carga, bem como o treino de resistência.
SNC	☐ distúrbio convulsivo parcialmente controlado com medicação	Minimizar ou evitar a prática de exercícios em ambientes perigosos e/ou na ausência de outros participantes (p. ex., natação, escalar montanhas, etc.)
	☐ concussão recente	Exame completo, se houver história de duas concussões; rever a possibilidade de descontinuação do contato com o esporte caso haja história de 3 concussões, dependendo da duração da perda da consciência, amnésia retrógrada, cefaleias persistentes e outras evidências objetivas de dano cerebral.
Sangue	☐ anemia – severa (< 10 Gm/dL) ☐ distúrbios eletrolíticos	O controle é preferível; exercitar de acordo com a tolerância.
Medicações	☐ antianginosos ☐ antiarrítmicos ☐ anti-hipertensivo ☐ anticonvulsivo ☐ betabloqueadores ☐ preparações de digital ☐ diuréticos ☐ bloqueadores ganglionares ☐ outros	NOTA: considerar a condição subjacente. Potencial para: síncope por esforço, desequilíbrio eletrolítico, bradicardia, disritmias, comprometimento da coordenação e do tempo de reação, intolerância ao calor. Pode haver alteração do ECG em repouso e em exercício, bem como do desempenho no teste de exercício.
Outros	☐ síncope pós-exercício	Moderar o programa.
	☐ intolerância ao calor	Prolongar o relaxamento com atividades leves; evitar praticar exercícios sob condições de calor extremo.
	☐ doença irrelevante temporária	Adiar para depois da recuperação.
	☐ câncer	Se houver potencial de metástases, fazer teste de ergometria de ciclo, considerar exercícios sem carga; praticar exercícios no limite inferior da faixa prescrita (40-65% da reserva de frequência cardíaca), dependendo da condição e do tratamento recente (radioterapia, quimioterapia); monitorar a hemoglobina e as contagens de linfócitos; acrescentar exercício de levantamento dinâmico para fortalecer os músculos, usando equipamentos e não pesos.

*Consultar publicações especiais para fins de elaboração, de acordo com a necessidade.

Os formulários a seguir acompanham este formulário e são disponibilizados on-line: www.csep.ca/forms.asp.
Physical Activity Readiness Questionnaire (PAR-Q) – questionário para indivíduos de 15 a 69 anos completarem antes de se tornarem muito mais ativos fisicamente.
Physical Activity Readiness Medical Examination for Pregnancy (PARmed-X para GRAVIDEZ) – para ser utilizado por médicos com pacientes gestantes que desejam se tornar mais ativas fisicamente.
Para obter mais informações, por favor, contatar:

Canadian Society for Exercise Physiology
202 - 185 Sormerset St. West
Ottawa, ON K2P 0J2
Tel. 1-877-651-3755 • FAX (613) 234-3565 • On-line: www.csep.ca

Nota para os profissionais da área de atividade física
É prudente anexar o formulário de transferência/encaminhamento do Physical Activity Readiness ao arquivo do participante.

 Canadian Society for Exercise Physiology

Apoio: Health Canada/Santé Canada   (continua na página 4...)

De A.W. Taylor e M.J. Johnson, 2015, *Fisiologia do exercício na terceira idade*. Barueri: Manole. Fonte: Physical Activity Readiness Medical Examination (PARmed-X).
© 2002. Reproduzido, com permissão, de Canadian Society for Exercise Physiology.

190 Fisiologia do exercício na terceira idade

Physical Activity Readiness Medical Examination
(revisado em 2002)

PARmed-X

PHYSICAL ACTIVITY READINESS MEDICAL
EXAMINATION

CANADA'S Physical Activity Guide
to Healthy Active Living

A atividade física melhora a saúde.
Até os mínimos esforços são válidos, porém
quanto mais, melhor – qualquer um
pode conseguir!
Torne-se ativo do seu jeito – inclua atividade
física no seu dia a dia...
* em casa
* na escola
* no trabalho
* ao se divertir
* em seu caminho
...isso é viver
ativamente!

Aumente as
atividades de
resistência

Aumente as
atividades de
flexibilidade

Aumente as
atividades de
força

Diminua o
tempo de perma-
nência na posição
sentada

**Escolha diversas atividades
a partir destes três grupos:**

Resistência
4-7 dias por semana
Atividades contínuas para o coração,
pulmões e sistema circulatório.

Flexibilidade
4-7 dias por semana
Atividades leves de extensão,
inclinação e alongamento, para
ajudar a manter seus músculos
relaxados e as articulações móveis.

Força
2-4 dias por semana
Atividades com resistência, para
fortalecer músculos e ossos, além
de melhorar a postura.

Começar devagar é bastante seguro
para a maioria das pessoas. Dúvidas?
Consulte um profissional da saúde.
Para obter uma cópia do *Guide
Handbook* e mais informações,
acesse **www.paguide.com**.

Uma boa alimentação também é
importante. Siga as recomendações do *Canada's Food Guide to
Healthy Eating* para fazer escolhas
alimentares inteligentes.

**Torne-se ativo do seu jeito, todos os dias – por toda
a vida!**
Os cientistas recomendam a prática diária de atividade física
por 60 minutos para manter ou melhorar a saúde. Ao progredir
para um nível de atividade moderado, você pode reduzir
para 30 minutos em 4 dias da semana. Adicione períodos
de no mínimo 10 minutos de atividades cada um. Comece
devagar... e vá progredindo.

O tempo necessário depende do grau de esforço

Esforço mínimo	Esforço leve 60 minutos	Esforço moderado 30-60 minutos	Esforço intenso 20-30 minutos	Esforço máximo
• Deambulação • Tirar o pó	• Caminhada leve • Jogar vôlei • Jardinagem (leve) • Alongamento	• Caminhada rápida • Andar de bicicleta • Varrer folhas • Natação • Dança • Exercícios aeróbicos na água	• Aeróbicos • Corrida leve • Hóquei • Basquete • Nadar rápido • Dançar rápido	• Tiros de corrida • Corrida
		Faixa requerida para permanecer saudável		

Você consegue – começar é mais fácil do que parece

A atividade física não precisa ser intensa demais. Aumente progressivamente a atividade
física na sua rotina diária.

• Caminhe sempre que puder – desça
do ônibus antes do destino final; use a
escadaria em vez do elevador.
• Diminua os períodos longos de
inatividade, como aqueles em que
passa assistindo à TV.
• Saia do sofá, alongue e incline o corpo
durante alguns minutos, a cada hora.
• Brinque ativamente com seus filhos.
• Prefira andar ou pedalar ao se deslocar
a curtas distâncias.

• Comece com uma caminhada de
10 minutos e aumente o tempo
gradualmente.
• Descubra lugares próximos para
caminhar e andar de bicicleta. Visite-
os.
• Assista a uma aula de atividade física
para ver se gostaria de tentar praticar.
• Experimente uma aula, para começar
– você não precisa assumir um
compromisso de longa duração.
• Continue fazendo as atividades que
já estiver fazendo, porém com mais
frequência.

Benefícios da atividade regular:	Riscos impostos à saúde pela inatividade:
• Melhora da saúde • Melhora do condicionamento • Melhora da postura e do equilíbrio • Melhora da autoestima • Controle do peso • Músculos e ossos mais fortes • Sensação de maior energia • Relaxamento e diminuição do estresse • Continuidade da vida independente em fases mais tardias da vida	• Morte precoce • Cardiopatia • Obesidade • Pressão arterial elevada • Diabetes na fase adulta • Osteoporose • Aidente vascular encefálico • Depressão • Câncer de cólon

Apoio: Canadian Society for Exercise Physiology — Health Canada/Santé Canada

É proibido fazer modificações. A cópia do
documento na íntegra não requer permissão.

Fonte: *Canada's Physical Activity Guide to Healthy Active Living,* Health Canada, 1998 http://www.hc-sc.gc.ca/hppb/paguide/pdf/guideEng.pdf
© Reproduzido, com permissão, de Minister of Public Works and Government Services Canada, 2002.

Formulário de transferência/encaminhamento do PARmed-X

Com base na revisão da condição de saúde de _____, eu recomendo:

☐ Não fazer atividade física
☐ Participar somente de um programa de exercícios com supervisão médica até receber liberação médica adicional
☐ Atividade física progressiva:
    ☐ evitar: _____
    ☐ incluir: _____
    ☐ com supervisão de um consultor profissional de estilo de vida e condicionamento da CSEP ou um
    terapeuta do exercício da CSEP™
☐ Sem restrições de atividade física – começar devagar e progredir gradualmente

Mais informações:
☐ Em anexo
☐ A ser enviada
☐ Disponibilizada mediante solicitação

_____ M.D.

_____ 20 _____
(data)

Carimbo do médico/clínica

**NOTA: Este formulário de liberação para atividade
física tem validade máxima de 6 meses a partir da data
de seu preenchimento, e é anulado se sua condição
médica piorar.**

De A.W. Taylor e M.J. Johnson, 2015, *Fisiologia do exercício na terceira idade*. Barueri: Manole. Fonte: Physical Activity Readiness Medical Examination (PARmed-X).
© 2002. Reproduzido, com permissão, de Canadian Society for Exercise Physiology.

BIBLIOGRAFIA E REFERÊNCIAS BIBLIOGRÁFICAS

Introdução

Anderson, R.K., and W.L. Kenney. Effect of age on heat-activated sweat gland density and flow during exercise in dry heat. *Journal of Applied Physiology* 63: 1089-1094, 1987.

Anderton, B.H. Ageing of the brain. *Mechanisms in Ageing and Development* 123: 811-817, 2002.

Balcombe, N.R. and A. Sinclair. Ageing: Definitions, Mechanisms and the Magnitude of the Problem. *Best Practice and Research in Clinical Gastroenterology* 15: 835-840, 2001.

Bassey, E.J. Age, inactivity, and some physiological responses to exercise. *Gerontology* 24: 6-77, 1978.

Blair, S.N., H.W. Kohl, R.S. Paffenbarger, D.G. Clark, K.H. Cooper, and L.W. Gibbons. Health benefits of activity. *Exercise and Sport Science Reviews,* 12: 205-244, 1989.

Brody, H. *Biological Mechanisms of Aging.* Washington, DC: U.S. Department of Health and Human Services, 1980.

Esposito, J.L. Conceptual problems in theoretical gerontology. *Perspectives in Biology and Medicine* 26: 522-546, 1983.

Failla, P.M., and G. Failla. Measurement of the dose in small tissue volumes surrounding "point" sources of radioisotopes. *Radiation Research* 13: 61-91, 1960.

Farmer, M.E. Anthropometric indicators and hip fracture: The HHANES 1 Epidemiological Follow-Up Study. *Journal of the American Geriatric Society.* 37: 9-16, 1989.

Fries, J.F. Aging, natural death and the compression of morbidity. *The New England Journal of Medicine.* 303: 130-135, 1980.

Hayflick, L. The cell biology of human aging. *New England Journal of Medicine* 295: 1302-1308, 1976.

Health Canada. *Canada's Physical Activity Guide for Active Older Adults.* Health Canada, Ottawa, 2001.

Health Canada, Division of Aging and Seniors. *Canada's Aging Population (Report #H39-608/2002E).* Ottawa, Ministry of Public Works and Government Services, 2002a.

Health Canada, Division of Aging and Seniors. *Canada's Aging Population (Report #H39-608/2002E-4E).* Ottawa, Ministry of Public Works and Government Services, 2002b.

Joseph, J.A., and J.C. Cutler. The role of oxidative stress in signal transduc-tion changes and cell loss in senescence. *Annals of the New York Academy of Science* 738: 37-43, 1994.

Katz, S., L.G. Branch, M.H. Branson, J.A. Papsidero, J.C. Beck, and D.S. Greer. Active life expectancy. *New England Journal of Medicine* 309: 1218-1224, 1983.

Kenney, R.A. Physiology of aging. *Clinical Geriatric Medicine.* 1: 37-59, 1985.

Kunze, P. Magnetic deflection of cosmic corpuscles in the wilson champer. *Ztitschrift fur Physik* 80: 559-572, 1933.

Manton, K. and J. Vaupel. Survival after the age of 80 in the United States, Sweden, France, England, and Japan. *The New England Journal of Medicine* 333: 1232-1235, 1995.

Medawar, P.B. *An unsolved problem in biology.* London: Lewis, 1952.

Munnell, A.H., R.E. Hatch, and J.G. Lee. *Why is life expectancy too low in the United States?* Boston: Center for Retirement Research, www. bc.edu/crr.

Olshansky, S.L, B.A. Carnes, and C. Cassel. In search of Methuselah: Estimating the limits to human longevity. *Science* 250: 634-640, 1990.

Orentreich, N., J.L. Brind, J.H. Vogelman, R. Andres, and H. Baldwin. Long-term longitudinal measurements of plasma dehydroepiandrosterone sulfate in normal men. *Journal of Clinical Endorcrinology and Metabolism* 75: 1002-1004, 1992.

Organization for Economic Cooperation and Development. *OECD Health Date 2003 (3rd ed.).*

Orgel, L.E. The maintenance of the accuracy of protein synthesis and its relevance to aging. *Proceedings of the National Academy of Science (USA)* 49: 517-521, 1963.

Shock, N.W., Physical activity and the rate of aging. *Canadian Medical Association Journal.* 96: 836-840, 1967.

Skinner, J.S. In: J. Keul (ed.) *Limiting Factors of Human Performance.* Stuttgart: Georg Thieme. Pp. 271-282, 1973.

Spirduso, W.W. *Physical Dimensions of Aging.* 2nd ed. Champaign, Illinois: Human Kinetics, 2005.

Strehler, B.L., D.D. Mark, and A.S. Mildvan. Rate and magnitude of age pigment accumulation in the human myocardium. *Journal of Gerontology* 14: 430-439, 1959.

Taylor, A.W. Ageing, a normal degenerative process—with or without regular exercise. *Canadian Journal of Sport Sciences* 17: 163-167, 1992.

United Nations Department of Economic and Social Affairs, Population Division. *World Population Ageing: 1950-2050 (Report # ST/ESA/SER.A/207).* New York, 2002.

U.S. Bureau of Census. 2003. www.census.gov/prod/2003pubs/p60-221. pdf.

Taylor, A.W., and E.G. Noble. Overview of exercise and aging. *Biochemistry of Exercise*: 264-271, 1996.

Capítulo 1

Anderson, T.J., A. Uehata, M.D. Gerhard, I.T. Meredith, S. Knab, D. Delagrange, E.H. Lieberman, P. Ganz, M.A. Creager, and A.C. Yeung. 1995. Close relation of endothelial function in the human coronary and peripheral circulations. *J Am Coll Cardiol* 26: 1235-1241.

Bassuk, S.S., and J.E. Manson. 2003. Physical activity and cardiovascular disease prevention in women: How much is good enough? *Exerc Sport Sci Rev* 31: 176-181.

Benarroch, E.E. 1993. The central autonomic network: Functional organization, dysfunction, and perspective. *Mayo Clin Proc* 988-1001.

Booth, F.W., S.E. Gordon, C.J. Carlson, and M.T. Hamilton. 2000. Waging war on modern chronic diseases: Primary prevention through exercise biology. *J Appl Physiol* 88: 774-787.

Cechetto, D.F. 1993. Experimental cerebral ischemic lesions and autonomic and cardiac effects in cats and rats. *Stroke* 24(Suppl I): I6-I9.

Celermajer, D.S., K.E. Sorensen, C. Bull, J. Robinson, and J.E. Deanfield. 1994. Endothelium-dependent dilation in the systemic arteries of asymptomatic subjects relates to coronary risk factors and their interaction. *J Am Coll Cardiol* 24: 1468-1474.

Doyle, A.E., and G.A. Donnan. 1990. Stroke as a clinical problem in hypertension. *J Cardiovasc Pharmacol* 15(Suppl 1): S34-S37.

Du, X., H.S. Cox, A.M. Dart, and M.D. Esler. 1999. Sympathetic activation triggers ventricular arrhythmias in rat heart with chronic infarction and failure. *Cardiovasc Res* 43: 919-929.

Grassi, G., G. Seravalle, G. Bertinieri, C. Turri, R. Dell'Oro, M.L. Stella, and

G. Mancia. 2000. Sympathetic and reflex alterations in systo-diastolic and systolic hypertension of the elderly. *J Hypertens* 587-593.

Grassi, G., G. Seravalle, B.M. Cattaneo, A. Lanfranchi, S. Vailati, C. Giannattasio, A. Del Bo, C. Sala, G.B. Bolla, M. Pozzi, and G. Mancia. 1995. Sympathetic activation and loss of reflex sympathetic control in mild congestive heart failure. *Circulation* 92: 3206-3211.

Hachinski, V.C., K.E. Smith, M.D. Silver, C.J. Gibson, and J. Ciriello. 1986. Acute myocardial and plasma catecholamine changes in experimental stroke. *Stroke* 17: 387-390.

Hachinski, V.C., J.X. Wilson, L. Tichenoff, K.E. Smith, and D.F. Cechetto. 1992. Effect of age on autonomic and cardiac responses in a rat stroke model. *Arch Neurol* 49: 690-696.

Iwase, S., T. Mano, T. Watanabe, M. Saito, and F. Kobayashi. 1991. Age-related changes of sympathetic outflow to muscle in humans. *J Gerontol* 46: M1-M5.

Izzo, J.L., and A.A. Taylor. 1999. The sympathetic nervous system and baroreflexes in hypertension and hypotension. *Curr Hypertens Rep* 1: 254-263.

Kaye, D.M., J. Lefkovits, G.L. Jennings, P. Bergin, A. Broughton, and M.D. Esler. 1995. Adverse consequences of high sympathetic nervous activity in the failing human heart. *J Am Coll Cardiol* 26: 1257-1263.

Laughlin, M.H. 2004. Wolfe memorial lecture. Physical activity in prevention and treatment of coronary disease: The battle line is in exercise vascular cell biology. *Med Sci Sports Exerc* 36: 352-362.

Matsukawa, T., Y. Sugiyama, T. Watanabe, F. Kobayashi, and T. Mano. 1998. Gender difference in age-related changes in muscle sympathetic nerve activity in healthy subjects. *Am J Physiol* 275: R1600-R1604.

Middlekauff, H.R. 1997. Mechanisms and implications of autonomic nervous system dysfunction in heart failure. *Curr Opin Cardiol* 12: 265-275.

Narkiewicz, K., C.A. Pesek, P. van de Borne, M. Kato, and V. Somers. 1999. Enhanced sympathetic and ventilatory responses to central chemoreflex activation in heart failure. *Circulation* 100: 262-267.

Palmer, G.J., M.G. Ziegler, and C.R. Lake. 1978. Response of norepinephrine and blood pressure to stress increases with age. *J Geront* 33: 482-487.

Pauletto, P., G. Scannapieco, and A.C. Pessina. 1991. Sympathetic drive and vascular damage in hypertension and atherosclerosis. *Hypertension* 17(Suppl): III75-III81.

Proctor, D.N., K.U. Le, and S.J. Ridout. 2005. Age and regional specificity of peak limb vascular conductance in men. *J Appl Physiol* 98: 193-202.

Rowell, L.B. 1993. *Human cardiovascular control.* New York: Oxford University Press.

Seals, D.R., and E.A. Dinenno. 2004. Collateral damage: Cardiovascular consequences of chronic sympathetic activation with human aging. *Am J Physiol Heart Circ Physiol* 287: H1895-H1905.

Seals, D.R., and M.D. Esler. 2000. Human ageing and the sympathoadrenal system. *J Physiol* 528(Pt 3): 407-417.

Sowers, J.R., L.Z. Rubenstein, and N. Stern. 1983. Plasma norepinephrine responses to posture and isometric exercise increase with age in the absence of obesity. *J Geront* 38: 315-317.

Stoney, C., M. Davis, and K. Matthews. 1987. Sex differences in physiological responses to stress and in coronary heart disease: A causal link? *Psycho-physiology* 24: 127-131.

Sundlöf, G., and B.G. Wallin. 1978. Human muscle nerve sympathetic activity at rest. Relationship to blood pressure and age. *J Physiol* 274: 637.

Walther, C., S. Gielen, and R. Hambrecht. 2004. The effect of exercise training on endothelial function in cardiovascular disease in humans. *Exerc Sport Sci Rev* 32: 129-134.

Watts, K., P. Beye, A. Siafarikas, E.A. Davis, T.W. Jones, G. O'Driscoll, and D.J. Green. 2004. Exercise training normalizes vascular dysfunction and improves central adiposity in obese adolescents. *J Am Coll Cardiol* 43: 1823-1827.31.

WHO. The World Health Report 2002. ISBN# 9789241562072.

Wilmore, J.M. and D.L. Costill. (2004). Physiology of sport and exercise. Champaign, Illinois: Human Kinetics.

Zhang, H., and J.E. Faber. 2001a. Norepinephrine stimulation of injured aorta ex vivo increases growth of the intima-media via alpha 1A-and the adventitia via alpha 1B-adrenoceptors. *FASEB J* 15: A248.

Zhang, H., and J.E. Faber. 2001b. Trophic effect of norepinephrine on arte-rial intima-media and adventitia is augmented by injury and mediated by different alpha 1-adrenoceptor subtypes. *Circ Res* 89: 815-822.

Zucker, I.H., W. Wang, R.U. Pliquett, J.L. Liu, and K.P. Patel. 2001. The regu-lation of sympathetic outflow in heart failure. The roles of angiotensin II, nitric oxide, and exercise training. *Ann NY Acad Sci* 940: 431-443.

Capítulo 2

Abernethy, P.J., J. Jurimae, P.A. Logan, A.W. Taylor, R.E. Thayer. 1994. Acute and chronic responses of skeletal muscle to resistance exercise. *Sports Medicine* 17: 22-38.

American College of Sports Medicine. 1998. Position stand on exercise and physical activity for older adults. *Medicine and Science in Sports and Exercise* 30: 992-1008.

Camerlain, M. 2004, August. Aging, arthritis and active living. *ALCOA Research to Action.* pp. 1-6

Chilibeck, P.D., C.R. McCreary, G.D. Marsh, D.H. Paterson, E.G. Noble, A.W. Taylor, and T.T. Thompson. 1998. Evaluation of muscle oxidative potential by 31P-MRS during incremental exercise in old and young humans. *European Journal of Applied Physiology* 78: 460-465.

Chilibeck, P.D., D.H. Paterson, D.A. Cunningham, A.W. Taylor, and E.G. Noble. 1997. Muscle capillarization, O_2 diffusion distance, and VO_2 kinetics in old and young individuals. *Journal of Applied Physiology* 82: 63-69.

Coggan, A.R., A.J. Spina, D.S. King, M.A. Rogers, M. Brown, P.M. Nemeth, J.O. Holloszy. 1992. Skeletal muscle adaptations to endurance training in 60- to 70 yr-old men and women. *Journal of Applied Physiology* 75: 1780-1786.

Cunningham, D.A., P.A. Rechnitzer, J.H. Howard, and A.P. Donner. 1987. Exercise training of men at retirement: A clinical trial. *Journal of Gerontology* 42: 17-23.

Doherty, T.J., and W.E. Brown. 1993. The estimated numbers and relative sizes of thenar motor units as selected by multiple point stimulation in young and older adults. *Muscle and Nerve* 16: 355-366.

Doherty, T.J., A.A. Vandervoort, A.W. Taylor, W.F. Brown. 1993. Effects of motor unit losses on strength in older men and women. *Journal of Applied Physiology* 74: 868-874.

Fiatarone, M.A., E.C. Marts, N.D. Ryan, C.N. Merideth, L.A. Lipsitz, W.J. Evans. 1990. High intensity strength training in nonagenarians. *Journal of the American Medical Association* 263: 3029-3034.

Grimby, G., A. Aniansson, M. Hedberg, G.-B. Henning, U. Grangard, and H. Kvist. 1992. Training can improve muscle strength and endurance. *Journal of Applied Physiology* 73: 2517-2523.

Jones, D.A., and J.M. Round. 1990. *Skeletal muscle in health and disease: A textbook of muscle physiology.* Manchester, England: Manchester University Press.

Keh-Evans, L., C.L. Rice, E.G. Noble, D.H. Paterson, D.A. Cunningham, A.W. Taylor. 1992. Comparison of histochemical, biochemical, and contractile properties of triceps surae of trained aged subjects. *Canadian Journal of Ageing* 11: 412-425.

Klein, C., D.A. Cunningham, D.H. Paterson, and A.W. Taylor. 1988. Fatigue and recovery of contractile properties of young and elderly men. *European Journal of Applied Physiology* 57: 684-690.

Klein, C.S., C.L. Rice, and G.D. Marsh. 2001. Normalized force, activation, and co-activation in the arm muscles of young and old men. *Journal of Applied Physiology* 91: 1341-1349.

Klitgaard, H., M. Mantoni, S. Schiaffino, S. Ausoni, L. Gorza, C. Laurent-Winter, P. Schnohr, and B. Saltin. 1990. Function, morphology and protein expression of ageing skeletal muscle: A cross-sectional study of elderly men with different training backgrounds. *Acta Physiologica Scandinavica* 140: 41-54.

Klitgaard, H., M. Zhou, S. Schiaffino, R. Betto, G. Salviati, and B. Saltin. 1990. Ageing alters the myosin heavy chain composition of single fibres from human skeletal muscle. *Acta Physiologica Scandinavica* 140: 55-62.

Larsson, L., and T. Ansved. 1985. Effects of long-term physical training and detraining on enzyme, histochemical, and functional skeletal muscle characteristics in man. *Muscle and Nerve* 8: 714-722.

Larsson, L., X. Li, and W.R. Frontera. 1997. Effects of aging on shortening velocity and myosin isoform composition in single human skeletal muscle cells. *American Journal of Physiology* 272: C638-C649.

Lexell, J., K. Henriksson-Larsen, and M. Sjostrom. 1983. Distribution of different fiber types in human skeletal muscle. 2. A study of cross-sections of whole m. vastus lateralis. *Acta Physiologica Scandinavica* 117: 115-122.

Lexell, J., M. Sjostrom, A.S. Nordlund, and C.C. Taylor. 1992. Growth and development of human muscle: A quantitative morphological study of whole vastus lateralis from childhood to adult age. *Muscle and Nerve* 15: 404-409.

Lexell, J., C.C. Taylor, and M. Sjostrom. 1988. What is the cause of the ageing atrophy? Total number, size and proportion of different fiber types studied in whole vastus lateralis muscles from 15-83 year old men. *Journal of Neurological Science* 84: 275-294.

MacDougall, J.D., D.G. Sale, S.E. Always, and J.R. Sutton. 1984. Muscle fiber number in biceps brachii in bodybuilders and control subjects. *Journal of Applied Physiology* 57: 1399-1403.

McDonagh, M.J., and C.T. Davies. 1984. Adaptive response of mammalian skeletal muscle to exercise with high loads.

European Journal of Applied Physiology and Occupational Physiology 52: 139-155.

Noble, E.G., C.L. Rice, R.E. Thayer, and A.W. Taylor. 2004. Evolving concepts of skeletal muscle. In J.R. Poortmans (Ed.), *Principles of exercise biochemistry: Medicine and sport science series,* 46, pp. 36-61.

O'Neill, D.E., R.E. Thayer, A.W. Taylor, T.M. Dzialoszynski, and E.G. Noble. 2000. Effects of short-term resistance on muscle strength and morphology in the elderly. *Journal of Aging and Physical Activity* 8: 312-324.

Overend, T.J., D.A. Cunningham, D.H. Paterson, and M.S. Lefcoe. 1992. Knee extensor and knee flexor strength: Cross sectional area ratios in young and elderly men. *Journal of Gerontology* 47: M204-M210.

Porter, M.M., A.A. Vandervoort, and J. Lexell. 1995. Aging of human muscle: Structure, function and adaptability. *Scandinavian Journal of Medicine and Science in Sports* 5: 129-142.

Radak, Z., and A.W. Taylor. 2004. Exercise and cancer. In Z. Radak (Ed.), *Exercise and diseases.* Aauchen: Meyer and Meyer, pp. 168-190.

Rice, C.L. 2000. Muscle function at the motor unit level: Consequences of aging. *Topics in Geriatric Rehabilitation* 15: 70-82.

Rice, C.L., D.A. Cunningham, D.H. Paterson, and M.S. Lefcoe. 1989. Arm and leg composition determined by computed tomography in young and elderly men. *Clinical Physiology* 9: 207-220.

Rice, C.L., D.A. Cunningham, D.H. Paterson, and M.S. Lefcoe. 1990. A comparison of anthropometry with computed tomography in limbs of young and aged men. *Journal of Gerontology* 45: M175-M179.

Rice, C.L., D.A. Cunningham, A.W. Taylor, D.H. Paterson. 1988. Comparison of the histochemical and contractile properties of human triceps surae. *European Journal of Applied Physiology and Occupational Physiology* 58: 165-170.

Taylor, A.W. 1975. The effects of exercise and training on the activities of human skeletal muscle glycogen cycle enzymes. In J. Poortmans, H. Howald, J. Keul (Eds.), *Metabolic adaptation to prolonged physical exercise.* Basel: Birkhauer Press, pp. 451-462.

Taylor, A.W., L. Bachman. 1999. The effects of endurance training on muscle fibre types and enzyme activities. *Canadian Journal of Applied Physiology* 21: 41-53.

Taylor, A.W., N.A. Ecclestone, G.R. Jones, and D.H. Paterson (Eds.). 1999. *Activity for older adults: From research to action.* London, Canada: Double Q Press.

Taylor, A.W., G. Jones, N. Ecclestone (Eds.). 2005. *Proceedings of the 6th International Congress on Aging and Physical Activity: From research to practice.* London, Canada: CCAA Press.

Taylor, A.W., S. Lavoie, G. Lemieux, C. Dufresne, J.S. Skinner. 1978. Effects of endurance training on fiber area and enzyme activities of skeletal muscle of French Canadians. In *Third International Symposium in Biochemistry of Exercise.* Miami: Symposium Specialists Inc., pp. 267-278.

Taylor, A.W., E.G. Noble. 1996. Overview of exercise and aging. In J.R. Poort-mans (Ed.), *Biochemistry of exercise IX,* chapter 21, pp. 279-286.

Taylor, A.W., E.G. Noble, D.A. Cunningham, D.H. Paterson, and P.A. Rechnitzer. 1992. Ageing, skeletal muscle contractile properties, and enzyme activities with exercise. In Y. Sato, J. Poortmans, I. Hashimoto, Y. Oshida (Eds.), *Integration of medical sports sciences.* Basel: Karger, pp. 109-125.

Thayer, R., J. Collins, E.G. Noble, A.W. Taylor. 2000. A decade of endurance aerobic training: Histological evidence for fibre type transformation. *Journal of Sports Medicine and Physical Fitness* 40: 284-289.

Thayer, R., C.L. Rice, F.P. Pettigrew, E.G. Noble, A.W. Taylor. 1993. The fibre composition of skeletal muscle. In J.R. Poortmans (Ed.), *Principles of exercise biochemistry.* Basel: Karger, pp. 25-50.

Tomlinson, B.E., D. Irving. 1977. The numbers of limb motor neurons in the human lumbosacral cord throughout life. *Journal of Neurological Sciences* 34: 213-219.

Williams, G.N., M.J. Higgins, M.D. Lewek. 2002. Aging skeletal muscle: Physiologic changes and the effects of training. *Physical Therapy* 82: 62-68.

Young, A., M. Stokes, M. Crowe. 1984. Size and strength of the quadriceps muscles of old and young women. *European Journal of Clinical Investigation* 14: 282-287.

Young, A., M. Stokes, M. Crowe. 1985. Size and strength of the quadriceps muscles of old and young men. *Clinical Physiology* 5: 145-154.

Capítulo 3

Colcombe, S.J., Erickson, K.I., Raz, N., Webb, A.G., Cohen, N.J., McAuley, E., et al. 2003. Aerobic fitness reduces brain tissue loss in aging humans. *J Gerontol A Biol Sci Med Sci* 58: 176-180.

Colcombe, S.J., Kramer, A.F., Erickson, K.I., Scalf, P., McAuley, E., Cohen, N.J., et al. 2004. Cardiovascular fitness, cortical plasticity, and aging. *Proc Natl Acad Sci USA* 101: 3316-3321.

Doherty, T.J. 2003. Invited review: Aging and sarcopenia. *J Appl Physiol* 95: 1717-1727.

Doherty, T.J., Vandervoort, A.A., Taylor, A.W., Brown, W.F. 1993. Effects of motor unit losses on strength in older men and women. *J Appl Physiol* 74: 868-874.

Fries, J.F., Crapo, L. 1981. *Vitality and aging.* San Francisco: Freeman.

Jernigan, T.L., Archibald, S.L., Fennema-Notestine, C., Gamst, A.C., Stout, J.C., Bonner, J., et al. 2001. Effects of age on tissues and regions of the cerebrum and cerebellum. *Neurobiol Aging* 22: 581-594.

Lexell, J., Vandervoort, A.A. 2002. Age-related changes in the neuromuscular system. In W.F. Brown, C.F. Bolton, and M.J. Aminoff (Eds.), *Clinical neurophysiology and neuromuscular disease.* Philadelphia: Saunders, pp. 591-601.

Macintosh, B.R., Gardner, P., McComas, A.J. 2006. *Skeletal muscle: Form and function* (2nd ed.). Champaign, IL: Human Kinetics.

Magnoni, M.S., Govoni, S., Battaini, F., Trabucchi, M. 1991. The aging brain: Protein phosphorylation as a target of changes in neuronal function. *Life Sciences* 48: 373-385.

National Advisory Council on Aging. 1996. *Aging vignettes.* Ohawa: Government of Canada.

Porter, M.M. 2001. The effects of strength training on sarcopenia. *Can J Appl Physiol* 26: 123-141.

Vandervoort, A.A. 1999. Ankle mobility and postural stability. *Physiother Theory Pract* 15: 91-103.

Vaynman, S., F. Gomez-Pinilla. 2005. License to run: Exercise impacts functional plasticity in the intact and injured central nervous system by using neurotrophins. *Neurorehabil Neural Repair* 19: 283-295.

Capítulo 4

Boyce, J.M., Shone, G.R. (2006). Effects of ageing on smell and taste. *Post-graduate medical journal,* 82: 966, 239-241.

Katzman, R., R. Terry. 1983. *The neurology of aging.* Philadelphia: FA Davis.

Leslie, D.K. 1989. *Nature stuff: Physical activity for the older adult.* Reston, VA: American Alliance for Health, Physical Education, Recreation and Dance.

Wallhagen, M.I., Pettengill, E., Whiteside, M. (2006). Sensory impairment in older adults: Part I: Hearing Loss. *The American Journal of Nursing,* 106: 10, 40-48; quiz 48-49.

Whiteside, M.M., Wallhagen, M.I., Pettengill, E. (2006). Sensory impairment in older adults: Part II: Vision loss. *The American Journal of Nursing,* 106: 11, 52-61; quiz 61-62.

Wilmore, J.H., and D.L. Costill. 2004. *Physiology of sport and exercise* (3rd ed.). Champaign, IL: Human Kinetics.

Capítulo 5

American Academy of Family Physicians, American Dietetic Association, National Council on Aging. 2000. *Determine your nutritional health.* Washington, DC: Nutrition Screening Initiative.

Bunout D, Barrera G, de la Maza P, Gattas V, Hirsch S. 2003. Seasonal variation in insulin sensitivity in healthy elderly people. *Nutrition* 19: 310-316.

Campbell WW, Trappe TA, Jozsi AC, Kruskall LJ, Wolfe RR, Evans WJ. 2002. Dietary protein adequacy and lower body versus whole body resistive training in older humans. *J Physiol* 542(Pt 2): 631-642.

Canadian Diabetes Association. 2000. *Things you should know about type II diabetes.* Toronto: CDA.

Dela F, Mikines KJ, Larsen JJ, Galbo H. 1999. Glucose clearance in aged trained skeletal muscle during maximal insulin with superimposed exercise. *J Appl Physiol* 87: 2059-2067.

Dela F, Ploug T, Handberg A, Petersen LN, Larsen JJ, Mikines KJ, Galbo H. 1994. Physical training increases muscle GLUT4 protein and mRNA in patients with NIDDM. *Diabetes* 43: 862-865.

Donaldson A. 2000. *Canadian diabetes care guide.* Toronto: Hotspur Communications.

Dorrens J, Rennie MJ. 2003. Effects of ageing and human whole body and muscle protein turnover. *Scand J Med Sci Sports* 13: 26-33.

Drug Trading Co. Ltd. 2000. *Nutrition care guide.* Markham, ON: Drug Trading Co.

Health Canada. 1997. *Canada's food guide to healthy eating.* Ottawa, ON: Minister of Public Works and Government Services Canada.

Health Canada. 1998. *Canada's physical activity guide to healthy active living for older adults.* Ottawa, ON: Minister of Public Works and Government Services Canada.

Health Canada. 2002. *The Canadian diabetes strategy.* Ottawa, ON: Health Canada.

Ivy JL 1997. Role of exercise training in the prevention and treatment of insulin resistance and non-insulin-dependent diabetes mellitus. *Sports Med* 24: 321-336.

Johnson S. 2003. Healthy eating and regular physical activity: A winning combination for older adults. *ALCOA Res Update,* no. 6.

Kesavadev JD, Short KR, Nair KS. 2003. Diabetes in old age: An emerging epidemic. *J Assoc Physicians India* 51: 1083-1094.

McReynolds JL, Rossen EK. 2004. Importance of physical activity, nutrition, and social support for optimal aging. *Clin Nurse Spec* 18: 200-206.

Mitchell D, Haan MN, Steinberg FM, Visser M. 2003. Body composition in the elderly: The influence of nutritional factors and physical activity. *J Nutr Health Aging* 7: 130-139.

Miyasaka K, Ichikawa M, Kawanami T, Kanai S, Ohta M, Sato N, Ebisawa H, Funakoshi A. 2003. Physical activity prevented age-related decline in energy metabolism in genetically obese and diabetic rats, but not in control rats. *Mech Ageing Dev* 124: 183-190.

O'Brien Cousins S, Horne T. 1999. *Active living among older adults: Health benefits and outcomes.* Philadelphia: Taylor & Francis.

Oiknine R, Mooradian AD. 2004. Epidemiology of diabetes. *J Clin Pharmacol* 44: 397-405.

Richter EA, Galbo H. 1986. Diabetes, insulin and exercise. *Sports Med* 3: 275-288.

Ryan AS. 2000. Insulin resistance with aging: Effects of diet and exercise. *Sports Med* 30: 327-346.

Singh I, Marshall MC Jr. 1995. Diabetes mellitus in the elderly. *Endocrinol Metab Clin North Am* 24: 255-272.

Strano-Paul L, Phanumas D. 2000. Diabetes management: Analysis of the American Diabetes Association's clinical practice recommendations. *Geriatrics* 55: 57-62; quiz 65.

Takemura Y, Kikuchi S, Inaba Y, Yasuda H, Nakagawa K. 1999. The protective effect of good physical fitness when young on the risk of impaired glucose tolerance when old. *Prev Med* 28: 14-19.

Tipton KD. 2001. Muscle protein metabolism in the elderly: Influence of exercise and nutrition. *Can J Appl Physiol* 26: 588-606.

Winer N, Sowers JR. 2004. Epidemiology of diabetes. *J Clin Pharmacol* 44: 397-405.

Yarasheski KE. 2003. Exercise, aging, and muscle protein metabolism. *J Gerontol A Biol Sci Med Sci* 58: M918-922.

Capítulo 6

Adachi JD, Olszynski WP, Hanley DA, Hodsman AB, Kendler DL, Siminoski KG. 2000. Management of corticosteroid-induced osteoporosis. *Semin Arthritis Rheum* 29: 228-215.

Adams, M.A., Pollintine, P., Tobias, J.P., Wakley, G.K., Dolan, P. (2006). Intervertebral disc degeneration can predispose to anterior vertebral fractures in the thoracolumbar spine. *J Bone Miner Res.* 21: 1405-1416.

Bailey DA, Faulkner RA, McKay HA. 1996. Growth, physical activity and bone mineral acquisition. In Holloszy JO (Ed.), *Exercise and sports sciences reviews*. Baltimore: Williams & Wilkins, 24, pp. 233-266.

Bass S, Pearce G, Bradney M, Hendrich E, Delmas PD, Harding A, Seeman E. 1998. Exercise before puberty may confer residual benefits in bone density in adulthood: Studies in active prepubertal and retired female gymnasts. *J Bone Miner Res* 13: 500-507.

Bilanin JE, Blanchard MS, Russek-Cohen E. 1989. Lower vertebral bone density in male long distance runners. *Med Sci Sports Exerc* 21: 66-70.

Bischoff HA, Stahelin HN, Dick W, Akos R, Knecht M, Salis C, Nebiker M, Theiler R, Pfeifer M, et al. 2003. Effects of vitamin D and calcium supplementation on falls: A randomized controlled trial. *J Bone Min Res* 18: 343-351.

Bischoff-Ferrari HA, Borchers M, Gudat F, Durmuller U, Stahelin HB, Dick W. 2004a. Vitamin D receptor expression in human muscle tissue decreases with age *J Bone Miner Res* 19: 265-269.

Bischoff-Ferrari HA, Dietrich T, Orav J, Dawson-Hughes B. 2004b. Positive association between 25-hydroxyvitamin D levels and bone mineral density: A population-based study of younger and older adults. *JAMA* 116: 634-639.

Bouxsein ML, Melton III LJ, Riggs BL, Muller J, Atkinson EJ, Oberg AL, Robb RA, Camp JJ, Rouleau PA, McCollough CH, Khosla S. (2006). Age- and sex-specific differences in the factor of risk for vertabral fracture: A population-based study using QCT. *J Bone Miner Res.* 21: 1475-1482.

Brooke-Wavell K, Jones PRM, Hardman AE. 1997. Brisk walking reduces calcaneal bone loss in post-menopausal women. *Clin Sci (Lond)* 92: 75-80.

Brown J, Josse RG for the Scientific Advisory Council of the Osteoporosis Society of Canada. 2002. Clinical practice guidelines for the diagnosis and management of osteoporosis in Canada. *CMAJ* 167(10 Suppl).

Campbell AJ, Robertson MC, Gardner MM, et al. 1997. Randomised controlled trial of a general practice programme of home based exercise to prevent falls in elderly women *Brit Med J* 315: 1065-1069.

Chow R, Harrison J, Dornan J. 1989. Prevention and rehabilitation of osteoporosis program: Exercise and osteoporosis. *Int J Rehab Res* 12: 49-56.

Chow R, Harrison JE, Notarius C. 1987. Effect of two randomised exercise programs on bone mass of healthy post-menopausal women. *Br Med J* 295: 1441-1444.

Coupland C, Wood D, Cooper C. 1988. Physical inactivity is an independent risk fracture for hip fracture in the elderly. *J Epidemiol Comm Health* 47: 441-443.

Cranney A, Papaioannou A, Zytaruk N, Hanley D, Adachi J, Goltzman D, Murray T, Hodsman A for the Clinical Guidelines Committee of Osteoporosis Canada. 2006, July 4. Parathyroid hormone for the treatment of osteoporosis: A systematic review *CMAJ* 175(1): 52-59.

Dalsky GP, Stocke KS, Ehsani AI, Slatopolsky E, Lee W, Birge SJ. 1988. Weight-bearing exercise training and lumbar bone mineral content in post-menopausal women. *Ann Intern Med* 108: 824-828.

Davison KS, Siminoski K, Adachi JD, Hanley DA, Goltzman D, Hodsman AB, Josse R, Kaiser S, Olszynski WP, Papaioannou A, Ste-Marie LG, Kendler DL, Tenenhouse A, Brown JP. 2006. Bone strength: The whole is greater than the sum of its parts. *Semin Arthritis Rheum,* August 1; 36(1): 22-31.

Dilsen G, Berker C, Oral A, Varan G. 1989. The role of physical exercise in prevention and management of osteoporosis. *Clin Rheumatol* 8(Suppl 2): 70-75.

Ebrahim S, Thompson PW, Baskaran V, Evans K. 1997. Randomised placebo controlled trial of brisk walking in the prevention of postmenopausal osteoporosis. *Age Ageing* 26: 253-260.

Ecclestone NA, Tudor-Locke C, Lazowski D, Myers AM. 1995. Programming and evaluation insights into physical activity for special older populations. Proceedings of the International Conference on Aging and Physical Activity. *J Aging Phys Act* 3: 424-425.

Embry AF, Snowdon LR, Vieth R. 2000. Vitamin D and seasonal fluctuations of gadolinium-enhancing magnetic resonance imaging lesions in multiple sclerosis. *Ann Neurol* 48: 271-272.

Forwood MR, Burr DB. 1993. Physical activity and bone mass: Exercises in futility? *Bone and Miner* 21: 89-112.

Francis RM, Baillie SP, Chuck AJ, Crook PR, Dunn N, Fordham JN, Kelly C, Rodgers A. 2004. Acute and long-term management of patients with vertebral fractures. *QJM* 97: 63-74.

Giangregorio L, Papaioannou A, Cranney A, Zytaruk N, Adachi JD. (2006). Fragility fractures and the osteoporosis care gap: An international phenomenon. *Semin Arthritis Rheum* 35: 293-305.

Gillespie LD, Gillespie WJ, Cumming R, Lamb SE, Rowe BH. 2003. Interventions to reduce the incidence of falling in the elderly (Cochrane Review). Cochrane Database Syst Rev. 2003 (4): CD000340.

Grant WB. 2002. An estimate of premature cancer mortality in the U.S. due to inadequate doses of solar ultraviolet-B radiation. *Cancer* 94: 1867-1875.

Hartard M, Haber P, Ilieva D, Preisinger E, Seidl G, Huber J. 1996. Systematic strength training as a model of therapeutic intervention: A controlled trial in postmenopausal women with osteopenia. *Am J Phys Med Rehab* 75: 21-28.

Heinonen A, Oja P, Sievanen H, Pasanen M, Vuori I. 1998. Effect of two training regimens on bone mineral density in healthy perimenopausal women: A randomised controlled trial. *J Bone Miner Res* 13: 483-490.

Helmes E, Hodsman AB, Lazowski DA, Bhardwaj A, Crilly R, Nichol P, Drost D, Vanderburgh L, Peterson L. 1995. A questionnaire to evaluate disability in osteoporotic patients with vertebral compression fractures. *J Gerontol Med Sci 50:* M91-M98.

Henderson NK, White CP, Eisman JA. 1998. The roles of exercise and fall risk reduction in the prevention of osteoporosis. *Endocrinol Metab Clin N Am* 27: 369-387.

Hernandez-Avila M, Colditz GA, Stampfer MJ, Rosner B, Speizer FE, Willett WC. 1991. Caffeine, moderate alcohol intake and risk of fractures of the hip and forearm in middle-aged women. *Am J Clin Nutr* 54: 157-163.

Hetland ML, Haarbo J, Christiansen C. 1993. Low bone mass and high bone turnover in male long distance runners. *J Clin Endocrinol Metab* 77: 770-775.

Holick MF. 2005. The vitamin D epidemic and its health consequences. *J Nutr* 135: 2739S-2748S.

Hypponen E, Laara E, Jarvelin M-R, Virtanen SM. 2001. Intake of vitamin D and risk of type 1 diabetes: A birth-cohort study. *Lancet* 358: 1500-1503.

Ismail AA, Cooper C, Felsenberg D, Varlow J, Kanis JA, Silman AJ, O'Neill TW. 1999. Number and type of vertebral deformities: Epidemiological characteristics and relation to back pain and height loss. European Vertebral Osteoporosis Study Group. *Osteoporos Int* 9: 206-213.

Jackson SA, Tenenhouse A, Robertson L. 2000. Vertebral fracture definition from population-based data: Preliminary results from the Canadian Multicenter Osteoporosis Study (CaMos). *Osteoporos Int* 11(8): 680-687.

Jilka RL. 2003. Biology of the basic multicellular unit and pathophysiology of osteoporosis. *Med Pediatr Oncol* 41: 182-185.

Johnell O, Oden A, Caulin F, Kanis JA. 2001. Acute and long-term increase in fracture risk after hospitalization for vertebral fracture. *Osteoporos Int* 12: 207-214.

Jonsson B, Ringsberg K, Josefson PO, Johnell O, Birch-Jebsen M. 1992. Effects of physical activity on bone mineral

content and muscle strength in women: A cross-sectional study. *Bone* 13: 191-195.

Kanis JA, Melton LJ III, Christiansen C, Johnston CC, Khaltaev N. 1994. The diagnosis of osteoporosis. *J Bone Miner Res* 9: 1137-1141.

Kannus P, Haapasalo H, Sankelo M, Siavanen H, Pasanen M, Heinonen A, et al. 1995. Effect of starting age of physical activity on bone mass in the dominant arm of tennis and squash players. *Ann Intern Med* 123: 27-31.

Kerr D. Morton A, Dick I, Prince R. 1996. Exercise effects on bone mass in post-menopausal women are site-specific and load-dependent. *J Bone Miner Res* 11: 218-225.

Khan AA, Hodsman AB, Papaioannou A, Kendler D, Brown JP, Olszynski WP. 2007. Management of osteoporosis in men: An update and case example. *Canadian Medical Association Journal* January 30; 176.

Kohrt WM, Snead DB, Slatopolsky E, Birge SJ Jr. 1995. Additive effects of weight-bearing exercise and estrogen on bone mineral density in older women. *J Bone Miner Res* 10: 1303-1311.

Krause R, Buhring M, Hopfenmuller W, Holick MF, Sharma AM. 1998. Ultraviolet B and blood pressure. *Lancet* 352: 709-710.

Lazowski DA, Ecclestone NA, Myers AM, Paterson DH, Tudor-Locke C, Fitzger-ald C, Jones G, Shima N, Cunningham DA. 1999. A randomized outcome evaluation of group exercise programs in long-term care institutions. *J Gerontol A Biol Sci Med Sci* 54: M621-628.

Lazowski DA, Hodsman AB, Helmes E. 1994. The use of postural feedback to treat thoracic kyphosis in osteoporotic women. *Phys Ther* 74: S101.

Lazowski DA, Hodsman AB, Helmes E, Howe D, Carscadden J. 1995. Thoracic kyphosis and back extensor strength in elderly osteoporotic women. *Proceedings of the 24th annual scientific and educational meeting of the Canadian Association on Gerontology,* October 26-29, Vancouver, BC, p. 101.

Lentle, BC, Brown JP, Khan A, Leslie WD, Levesque J, Lyons DJ, Siminoski K, Tarulli G, Josse RG, Hodsman AB. (2007). Recognizing and reporting vertebral fractures: Reducing the risk of future osteoporotic fractures. *Canadian Association of Radiologists Journal,* 27.

Lofman O, Berglund K, Larsson L, Toss G. 2002. Changes in hip fracture epidemiology: Redistribution between ages, genders and fracture types. *Osteoporos Int* 13: 18-25.

Lohman T, Going S, Pamenter R, Hall M, Boyden T, Houtkooper L, et al. 1995. Effect of resistance training on regional and total BMD in premenopausal women: A randomised prospective study. *J Bone Miner Res* 10: 1015-1024.

MacDougall JD, Webber CE, Martin J, Ormerod S, Chesley A, Younglai EV. 1992. Relationship among running mileage, bone density, and serum testosterone in male runners. *J Appl Physiol* 73: 1165-1170.

Melton LJ III, Atkinson EJ, Cooper C, O'Fallon WM, Riggs BL. 1999. Vertebral fractures predict subsequent fractures. *Osteoporos Int* 10: 214-221.

Merlino LA, Curtis J, Mikuls TR, Cerhan JR, Criswell LA, Saag KG. 2004. Vitamin D intake is inversely associated with rheumatoid arthritis. *Arthritis Rheum* 50: 72-77.

Nelson ME, Fiatarone MA, Morganti CM, Trice I, Greenberg RA, Evans WJ. 1994. Effects of high intensity strength training on multiple risk factors for osteoporotic fractures: A randomised controlled trial. *JAMA* 272: 1909-1913.

Nelson ME, Fisher EC, Dilmanian FA, Dallal GE, Evans WJ. 1991. A 1-year walking program and increased dietary calcium in post-menopausal women: Effects on bone. *Am J Clin Nutr* 53: 1305-1311.

Nguyen T, Sambrook P, Kelly P, Lord S, Freund J, Eisman J. 1993. Prediction of osteoporotic fractures by postural instability and BMD. *Brit Med J* 307: 1111-1115.

Parfitt AM. 1996. Skeletal heterogeneity and the purposes of bone remodeling. In *Osteoporosis*. New York: Academic Press, pp. 315-329.

Prince RL, Smith M, Dick IM, Price RI, Webb PG, Henderson NK, et al. 1991. Prevention of post-menopausal osteoporosis. A comparative study of exercise, calcium supplementation, and hormone-replacement therapy. *N Engl J Med* 32517: 1189-1195.

Rikli R, Busch S. 1986. Motor performance of women as a function of age and physical activity level. *J Gerontol* 41: 645-649.

Rikli R, McManus BG. 1990. Effects of exercise on bone mineral content in post-menopausal women. *Res Quart Exerc Sport* 61: 243-249.

Rosen CJ, Glowacki J, Bilezikian JP (Eds.). 1999. *The aging skeleton*. New York: Academic Press.

Rostand SG. 1979. Ultraviolet light may contribute to geographic and racial blood pressure differences. *Hypertension* 30: 150-156.

Seeman E. 2002. Pathogenesis of bone fragility in women and men. *Lancet* 25(359) 1841-1850.

Simmons V, Hansen PD. 1996. Effectiveness of water exercise on postural mobility in the well elderly: An experimental study on balance enhancement. *J Gerontol* 51A: M233-M238.

Sinaki M, Wahner HW, Offord KP, Hodgson SF. 1989. Efficacy of non-loading exercises in prevention of vertebral

bone loss in postmenopausal women: A controlled trial. *Mayo Clin Proc* 64: 762-769.

Smith EL, Gilligan C, Shea MM, Ensign CP, Smith PE. 1989. Exercise reduces bone involution in middle aged women. *Calcif Tissue Int* 44: 312-321.

Snow-Harter C, Bouxsein ML, Lewis BT, Carter DR, Marcus R. 1992. Effects of resistance training and endurance exercise on bone mineral status of young women: A randomised exercise intervention trial. *J Bone Miner Res* 7: 761-769.

Specker BL. 1996. Evidence for an interaction between calcium intake and physical activity on changes in bone mineral density. *J Bone Miner Res* 11: 1539-1544.

Tangpricha V, Turner A, Spina C, Decastro S, Chen T, Holick MF. 2004. Tanning is associated with optimal vitamin D status (serum 25-hydroxyvitamin D concentration) and higher bone mineral density. *Am J Clin Nutr* 80: 1645-1649.

Webb K, Lazowski DA. 2006. *Body basics for bones: Beat osteoporosis, build better bones!* (2nd ed.). Thornburg, ON, Canada: Birchcliff.

Welten DC, Kemper HC, Post GB, Van Mechelen W, Twisk J, Lips P, Teule GJ. 1994. Weight-bearing activity during youth is a more important factor for peak bone mass than calcium intake. *J Bone Miner Res* 9: 1089-1096.

World Health Organization. 1994. Assessment of fracture risk and its application to screening for postmenopausal osteoporosis: Report of a WHO Study Group. *WHO Tech Rep Series*. Geneva: WHO.

World Health Organization. 1998. *Guidelines for preclinical evaluation and clinical trials in osteoporosis*. Geneva: WHO, p. 59.

Zittermann A, Schleithoff SS, Tenderich G, Berthold HK, Korfer R, Stehle P. 2003. Low vitamin D status: A contributing factor in the pathogenesis of congestive heart failure? *J Am Coll Cardiol* 41: 105-112.

Capítulo 7

Ainsworh BE, Haskell WL, Leon AS, Jacobs DR, Montoye HJ, Sallis JF, Paffenbarger RS. 1993. Compendium of physical activities: Classification of energy costs of human physical activities. *Med Sci Sports Exerc*. 25 (1): 71-80.

American College of Sports Medicine. 2005. *ACSM's guidelines for exercise testing and prescription* (7th ed.). Philadelphia: Lippincott, Williams & Wilkins.

American College of Sports Medicine. 2001. *ACSM's resource manual for guidelines for exercise testing and prescription* (4th ed.). Philadelphia: Lippincott, Williams & Wilkins.

American Thoracic Society. 2002. ATS statement: Guidelines for the six-minute walk test. *American Journal of Respiratory and Critical Care Medicine* 166: 111-117.

Baker MK, Kennedy DL, Bohle PL, Campbell DS, Knapman L, Grady J, Wilt-shire J, McNamara M, Evans WJ, Atlantis E, Fiatarone Singh MA. 2007. *Journal of the American Geriatricts Society* 55 (1): 1-10.

Berg KO, Wood-Dauphinee SL, Williams JI, Maki B. 1992. Measuring balance in the elderly: Validation of an instrument. *Canadian Journal of Public Health* 83(Suppl 2): S7-S11.

Berg KO, Wood-Dauphinee SL, Williams JI, Gayton D. 1989. Measuring balance in the elderly: Preliminary development of an instrument. *Physiotherapy Canada* 41 (6): 304-311.

Borg G. 1998. *Borg's rating of perceived exertion and pain scales.* Champaign, IL: Human Kinetics.

Brandon LJ, Boyette LW, Lloyd A, Gaasch DA. 2004. Resistive training and long-term function in older adults. *Journal of Aging and Physical Activity* 12: 10-28.

Bruce DG, Devine A, Prince RL. 2002. Recreational physical activity levels in healthy older women: The importance of fear of falling. *Journal of the American Geriatrics Society* 50 (1): 84-89.

Bryant CX, Peterson JA, Graves JE. 2001. Muscular strength and endurance. In Darcy P (Ed.), *ACSM's resource manual for guidelines for exercise testing and prescription* (4th ed.). Champaign, IL: Human Kinetics, chapter 53, pp. 460-467.

Butland RJA, Pang J, Gross ER, Woodcock AA, Geddes DM. 1982. Two-, six-, and 12-minute walking tests in respiratory disease. *British Medical Journal* 284: 1607-1608.

Canadian Centre for Activity and Aging. www.ccaa-outreach.com/show_course. php?coursetypeid=1.

Canadian Society for Exercise Physiology. www.csep.ca/forms.asp.

Carriere Y, Jenkins E, Gupta N, Legare J. 1996. The needs for home care services for the elderly in a context of population aging. *Facts and Research in Gerontology Home Care,* 31-52.

Chang M, Cohen-Mansfield J, Ferrucci L, Leveille S, Volpato S, de Rekeneire N, Guralnik JM. 2004. Incidence of loss of ability to walk 400 meters in a functionally limited older population. *Journal of the American Geriatrics Society* 52: 2094-2098.

College of Physiotherapists of Ontario. 2004. *Professional Portfolio Guide,* p. 14.

Collette M, Godin G, Bradet R, Gionet NJ. 1994. Active living in communities: Understanding the intention to take up physical activity as an everyday way of life. *Canadian Journal of Public Health* 85 (6): 418-421.

Connelly DM. 2000. Resisted exercise training of institutionalized older adults for improved strength and functional mobility: A review. *Topics in Geriatric Rehabilitation* 15 (3): 6-28.

Connelly DM, Stevenson TJ, Vandervoort AA. 1996. Between- and within-rater reliability of walking tests in a frail elderly population. *Physiotherapy Canada* 48: 47-51.

Connelly DM, Vandervoort AA. 1995. Improvement in knee extensor strength of institutionalized elderly women after exercise with ankle weights. *Physio therapy Canada* 47 (1): 15-23.

Dipietro L, Caspersen CJ, Ostfeld AM, Nadel ER. 1993. A survey for assessing physical activity among older adults. *Medicine and Science in Sports and Exercise* 25: 628-642.

Durstine JL, Moore GE. 2003. *ACSM's exercise management for persons with chronic disease and disabilities* (2nd ed.). Champaign, IL: Human Kinetics.

Federici A, Bellaqamba S, Rocchi MB. 2005. Does dance-based training improve balance in adult and young old subjects? A pilot randomized controlled trial. *Aging Clinical and Experimental Research* 17 (5): 385-389.

Folstein M, Folstein SE, McHugh PR. 1975. Mini-Mental State: A practical method for grading the cognitive state of patients for the clinician. *Journal of Psychiatric Research* 12: 189-198.

Gillespie LD, Gillespie WJ, Cumming R, Lam SE, Rowe BH, 1998. Interventions to reduce the incidence of falling in the elderly (Cochrane review). In: The Cochrane Library, Issue 4, Oxford: Update Software.

Gowland C, Gambarotto C. 1994. Assessment and treatment of physical impairment leading to physical disability after brain injury. In Finlayson MAJ and Garner SH (Eds.), *Brain injury rehabilitation: Clinical considerations.* Baltimore: Williams & Wilkins, pp. 103-108.

Hardman AE. 2001. Issues of fractionization of exercise (short vs long bouts). *Medicine and Science in Sports and Exercise* 33(6 Suppl): S421-427; discussion S452-453.

Hippocrates. 400 BCE. *Of the epidemics.* Book I. Translated by F. Adams. http:// etext.library.adelaide.edu.au/mirror/classics.mit.edu/Hippocrates/ epidemics.html.

http://walking.about.com/cs/fitnesswalking/a/heart-trainig_2.htm.

International Curriculum Guidelines for Preparing Instructors of Older Adults. www.seniorfitness.net/international_curriculum_guidelines_for_ preparing_physical_activity_instructors_of_older_adults.htm.

Jones GJ, Rose DJ (Eds.). 2005. *Physical activity instruction of older adults.* Champaign, IL: Human Kinetics.

Karvonen J, Vuorimaa T. 1988. Heart rate and exercise intensity during sports activities. Practical application. *Sports Medicine* 5: 303-311.

Lachenmayr S, Mackenzie G. 2004. Building a foundation for systems change: Increasing access to physical activity programs for older adults. *Health Promotion Practice* 5: 451-458.

Lawlor DA, Taylor M, Bedford C, Ebrahim S. 2002. Is housework good for health? Levels of physical activity and factors associated with activity in elderly women. Results from the British Women's Heart and Health Study. *Journal of Epidemiology and Community Healthy* 56 (6): 473-478.

Lawton MP, Brody EM. 1969. Assessment of older people: Self-maintaining and instrumental activities of daily living. *Gerontologist* 9: 179-186.

Lees FD, Clark PG, Nigg CR, Newman P. 2005. Barriers to exercise behavior among older adults: A focus-group study. *Journal of Aging and Physical Activity* 13 (1): 23-33.

Li F, Fisher, KJ, Harmer P, McAuley E, Wilson, NL. 2003. Fear of falling in elderly persons: Association with falls, functional ability, and quality of life. *Journal of Gerontology: Psychological Sciences* 58B (5): 283-290.

Li F, Harmer P, Fisher KJ, McAuley E. 2004. Tai Chi: Improving functional balance and predicting subsequent falls in older persons. *Medicine in Science and Sports and Exercise* 36 (12): 2046-2052.

Mahoney FI, Barthel D. 1965. Functional evaluation: The Barthel index. *Maryland State Medical Journal* 14: 56-61.

Mazzeo RS, Cavanagh P, Evans WJ, Fiatarone M, Hagberg J, McAuley E, Startzell J. 1998. American College of Sports Medicine position stand. Exercise and physical activity for older adults. *Medicine and Science in Sports and Exercise* 30: 992-1008.

Meyer P. http://www.topachievement.com/smart.html.

Persinger R, Foster C, Gibson M, Fater DCW, Porcari JP. 2004. Consistency of the talk test for exercise prescription. *Medicine and Science in Sports and Exercise* 36 (9): 1632-1636.

Pescatello LS, Murphy D, Costanzo D. 2000. Low-intensity physical activity benefits blood lipids and lipoproteins in older adults living at home. *Age and Ageing* 29: 433-439.

Podsiadlo D, Richardson S. 1991. The timed "up & go": A test of basic functional mobility for frail elderly persons. *Journal of the American Geriatrics Society* 39: 142-148.

Prochaska JO, DiClemente CC. 1982. Transtheoretical therapy toward a more integrative model of change. *Psychotherapy: Theory, Research and Practice* 19 (3): 276-287.

Rikli RE, Jones CJ. 1997. Assessing physical performance in independent older adults: Issues and guidelines. *Journal of Aging and Physical Activity* 5: 244-261.

Rikli RE, Jones CJ. 1999. Functional fitness normative scores for community-residing older adults, ages 60-94. *Journal of Aging and Physical Activity* 7: 162-181.

Rikli RE, Jones CJ. 2001. *Senior fitness test manual.* Champaign, IL: Human Kinetics.

Rose DJ. 2003. *Fallproof: A comprehensive balance and mobility program.* Champaign, IL: Human Kinetics.

Sayers SP, Jette AM, Haley SM, Heeren TC, Guralnik JM, Fielding RA. 2004. Validation of the late-life function and disability instrument. *Journal of the American Geriatrics Society* 52: 1554-1559.

Shephard RJ. 1997. What is the optimal type of physical activity to enhance health? *British Journal of Sports Medicine* 31: 277-284.

Shigematsu R, Okura T. 2006. A novel exercise for improving lower-extremity functional fitness in the elderly. *Aging Clinical and Experimental Research* 18 (3): 242-248.

Shigematsu R, Ueno LM, Nakagaichi M, Nho H, Tanaka K. 2004. Rate of perceived exertion as a tool to monitor cycling exercise intensity in older adults. *Journal of Aging and Physical Activity* 12: 3-9.

Skinner JS. (Ed.). 1993. *Exercise testing and exercise prescription for special cases: Theoretical basis and clinical application.* Philadelphia: Lippincott, Williams & Wilkins.

Steffen TM, Hacker TA, Mollinger L. 2002. Age- and gender-related test performance in community-dwelling elderly people: Six-minute walk test, Berg balance scale, timed up & go test and gait speeds. *Physical Therapy* 82: 128-137.

Tanaka H, Monahan KD, Seals DR. 2001. Age-predicted maximal heart rate revisited. *Journal of the American College of Cardiology* 37: 153-156.

Thomas SG. 1995. Exercise and activity programmes. In Pickles B, Compton A, Cott C, Simpson J, Vandervoort A (Eds.), *Physiotherapy with older people.* London, UK: Saunders, chapter 12, pp. 148-170.

Washburn RA, Smith KW, Jette AM, Janney CA. 1993. The Physical Activity Scale for the Elderly (PASE): Development and evaluation. *Journal of Clinical Epidemiology* 46: 153-162.

Webb K, Laxowski D. 1998. Body basics for bones. Thornbury, ON: Birchcliff Publishing.

Webb K, Lazowski DA, 2001. Body Basics for Bones: Beat Osteoporosis, Build Better Bones! (1st ed.) Thonrburg, ON, Canada: Birchcliff.

www.hc-sc.gc.ca/hc-cs/media/nr-cp_e.html.

Capítulo 8

American College of Sports Medicine. 2000. *Guidelines for exercise testing and prescription* (6th ed.). Baltimore: Lippincott, Williams & Wilkins.

American College of Sports Medicine. 1998a. ACSM position stand on the recommended quantity and quality of exercise for developing and maintaining cardiorespiratory and muscular fitness, and flexibility in healthy adults. *Medicine and Science in Sports and Exercise* 30: 975-991.

American College of Sports Medicine. 1998b. Position stand on exercise and physical activity in older adults. *Medicine and Science in Sports and Exercise* 30: 992-1008.

Benyo R. 1998. *Running past 50.* Champaign, IL: Human Kinetics.

Billat LV. 2001a. Interval training for performance: A scientific and empirical practice. Special recommendations for middle and long-distance running. Part I: Aerobic interval training. *Sports Medicine* 31: 13-31.

Billat LV. 2001b. Interval training for performance: A scientific and empirical practice. Special recommendations for middle and long-distance running. Part II: Anaerobic interval training. *Sports Medicine* 31: 75-90.

Binder EF, Birge SJ, Spina R, Ehsani AA, Brown M, Sinacore DR, Kohrt WM. 1999. Peak aerobic power is an important component of physical performance in older women. *Journals of Gerontology* 54A: M353-356.

Bonnefoy M, Kostka T, Arsac LM, Berthouze SE, Lacour JR. 1998. Peak anaerobic power in elderly men. *European Journal of Applied Physiology* 77: 182-188.

Borg GV. 1998. *Borg's perceived exertion and pain scales.* Champaign, IL: Human Kinetics.

Cahill BR, Misner JE, Boileau RA. 1997. The clinical importance of the anaerobic energy system and its assessment in human performance. *American Journal of Sports Medicine* 25: 863-872.

Charmari K, Ahmaidi S, Fabre C, Massé-Biron J, Préfaut Ch. 1995. Anaerobic and aerobic peak power output and the force-velocity relationship in endurance-trained athletes: Effects of aging. *European Journal of Applied Physiology* 71: 230-234.

Doherty TJ. 2003. Invited review: Aging and sarcopenia. *Journal of Applied Physiology* 95: 1717-1727.

Evans WJ. 1999. Exercise training guidelines for the elderly. *Medicine and Science in Sports and Exercise* 31: 12-17.

Fox EL, Mathews DK, Bairstow JN. 1980. *I.T.: Interval training for lifetime fitness.* New York: Dial Press.

Friel, J. 1998. *Cycling past 50.* Champaign, IL: Human Kinetics.

Frontera WR, Hughes VA, Fielding RA, Fiatarone MA, Evans WJ, Roubenoff R. 2000. Aging of skeletal muscle: A 12-yr longitudinal study. *Journal of Applied Physiology* 88: 1321-1336.

Goldstein M, Tanner D. 1999. *Swimming past 50.* Champaign, IL: Human Kinetics.

Hawkins SA, Wiswell RA. 2003. Rate and mechanism of maximal oxygen consumption decline with aging. *Sports Medicine* 33: 877-888.

Katzel LI, Sorkin JD, Fleg JL. 2001. A comparison of longitudinal changes in aerobic fitness in older endurance athletes and sedentary men. *Journal of the American Geriatrics Society* 49: 1657-1664.

Kostka T, Bonnefoy M, Arsac LM, Berthouze SE, Belli A, Lacour JR. 1997. Habitual physical activity and peak anaerobic power in elderly women. *European Journal of Applied Physiology* 76: 81-87.

Lauretani F, Russo CR, Bandinelli S, Bartali B, Cavazzini C, Di Iorio A, Corsi AM, Rantanen T, Guralnik JM, Ferrucci L. 2003. Age-associated changes in skeletal muscles and their effect on mobility: An operational diagnosis of sarcopenia. *Journal of Applied Physiology* 95: 1851-1860.

Lemura LM, Von Duvillard SP, Mookerjee S. 2000. The effects of physical training of functional capacity in adults ages 46-90: A meta-analysis. *Journal of Sports Medicine and Physical Fitness* 40: 1-10.

Lexell J, Taylor CC, Sjostrom M. 1988. What is the cause of the aging atrophy? Total number, size and proportion of different fiber types studied in whole vastus lateralis muscle from 15- to 83-year-old men. *Journal of Neurological Sciences* 84: 275-294.

Malbut KE, Dinan S, Young A. 2002. Aerobic training in the "oldest old": The effect of 24 weeks of training. *Age and Ageing* 31: 255-260.

Metter EJ, Conwit R, Tobin J, Fozard JL. 1997. Age-associated loss of power and strength in the upper extremities in women and men. *Journals of Gerontology: Biological Sciences* 2: B267-276.

Mitchell TL, Gibbons LW, Devers SM, Earnest CP. 2004. Effects of cardiorespiratory fitness on healthcare utilization. *Medicine and Science in Sports and Exercise* 36(12): 2088-2092.

Moreland JD, Richardson JA, Goldsmith CH, Clase CM. 2004. Muscle weakness and falls in older adults: A systematic review and meta-analysis. *Journal of the American Geriatrics Society* 52: 1121-1129.

Pate RR, Pratt M, Blair SN, Haskell WL, Macera CA, Bouchard C, Buchner D, Ettinger W, Heath GW, King AC, et al. 1995. Physical activity and public health. A recommendation from the Centers for Disease Control and Prevention and the American College of Sports Medicine. *Journal of the American Medical Association* 273: 402-407.

Paterson DH, Govindasamy D, Vidmar M, Cunningham DA, Koval JJ. 2004. Longitudinal study of determinants of dependence in an elderly population. *Journal of the American Geriatrics Society* 52: 632-638.

Pollock ML, Mengelkoch LJ, Graves JE, Lowenthal DT, Limacher MC, Foster C, Wilmore JH. 1997. Twenty-year follow-up of aerobic power and body composition of older track athletes. *Journal of Applied Physiology* 82: 1508-1516.

Posner JD, McCully KK, Landsberg LA, Sands LP, Tycenski P, Hofmann MT, Wetterholt KL, Shaw CE. 1995. Physical determinants of independence in mature women. *Archives of Physical Medicine and Rehabilitation* 76: 373-380.

Ramsbottom R, Ambler A, Potter J, Jordan B, Nevill A, Williams C. 2004. The effect of 6 months training on leg power, balance, and functional mobility of independently living adults over 70 years old. *Journal of Aging and Physical Activity* 12: 497-510.

Rogers MA, Wernicki PG, Shamoo AE. 2000. *Sports medicine for coaches and athletes: Older individuals and athletes over 50*. Malaysia: Harwood Academic.

Shephard RJ. 1987. *Physical activity and aging*. Rockville, MD: Aspen.

Shephard RJ. 1993. Exercise and aging: Extending independence in older adults. *Geriatrics* 48: 61-64.

Swain DP, Leutholtz BC. 2002. *Exercise prescription*. Champaign, IL: Human Kinetics.

Tanaka H, Monahan KD, Seals DR. 2001. Age-predicted maximal heart rate revisited. *Journal of the American College of Cardiology* 37: 153-156.

Weiss JP, Froelicher VF, Myers JN, Heidenreich PA. 2004. Health-care costs and exercise capacity. *Chest* 126: 608-613.

Williams GN, Higgins MJ, Lewek MD. 2002. Aging skeletal muscle: Physiologic changes and the effects of training. *Physical Therapy* 82: 62-68.

Capítulo 9

Abernethy, P.J., and B.M. Quigley. 1993. Concurrent strength and endurance training of the elbow extensors. *J Strength Cond Res* 7: 234-240.

Adams, R., C. Craig, J. Gordon, B. Harwood, B. Hearst, A.W. Taylor, B. Taylor, A. Nikolai, and M. Wilson. 1999.

Canada's physical activity guide to healthy active living for older adults handbook. Ottawa: Health Canada, 1999.

Bell, G.J., G.D. Snydmiller, J.P. Neary, and H.A. Quinney. 1989. The effect of high and low velocity resistance training on anaerobic power output in cyclists. *J Hum Mov Std* 16: 173-181.

Centers for Disease Control and Prevention. 2004. Strength training among adults aged ≥ 65 years—United States, 2001. *Morb Mortal Wkly Rep* 53(2): 25-28.

Connelly, D.M., and A.A. Vandervoort. 1997. Effects of detraining on knee extensor strength and functional mobility in a group of elderly women. *J Orthop Sports Phys Ther* 25: 340-346.

Doherty, T.J. 2003. Invited review: Aging and sarcopenia. *J Appl Physiol* 95: 1717-1727.

Dudley, G.A., and S.J. Fleck. 1987. Strength and endurance training. Are they mutually exclusive? *Sports Med* 4: 79-85.

Fiatarone, M.A., E.C. Marks, N.D. Ryan, C.N. Meredith, L.A. Lipsitz, and W.J. Evans. 1990. High-intensity strength training in nonagenarians: Effects on skeletal muscle. *JAMA* 263: 3029-3034.

Frontera W.R., C.N. Meredith, K.P. O'Reilly, H.G. Knuttgen, and W.J. Evans. 1988. Strength conditioning in older men: Skeletal muscle hypertrophy and improved function. *J Appl Physiol* 68: 1038-1044.

Hickson, R.C. 1980. Interference of strength development by simultaneously training for strength and endurance. *Eur J Appl Physiol* 45: 255-263.

Hunter, G., R. Demment, and D. Miller. 1987. Development of strength and maximum oxygen uptake during simultaneous training for strength and endurance. *J Sports Med Phys Fitness* 27: 269-275.

Izquierdo, M., J. Ibanez, K. Hakkinen, W.J. Kraemer, J.L. Larrion, and E.M. Gorostiaga. 2004. Once weekly combined resistance and cardiovascular training in healthy older men. *Med Sci Sports Exerc* 36: 435-443.

Kraemer, W.J., K. Adams, E. Cafarelli, G.A. Dudley, C. Dooly, M.S. Feigenbaum, S.J. Fleck, B. Franklin, A.C. Fry, J.R. Hoffman, R.U. Newton, J. Potteiger, M.H. Stone, N.A. Ratamess, and T. Triplett-McBride. 2002. American College of Sports Medicine position stand. Progression models in resistance training for healthy adults. *Med Sci Sports Exerc* 34: 364-380.

Latham, N.K., D.A. Bennett, C.M. Stretton, and C.S. Anderson. 2004. Systematic review of progressive resistance strength training in older adults. *J Gerontol: Med Sci* 59: 48-61.

Lexell, J., and A.A. Vandervoort. 2002. Age-related changes in the neuro-muscular system. In W.F. Brown, C.F. Bolton, and M.J. Aminoff (Eds.), *Clinical neurophysiology and neuromuscular disease*. Philadelphia: Saunders.

Marcinik, E.J., J. Potts, G. Schlabach, S. Will, P. Dawson, and B.F. Hurley. 1991. Effects of strength training on lactate threshold and endurance performance. *Med Sci Sports Exerc* 23: 739-743.

Mazzeo, R.S., P. Cavanagh, W.J. Evans, M. Fiatarone, J. Hagberg, E. McAuley, and J. Startzell. 1998. American College of Sports Medicine position stand. Exercise and physical activity for older adults. *Med Sci Sports Exerc* 30: 992-1008.

Mazzeo, R.S., and H. Tanaka. 2001. Exercise prescription for the elderly: Current recommendations. *Sports Med* 31: 809-818.

McCartney, N., A.L. Hicks, J. Martin, and C.E. Webber. 1996. A longitudinal trial of weight training in the elderly: Continued improvements in year 2. *J Gerontol A Biol Sci Med Sci* 51: B425-B433.

McCarthy, J.P., M.A. Pozniak, and J.C. Agre. 2002. Neuromuscular adaptations to concurrent strength and endurance training. *Med Sci Sports Exerc* 34: 511-519.

Porter, M.M., A.A. Vandervoort, and J.F. Kramer. 1997. Eccentric peak torque of plantar and dorsiflexors is maintained in older women. *J Gerontol A Biol Sci Med Sci* 52: 125-131.

Sale, D.G., J.D. MacDougall, I. Jacobs, and S. Garner. 1990. Interaction between concurrent strength and endurance training. *J Appl Physiol* 68: 260-270.

Sale, D.G., and L.L. Spriet. 1996. Skeletal muscle metabolism and energy. In O. Bar-Or, D.R. Lamb, and P.M. Clarkson (Eds.), *Perspectives in exercise science and sports medicine*. Volume 9: *Exercise and the female—a lifespan approach*. Carmel, IN: Cooper, pp. 289-359.

Seynnes, O., M. Fiatarone, M.A. Singh, O. Hue, P. Pras, P. Legros, and P.L. Bernard. 2004. Physiological and functional responses to low-moderate versus high-intensity progressive resistance training in frail elders. *J Gerontol: Med Sci* 59: 503-509.

Tracy, B.L., F.M. Ivey, D. Hurlbut, G.F. Martel, J.T. Lemmer, E.L. Siegel, E.J. Metter, J.L. Fozard, J.L. Fleg, and B.F. Hurley. 1999. Muscle quality. II. Effects of strength training in 65- to 75-yr-old men and women. *J Appl Physiol* 86: 195-201.

Vandervoort, A.A., and A.J. McComas. 1986. Contractile changes in opposing muscles of the human ankle joint with aging. *J Appl Physiol* 61: 361-367.

Wood, R.H., R. Reyes, M.A. Welsch, J. Favaloro-Sabatier, M. Sabatier, L.C. Matthew, L.G. Johnson, and P.F. Hooper. 2001. Concurrent cardiovascular and resistance training in healthy older adults. *Med Sci Sports Exerc* 33: 1751-1758.

Capítulo 10

Canadian Centre for Activity and Aging. 1994. *Senior fitness instructor's course*. London, Canada: CCAA Press.

Courneya, K.S., J.K. Vallance, M.L. McNeely, K.H. Karvinen, C.J. Peddle, and J.R. Mackey. 2004. Exercise issues in older cancer survivors. *Critical Reviews in Oncological Hematology* 51: 249-261.

Dean, E. 1994. Cardiopulmonary development. In B.R. Bonder and M.B. Wagner (Eds.), *Functional performance in older adults*. Philadelphia: Davis.

Kallinen, M., and A. Markku. 1995. Aging, physical, and sports injuries. An overview of common sports injuries in the elderly. *Sports Medicine* 20: 41-52.

Mazzeo, R.S., P. Cavanaugh, W.J. Evans, M. Fiatarone, J. Hagberg, E. McAuley, and J. Startzell. 1998. American College of Sports Medicine position stand: Exercise and physical activity for older adults. *Medicine and Science in Sports and Exercise* 30: 992-1008.

Mazzeo, R.S., and H. Tanaka. 2001. Exercise prescription for the elderly: Current recommendations. *Sports Medicine* 31: 809-818.

McAuley, E., G.J. Jerome, S. Elavsky, D.X. Marquez, and S.N. Ramsey. 2003. Predicting long-term maintenance of physical activity in older adults. *Preventive Medicine* 27: 110-118.

National Advisory Council on Aging. 2001. *Seniors in Canada: A report card*. Ottawa, ON: Government of Canada.

O'Grady, M., J. Fletcher, and S. Ortiz. 2000. Therapeutic and physical fitness exercise prescription for older adults with joint disease: An evidence-based approach. *Rheumatic Diseases Clinics of North America* 26: 617-646.

Oka, R.K., A.C. King, and D.R. Young. 1995. Sources of social support as predictors of exercise adherence in women and men ages 50 to 65 years. *Women's Health* 1: 161-175.

Rhodes, R.E., A.D. Martin, and J.E. Taunton. 2001. Temporal relationships of self-efficacy and social support as predictors of adherence in a six-month strength-training program for older women. *Perceptual and Motor Skills* 93: 693-703.

Watson, D.L., and R.G. Tharpe. 1997. *Self-directed behavior: Self-modification for personal adjustment* (7th ed.). Pacific Grove, CA: Brooks/Cole.

Williams, P., and S.R. Lord. 1995. Predictors of adherence to a structured exercise program for older women. *Psychological Aging* 10: 617-624.

Young, A. 1997. Ageing and physiological functions. *Philosophical Transactions of the Royal Society of London, B, Biological Sciences* 352: 1837-1843.

Capítulo 11

Ballantyne, C.S., S.M. Phillips, J.R. MacDonald, M.A. Tarnopolsky, and J.D. MacDougall. 2000. The acute effects of androstenedione supplementation in healthy young males. *Canadian Journal of Applied Physiology* 25: 68-78.

Balsom, P.D., S.D. Harridge, and K. Soderlund. 1993. Creatine supplementation per se does not enhance endurance exercise performance. *Acta Physiologica Scandinavica* 149: 521-523.

Bermon, S., P. Venembre, C. Sachet, S. Valour, and C. Dolisi. 1998. Effects of creatine monohydrate ingestion in sedentary and weight-trained older adults. *Acta Physiologica Scandinavica* 164: 147-155.

Bhasin, S., T.W. Storer, N. Berman, C. Callegari, B. Clevenger, J. Phillips, T.J. Bunnell, R. Tricker, A. Shirazi, and R. Casaburi. 1996. The effects of supraphysiologic doses of testosterone on muscle size and strength in normal men. *New England Journal of Medicine* 335: 1-7.

Blackman, M.R., J.D. Sorkin, T. Munzer, M.F. Bellatoni, J. Busby-Whitehead, T.E. Stevens, J. Jayme, K.G. O'Connor, C. Christmas, J.D. Tobin, K.J. Srewart, E. Cottrell, C. St. Clair, K.M. Pabst, and S.M. Harman. 2002. Growth hormone and sex hormone administration in healthy aged women and men: A randomized controlled trial. *Journal of the American Medical Association* 288: 2282-2292.

Brown, G.A., M.D. Vukovich, E.R. Martini, M.L. Kohut, W.D. Franke, D.A. Jackson, and D.S. King. 2000. Endocrine response to chronic androstenedione intake in 30-to-56-year-old men. *Journal of Clinical Endocrinology and Metabolism* 85: 4074-4080.

Catlin, D.H., and T.H. Murray. 1996. Performance-enhancing drugs, fair competition, and Olympic sport. *Journal of the American Medical Association* 276: 231-237.

Catlin, D., J. Wright, and H. Pope, Jr, 1993. Assessing the threat of anabolic steroids. *Physician and Sportsmedicine* 21: 37-44.

Chick, T.W., A.K. Halperin, and E.M. Gacek. 1988. The effect of antihypertensive medications on exercise performance: A review. *Medicine and Science in Sports and Exercise* 20: 447-454.

Cohen, J.C., and R. Hickman. 1987. Insulin resistance and diminished glucose tolerance in power lifters ingesting anabolic steroids. *Journal of Clinical and Endocrinological Metabolism* 64: 960-963.

Dziepak, T. 1999, November (revised February 2002). Future doping protocol. www.geocities.com/Colosseum/8682/doping.htm.

Eichner, R.E. 1997. Ergogenic aids: What athletes are using—and why. *Physician and Sportsmedicine* 25: 70.

Gifford, R.W. 1997. Antihypertensive therapy. Angiotensin-converting enzyme inhibitors, angiotensin II receptor antagonists, and calcium antagonists. *Medical Clinics of North America* 81: 1319-1333.

Gifford, R.W., Jr., W. Kirkendall, D.T. O'Connor, and W. Weidman. 1989. Office evaluation of hypertension. A statement for health professionals by a writing group of the Council for High Blood Pressure Research, American Heart Association. *Circulation* 79: 721-731.

Fuentes, R.J., and J.M. Rosenberg. 1999. *Athletic drug reference '99: Complies with NCAA and USCO rules.* Durham, NC: Glaxco Wellcome, pp. 28-36, 52-54, 317-408.

Gaie, M. 1996. Olympic athletes face heat, other health hurdles. *Journal of the American Medical Association* 276: 178-180.

Graham, T.E. 2001. Caffeine and exercise: Metabolism, endurance and performance. *Sports Medicine* 31: 785-807.

Graham, T.E., and L.L. Spriet. 1996. Caffeine and exercise performance. *Sports Science Exchange* 9: 1-6.

Gray, A., H.A. Feldman, J.B. McKinley, and C. Loncope. 1991. Age, disease, changing sex hormone levels in middle-aged men: Results of the Massachusetts Male Aging Study. *Journal of Clinical Endocrinological Metabolism* 73: 1016-1025.

Green, A.L., E.J. Simpson, and J.J. Littlewood. 1996. Carbohydrate ingestion augments retention during creatine feeding in humans. *Acta Physiologica Scandinavica* 158: 195-202.

Greenhaff, P.L. 1997. The nutritional biochemistry of creatine. *Journal of Nutrition and Biochemistry* 8: 610-618.

Greenhaff, P.L., A. Casey, and A.H. Short. 1993. Influence of oral creatine supplementation on muscle torque during repeated bouts of maximal voluntary exercise in men. *Clinical Science* 84: 565-571.

Hartgens, K., and H. Kuipers. 2004. Effects of androgenic-anabolic steroids in athletes. *Sports Medicine* 34: 513-554.

Heath, G.W., J.M. Hagberg, A.A. Ehsani, and J.O. Holloszy. 1981. A physiological comparison of young and older endurance athletes. *Journal of Applied Physiology* 51: 634-640.

Hernelahti, M., U.M. Kujala, J. Kaprio, J. Karjalainen, and S. Sarna. 1998. Hypertension in master endurance athletes. *Journal of Hypertension* 16: 1573-1577.

Hultman, E., K. Soderlund, J.A. Timmons, G. Cederblad, and P.L. Greenhaff. 1996. Muscle creatine loading in man. *Journal of Applied Physiology* 81: 232-237.

Jin, B., L. Turner, W.A.W. Walters, and D.J. Handelsman. 1996. Androgen or estrogen effects on human prostate. *Journal of Clinical and Endocrinological Metabolism* 81: 4290-4295.

Johnson, K.A., M.A. Bernard, and K. Funderburg. 2002. Vitamin nutrition in older adults. *Clinical Geriatric Medicine* 18: 773-799.

Joint National Committee on Prevention, Detection, Evaluation, and Treatment of High Blood Pressure. 1997. The sixth report of the Joint National Committee on Prevention, Detection, Evaluation, and Treatment of High Blood Pressure. *Archives of Internal Medicine* 157: 2413-2446.

Julius, S., and S. Nesbitt. 1996. Sympathetic overactivity in hypertension: A moving target. *American Journal of Hypertension* 9: S113-S120.

Kelly, G.S. 1998. The role of glucosamine sulfate and chondroitin sulfates in the treatment of degenerative joint disease. *Alternative Medicine Reviews* 3: 27-39.

Leffler, C.T., A.F. Philippi, S.G. Leffler, J.C. Mosure, and P.D. Kim. 1999. Glucosamine, chondroitin, and manganese ascorbate for degenerative joint disease of the knee or low back: A randomized, double-blind, placebo-controlled pilot study. *Military Medicine* 164: 85-91.

Maharam, L.G., P.A. Bauman, D. Kalman, H. Skolnik, and S.M. Perle. 1999. Masters athletes: Factors affecting performance. *Sports Medicine* 28: 273-285.

Martineau, L., M.A. Horan, N.J. Rothwell, and R.A. Little. 1992. Salbutamol, a beta-2-adrenoceptor agonist, increases skeletal muscle strength in young men. *Clinical Science* 83: 615-621.

Morreale, P., R. Manopulo, M. Galati, L. Boccanera, G. Saponati, and L. Bocchi. 1996. Comparison of the antiinflammatory efficacy of chondroitin sulfate and diclofenac sodium in patients with knee osteoarthritis. *Journal of Rheumatology* 23: 1385-1391.

Morton, A.R., K. Joyce, S.M. Papalia, N.G. Carroll, and K.D. Fitch. 1996. Is salmeterol ergogenic? *Clinical Journal of Sports Medicine* 6: 220-225.

Muller-Fassbender, H., G.L. Bach, W. Haase, L.C. Rovati, and I. Setnikar. 1994. Glucosamine sulfate compared to ibuprofen in osteoarthritis of the knee. *Osteoarthritis Cartilage* 2: 61-69.

Nativ, A., and J. Puffer. 1991. Lifestyles and health risks in collegiate athletes. *Journal of Family Practice* 33: 585-590.

Nieldfieldt, M.W. 2002. Managing hypertension in athletes and physically active patients. *American Family Physician* 66: 445-452.

Ogawa, T., R.J. Spina, W.H. Martin, V.M. Kohrt, K.B. Schechtman, J.O. Hol-loszy, and A.A. Ahsani. 1992. Effects of aging, sex, and physical training on cardiovascular responses to exercise. *Circulation* 86: 494-503.

Paluska, S.A. 2003. Caffeine and exercise. *Current Sports Medicine Reports* 2: 213-219.

Papadakis, M.A., D. Grady, D. Black, M.J. Tierney, G.A. Gooding, M. Schambelan, and C. Grunfeld. 1996. Growth hormone replacement in healthy older men improves body composition but not functional ability. *Annals of Internal Medicine* 126(7): 583-584.

Poortmans, J.R., and M. Francaux. 2000. Adverse effects of creatine supplementation: Fact or fiction? *Sports Medicine* 30: 155-170.

Rasmussen, B.B., E. Volpi, D.C. Gore, and R.R. Wolfe. 2000. Androstenedione does not stimulate muscle protein anabolism in young healthy men. *Journal of Clinical Endocrinological Metabolism* 85: 55-59.

Rawson, E.S., M.L. Wehnert, and P.M. Clarkson. 1999. Effects of 30 days of creatine ingestion on body mass. *European Journal of Applied Physiology* 80: 139-144.

Rennie, M.J. 2003. Claims for the anabolic effects of growth hormone: A case of the emperor's new clothes. *British Journal of Sports Medicine* 37: 100-105.

Robertson, W., J. Simkins, S.P. O'Hickey, S. Freeman, and R.M. Cayton. 1994. Does single dose salmeterol affect exercise capacity in asthmatic men. *European Respiration Journal* 7: 1978-1984.

Rock, C.L. 1991. Nutrition of the older athlete. *Clinical Sports Medicine* 10: 445-457.

Ruscin, M., and R.L. Page. 2002, May. The pros and cons of mixing medications with endurance sports. *DOPP Newsletter* 7.

Sacheck, J.M., and R. Roubenoff. 1999. Nutrition in the exercising elderly. *Clinical Sports Medicine* 18: 565-584.

Schwenk, T.L., and C.D. Costley. 2002. When food becomes a drug: Nonanabolic nutritional supplement use in athletes. *American Journal of Sports Medicine* 30: 907-916.

Smith, S.A., S.J. Mountain, R.P. Matott, G.P. Zientara, F.A. Jolesz, and R.A. Fielding. 1998. Creatine supplementation and age influence muscle metabolism during exercise. *Journal of Applied Physiology* 85: 1349-1356.

Spriet, L.L., D.A. MacLean, D.J. Dyck, E. Hultman, G. Cederblad, and T.E. Graham. 1992. Caffeine ingestion and muscle metabolism during prolonged exercise in humans. *American Journal of Physiology* 262: E891-E898.

Tarnopolsky, M.A. 2000. Potential benefits of creatine monohydrate supplementation in the elderly. *Current Opinions in Clinical and Nutritional Metabolic Care* 3: 497-502.

Terjung, R.L., P. Clarkson, E.R. Eichner, P.L. Greenhaff, P.J. Hespel, R.G. Israel, W.J. Kraemer, R.A. Meyer, L.L. Spriet, M.A. Tarnopolsky, A.J. Wagenmakers, and M.H. Williams. 2000. American College of Sports Medicine round-table. The physiological and health effects of oral creatine supplementation. *Medicine and Science in Sports and Exercise* 32: 706-717.

Toler, S.M. 1997. Creatine is an ergogen for anaerobic exercise. *Nutrition Reviews* 55: 21-25.

Vance, M.L. 2003. Can growth hormone prevent aging? *New England Journal of Medicine* 348: 779-780.

Vandenberghe, K., N. Gillis, M. Van Leemputte, P. Van Hecke, F. Vanstapel, and P. Hespel. 1996. Caffeine counteracts the ergogenic action of muscle creatine loading. *Journal of Applied Physiology* 80: 452-457.

Vandenberghe, K., M. Goris, P. Van Hecke, M. Van Leemputte, L. Vangerven, and P. Hespel. 1997. Long-term creatine intake is beneficial to muscle performance during resistance training. *Journal of Applied Physiology* 83: 2055-2063.

Vander, A.J., J.H. Sherman, and D.S. Luciano. 1998. *Human physiology: Mechanisms of body function* (7th ed.). New York: McGraw-Hill.

Vermeulen, A., and J.M. Kaufman. 1995. Ageing of the hypothalmo-pituitary-testicular axis in men. *Hormone Research* 43: 25-28.

Voy, R., and K.D. Deeter. 1991. *Drugs, sport, and politics.* Champaign, IL: Leisure Press.

Wemyss-Holden, S.A., F.C. Hamdy, and K.J. Hastie. 1994. Steroid abuse in athletes, prostatic enlargement, and bladder outflow obstruction—is there a relationship? *British Journal of Urology* 74: 476-478.

Yarasheski, K.E., J.A. Campbell, K. Smith, M.J. Rennie, J.O. Holloszy, and D.M. Bier. 1992. Effect of growth hormone and resistance exercise on muscle growth in young men. *American Journal of Physiology* 262: E261-E267.

Yarasheski, K.E., J.J. Zachwieja, T.J. Angelopoulos, and D.M. Bier. 1993. Short-term growth hormone treatment does not increase muscle protein synthesis in experienced weight lifters. *Journal of Applied Physiology* 74: 3073-3076.

ÍNDICE REMISSIVO

Nota: Números de páginas seguidos de *f* indicam figuras; números de páginas seguidos de *t* indicam tabelas.

A

abordagem FITT
    definição 98-101
    frequência 100-101, 113
    implementação 100-103
    intensidade 100-101, 113-114
    tempo ou duração da sessão de exercício 100, 114-116
    tipo de exercício 115-116
abordagem funcional ao exercício
    aspectos a considerar 116
    definição 103-104
    exercício centralizado no paciente 106-108, 108*t*
    prescrição do exercício 102-105
    princípios do exercício 98-103
    programação do exercício 105-113
    recomendações para programas de exercícios 112-116
    resumo da 116
acarbose 74*t*
acetazolamida 156-157
acetilcolina 48-49, 51-52
adaptação, princípio da 99-110
adesão ao exercício
    aspectos a considerar 143-144
    atributos pessoais e 138-140
    estratégias para aumentar a 107*t*, 140-141
    fatores ambientais e 139-140
    fatores na 138-139
    intensidade do exercício e 138
    recomendações para programas de exercícios 141-143
    resumo 143-144
adesão ao programa de exercício
    aspectos a considerar 143-144
    atributos pessoais e 138-140
    estratégias para aumentar a 107*t*, 140-141

    fatores ambientais e 139-140
    fatores na 138-139
    intensidade do exercício e 138
    recomendações para programas de exercícios 141-143
    resumo 143-144
água 71, 75-76
alongamento
    do corredor de obstáculos 142*t*
    para exercício de flexibilidade 102
alterações hormonais 38*t*
Alzheimer, A. 51
analgésicos
    narcóticos 152
    prescrição 152
anatomia
    da orelha 56-57, 56*f*
    do encéfalo 48, 48*f*
    do olho 57, 58*f*
anfetaminas 146
artrite reumatoide (AR) 40-42
atividade física e envelhecimento 9-10, 9*f*
atividade física. *Ver exercício*
atividade nervosa simpática (ANS) 25
atividades
    de enzimas metabólicas 34-35
    de exercício funcional 110-111
    diárias 103-104
atletas
    masters 146-148
    olímpicos e uso de substâncias 146-147
atributos pessoais e adesão ao exercício 138-140
audição 56, 57*t*
avaliação do esforço percebido 122*t*

B

Baker, M. K. 102-103
Balcombe, N. R. 6

Bandy 99
Banting, F. 73-74
Best-Martini 99
beta-2-agonistas 156-158
betabloqueadores 155-156
Bhasin, S. 148
biguanidas 74t
bisfosfonatos 84-85
bloqueadores de canais de cálcio 155-156
Booth, F. W. 25-26
Borg Rating of Perceived Exertion Scale (escala de Borg
de RPE) 114, 114f
Botenhagen-DiGenova 99
Bowerman, B. 146-147
Brill 99
Brody, E. M. 99, 103-104
Brown, G. A. 151
Brown, W. E. 33-34

C
cafeína
como recurso ergogênico auxiliar 158-160
perda óssea e 82t, 83-87, 88t
cálcio
definição 70-71
osteoporose e 70-71, 82-83, 82t, 88t
saúde óssea e 80-82, 85-86
calcitonina 84-85
caminhada e saúde óssea 87-90
Canada's Food Guide to Healthy Eating 71, 72f, 165
câncer, fatores de risco para 23t
capacidade
de exercício 21, 22f
vital 19
cardiopatia 23-26, 23t
catarata 59
cerebelo 48
cérebro 48
Chilibeck, P. D. 34-35
clima e exercício 115-116
Coggan, A. R. 33-34
condicionamento aeróbico
aspectos a considerar 125
benefícios 119-120
definição 118-119
longevidade e 98
manutenção 124
melhora do 120
resumo 124
treinamento 120-123
condicionamento anaeróbico. *Ver também*
treinamento de resistência
aspectos a considerar 125
benefícios 119-120
definição 118-119

manutenção 124
melhora do 120-121
resumo 124
treinamento 122-124
condroitina e glicosamina 161-163
constituição corporal 31-33, 32f
consumo máximo de oxigênio ($\dot{V}O_{2máx}$) 21
contratilidade do músculo 36-37
Cooper, K. H. 98
corrida e saúde óssea 89-90
Costill, D. L. 16
Crapo, L. 46
creatina 159-161
curvas de sobrevida 5-6
Cutler, J. C. 7-8

D
dança e saúde óssea 90
Darwin, E. 7t
Dean, E. 138
débito cardíaco 18, 21-22
decisão de começar a se exercitar 140-141
degeneração macular 59
demência
corporal de Lewy 50-51
doença de Alzheimer 50-53
tipos de 38-40, 50-51
vascular 50-51
demografia 5-6
densidade mineral óssea (DMO) 84-85, 84t, 88t
desidratação 71, 158
DHEA (desidroepiandrosterona) 151
diabetes. *Ver também* diabetes de tipo 1; diabetes de
tipo 2
definição 71-74
diagnóstico de 74-76
fatores de risco para 23t, 74-75
sintomas de 74-75
transporte de glicose 75f
diabetes de tipo 1
complicações do 76-77
definição 73-74
fatores de risco para 74-75
sintomas de 74-75
diabetes de tipo 2
aspectos a considerar 78
complicações do 76-77
definição 73-74
diagnóstico de 74-76
envelhecimento e 2-3
fatores de risco 74-75
hormônio do crescimento humano e
150-151
medicações para 74t
população idosa e 71-73

recomendações para programas de exercícios 77-78

resumo 77-78

sintomas de 74-75

tratamento do 75-77

diabetes gestacional 73-74, 77

diário de alimentação 179-182

DiClemente, C. C. 110-111

diencéfalo 48

dieta

alterações relacionadas à idade e 64-69

cálcio 70-71, 80-83, 82t, 85-86

Canada's Food Guide to Healthy Eating 71, 72f

diabetes de tipo 2 e 75-76

escolhas alimentares saudáveis 68-69

exercício e 71-73

nutrientes importantes 69-71

saúde óssea e 85-87

diferenças entre os sexos 5-6, 6f

discos de Merkel 59-60

disposição para o exercício e história de saúde 111-112

distonia 38-40

distrofia muscular oftalmoplégica 38-40

diuréticos 155

doença

cardiovascular (DCV) 22-26

de Alzheimer 50-53

de Huntington 38-40

de Parkinson 38-40

ocular 58-59

Doherty, T. J. 33-34

Donepezil 51-53

doping 146, 148

duração do exercício 120-121, 123-124

Durstine, J. L. 111-112

E

efeitos de Windkessel 25-26

Eichner, R. E. 146

encéfalo 48

endotélio 20-21

enrijecimento vascular 24

envelhecimento

alterações fisiológicas com o 2-4

declínio da função com o 3f, 7t

estágios do 4t

eugérico 9

patogérico 2

processo de 4, 4f

processos homeostáticos e 4-5

teorias do 6-9

tipos de 9

equação de Fick 21

eritropoetina (EPO) 156-157

espondilite anquilosante (EA) 40

Esposito, J. L. 6-7

esteroides anabolizantes (EA) 146, 151

estrogênio 147-148

estrutura e função cardíaca 16-18

estrutura óssea 80-81

exercício

alimentação saudável e 71-73

centralizado no paciente 106-108, 107t-108t

com carga e osteoporose 88t, 91t

definição 104-105

diabetes de tipo 2 e 76

exercícios contraindicados 141, 142t

orientado pelo objetivo 108-109

saúde vascular e 25-26

treinamento de condicionamento aeróbico 120-123

treinamento de condicionamento anaeróbico 122-124

treinamento de resistência 101-102, 128-135

treinamento físico de resistência 26-27

exercício de resistência. *Ver também* condicionamento aeróbico

treinamento de 26-27

zonas de treinamento para 101-102

exercícios

abdominais 142t

contraindicados 141-143, 142t

de treinamento de equilíbrio 102-103

Exercise for Frail Elders 99

F

Failla, P. M. 7t

Fall Proof! A Comprehensive Balance and Mobility Training Program 102

fármacos anti-inflamatórios não hormonais (AINH) 152-154

fatores ambientais e adesão ao exercício 139-140

fatores de risco para doença 23t

ferramentas de triagem 107t, 112t

ferro 70-71

fibra 69-70

fibra hidrossolúvel 69-70

fibra insolúvel 70

fibromialgia 40-41

flexões do joelho, profundas 142t

fluxo sanguíneo em membros envelhecidos 21-22

fontes na internet 165

fórmula de Karvonen 113-114

formulários

diário de alimentação 179

diário de alimentos 180-182

liberação médica pelo médico particular 173

lista de checagem nutricional 183-184

PARmed-X 187-190

Physical Activity Readiness Questionnaire (PAR-Q) 107*t*, 111, 112*t*, 185-186
Questionário sobre História Médica e Atividade 111, 168-172
relatório do paciente 174-178
fraturas da coluna vertebral e osteoporose 83*f*
frequência cardíaca
    alvo 113-114
    de reserva 121
    máxima 121
Fries, J. F. 46
Frontera, W. R. 130
fumantes e adesão ao exercício 107*t*
função
    endotelial 24-25
    neuromuscular 128-130
    óssea 80

G
glaucoma 59
glicosamina e condroitina 161-163
Gouliev, Z. 146
Griffith Joyner, F. 146

H
Hall 99
Hardman, A. E. 104
Hernelahti, M. 153-154
Higgins, M. J. 30
hiperglicemia 76-77
hipertensão
    diabetes e 77
    fatores de risco para 155
    medicações 153-156
    sistólica 25-26
Hipócrates 6-7, 111
hipoglicemia 76-77
hipótese da desdiferenciação do envelhecimento e do câncer (DHAC) 7-9
hormônios
    estrogênio 147-148
    hormônio do crescimento humano (GHH) 147-148, 150-151, 150*f*
    testosterona 147-150

I
ibuprofeno 152, 152*t*
impotência e diabetes 77
individualização 130-131
inibidores da enzima conversora de angiotensina (ECA) 155-156
insulina. *Ver também* diabetes de tipo 2
    descoberta da 73-74
    níveis 38*t*
    transporte de glicose e 74

intensidade do exercício 113-114, 120-121, 122*t*, 123-124
International Curriculum Guidelines for Preparing Physical Activity Instructors of Older Adults 112-113, 165
iproflavona 85
Irving, D. 33

J
Jager, K. 145
Johnson, S. 68
Jones, G. J. 99, 111-113
Joseph, J. A. 7-8
Joyner, F. G. 146

K
Katz, S. 9
Kenny, R. A. 3-4
kit do teste de condicionamento para idosos 109-110
Klitgaard, H. 33-34
Korzhanenko, I. 146
Kunze, P. 7*t*

L
Lawton, M. P. 102-103
Lemura, L. M. 122-123
Leutholz, B. C. 121
Lewek, M. D. 30
Lewy, F. 50-51
Lexell, J. 31-34
Li, F. 102-103
liberação médica pelo médico particular 173
limiar de independência 120*f*
limiar e sobrecarga, princípios de 99-100
lista de checagem nutricional 183-184

M
mácula 58-59
Malbut, K. E. 122-123
manutenção, princípio de 99-100
McCartney, N. 130
McComas, A. J. 128-129
mecanorreceptores 59
medicações, recursos ergogênicos auxiliares e substâncias banidas
    acetazolamida 156-157
    analgésicos e anti-inflamatórios 152-154
    beta-2-agonistas 156-158
    cafeína 158-160
    creatina 159-161
    eritropoetina (EPO) 156-157
    esteroides anabolizantes (EA) 146, 151
    glicosamina e condroitina 161-163
    hormônios 147-151

medicações para hipertensão 153-156
suplementação vitamínica 158, 159*t*
medula espinal 48
metabolismo energético 160*f*
metiltestosterona 148
método do teste da conversação 114-115
minerais 70-71
mioclono 38-40
modificação do comportamento 140
modo de exercício 120-121
moduladores seletivos do receptor de estrogênio (MSRE) 85
Moore, G. E. 111-112
morfologia do músculo
    capilares 35, 35*t*
    constituição corporal 31, 32*f*
    número de fibras 33-34
    tamanho da fibra 31-33, 33*f*
    tipos de fibra 31, 31*f*
Morris 99
músculo liso vascular (túnica média) 20*f*, 21

N

natação e saúde óssea 89-90
National Institutes of Health (NIH), site 104-105
nefropatia e diabetes 77
neurônios 46-49, 47*f*
neuropatia e diabetes 77
neuropeptídio Y 25-26
neurotransmissores 48-49, 51-52
níveis de som e resposta humana 57*t*
Noble, E. G. 33-34
nociceptores 59
nutrição
    alterações relacionadas à idade e 68-69
    cálcio 70-71, 80-83, 82*t*, 85-86
    Canada's Food Guide to Healthy Eating 71, 72*f*
    diabetes de tipo 2 e 75-76
    escolhas alimentares saudáveis 68-69
    exercício e 71-73
    nutrientes importantes 69-71
    saúde óssea e 85-87

O

obesidade, como fator de risco
    para doença cardiovascular 23*t*, 23*f*, 24-25
    para hipertensão 155
objetivos SMART 109
olfato 61*f*
Optimizing Exercise and Physical Activity in Older People 99
osteoartrite (OA) 38-42

osteoporose. *Ver também* saúde óssea
    aspectos a considerar 92-93
    capacidade de exercício e 38-40
    definição 81-82
    demografia e custo 82-84
    diagnóstico da 84-85
    envelhecimento e 2-3
    fatores de risco para 82*t*
    postura correta e 90-91
    precauções para indivíduos com 91-92
    recomendações para programas de exercícios 90-92
    resumo 91-93
    tipos de exercício e 91*t*
    tratamento da 84-85

P

Paige, S. 128
Pain, D. 146-147
paladar 61*f*
PARmed-X 187-190
PAR-Q (*Physical Activities Readiness Questionnaire*) 107*t*, 111, 112*t*, 185-186
perda auditiva ocupacional 56-58
períodos de aquecimento 114-115
períodos de relaxamento 114-116
Pescatello, L. S. 104
Philbrick, A. K. 98
Physical Activities Readiness Questionnaire (PAR-Q) 111, 112*t*, 185-186
Physical Activity Guide to Healthy Active Living for Older Adults 71, 104-108, 110-111, 113-115, 165
Physical Activity Instruction of Older Adults 99
Porter, M. M. 42
postura correta 90-91
presbiacusia 56-57
prescrição de exercício
    abordagem funcional 103-104
    cenário mais amplo para 102-103
    definição do exercício 104-105
    vida ativa 103-105
pressão arterial elevada. *Ver* hipertensão
prevenção da osteoporose 87, 88*t*-89*t*
princípio da especificidade 99-100, 130-131
princípios do exercício
    abordagem FITT 98-103
    exercício orientado pelo objetivo 108-109
    fontes sobre 98-99
    princípios básicos 99-101
    resultados mensuráveis 109-113
procedimentos de emergência 141-143
processo de mudança 108*t*
processos homeostáticos 4-5
Prochaska, J. O. 110-111

programação do exercício
 atividades de exercício funcional 110-111
 exercício centralizado no paciente 106-108,
  107t-108t
 exercício orientado pelo objetivo 108-109
 resultados mensuráveis 109-111
 triagem e medidas de segurança 110-113
 visão geral da 105-108
progressão, princípio da 99-100
proteína 70, 83-87

Q
Questionário sobre história médica e atividade 111,
 168-172

R
1RM 101-102
Radcliff, P. 156
Rawson, E. S. 160-161
recursos ergogênicos e suplementação dietética
 cafeína 158-160
 creatina 159-161
 glicosamina e condroitina 161-163
 suplementação vitamínica 158, 159t
regressão, princípio da 99-100
relatório do paciente 174-178
remodelamento ósseo 80-82
retinopatia diabética 59, 77
reversibilidade 130-131
revisão da fisiologia do exercício 118-119
Rice, C. L. 38
rivastigamina 52-53
Rogers, M. A. 121-122
Rose, D. J. 99, 102, 111-113
rotações cervicais 142t

S
saltos com alongamento 142t
Sanders 99
sarcopenia 37-40, 120
saúde da próstata e uso de esteroides anabolizantes
 151
saúde óssea
 atividade física para 87-90
 nutrição para 85-87
 prevenção da osteoporose 87, 88t-89t
segurança
 aspectos a considerar 143-144
 exercícios contraindicados 141-143, 142t
 medidas preventivas gerais de segurança 140-141
 procedimentos de emergência 141-143
 triagem e medidas de segurança 110-113
Senior Fitness Instructor Course (SFIC) 112-113
sequências e repetições para o exercício com carga
 101-102

serotonina 51-52
shakes de proteína 158
Shaw, G. B. 56
Shephard, R. J. 104, 118
Sinclair, A. 6
sistema cardiopulmonar
 alterações relacionadas à idade
  21-22
 aspectos a considerar 27
 doença cardiovascular (DCV) 22-26
 estrutura e função do coração 16-18
 recomendações para programas de
  exercícios 26-27
 resumo 27
 sistema pulmonar 19-20
 sistema vascular 19-21
sistema de troca de carboidratos 75-76
sistema musculoesquelético
 aspectos a considerar 42-43
 doenças que limitam o exercício
  38-42
 morfologia do músculo 30-35
 músculo esquelético e treinamento
  36-40
 propriedades bioquímicas 34-37
 recomendações para programas de
  exercícios 41-42
 resumo 41-43
sistema nervoso
 aspectos a considerar 53-54
 demência 50-51
 doença de Alzheimer 50-53
 recomendações para programas de
  exercícios 52-54
 resumo 53-54
 sistema nervoso central 46-49
 sistema nervoso periférico 48-51
 visão geral do 46-48
sistema pulmonar 19-20
sistema vascular 19-21
sistemas sensoriais
 aspectos a considerar 63
 audição 56-57, 57t
 olfato e paladar 61f
 recomendações para programas de
  exercícios 60-63
 resumo 62-63
 tato 59, 60f
 visão 57-59
Skinner, J. S. 111-112
sobrecarga progressiva 130-131
sódio, excesso 83-87
Strehler, B. L. 6-7
substâncias banidas 146-147
sulfonilureias 74t

suplementação dietética e ergogenética
cafeína 158-160
creatina 159-161
glicosamina e condroitina 161-163
suplementação vitamínica 158, 159*t*
Swain., D. P. 121
Sypniewski, H. 146-147

T
tabagismo
como fator de risco para doenças 23*t*, 24-25
hipertensão e 155
osteoporose e 82*t*
tacrine 51-52
Tanaka, H. 101
Tarnopolsky, M.A. 160-161
tato 59-60
tecido conjuntivo (túnicas média e adventícia) 20*f*, 21
técnicas
de supervisão comportamental 140-141
dinâmicas e estáticas para exercício de equilíbrio 102-103
temperatura da água da piscina 116
teorias
de acumulação 7-8
de desgaste 7-8
do envelhecimento 6-9
genéticas 7-8
terapia com hormônios ovarianos (THO) 84-85
terapia de reposição hormonal (TRH) 147-148
teriparatida 85
terminações de Ruffini 59-60
termorreceptores 59
teste
de caminhada 109-110
de condicionamento para idosos 109-111, 112*t*
de tolerância à glicose oral (TTGO) 74-76
testosterona 147-150
Therapeutic Exercise: Moving Toward Function 99
Thoreau, H. D. 80
tipos de envelhecimento 2
tipos de exercício 115-116
Tomlinson, B. E. 33
toques no dedo do pé 142*t*
torções de tronco 142*t*
Tracy, B. L. 130
transporte de glicose 75*f*
treinamento
com carga e saúde óssea 89-91
com o instrutor de exercício 112-113
condicionamento aeróbico 120-123
condicionamento anaeróbico 122-124. *Ver também* treinamento de resistência

treinamento de condicionamento muscular
aspectos a considerar 135
benefícios do 129-130
diretrizes 130-132
função neuromuscular e 128-130
recomendações para programas de exercícios 133-135, 133*t*-134*t*
resumo 133-135
sequências e repetições do exercício com carga 101-102
treinamento concomitante e 132-133
treinamento de resistência
aspectos a considerar 135
benefícios do 129-130
diretrizes 130-132
função neuromuscular e 128-130
recomendações para programas de exercícios 133-135, 133*t*-134*t*
resumo 133-135
sequências e repetições para o exercício com carga 101-102
treinamento concomitante e 132-133
tremor essencial (TE) 38-40
triagem e medidas de segurança 110-113
trifosfato de adenosina (ATP) 25-26, 159-160, 161*f*
tronco encefálico 48
Tullett, H. 156

U
uso abusivo de fármacos e atletas *masters*
acetazolamida 156-157
analgésicos e anti-inflamatórios 152-154
beta-2-agonistas 156-158
cafeína 158-160
creatina 159-161
eritropoetina (EPO) 156-157
esteroides anabolizantes (EA) 146, 151
glicosamina e condroitina 161-163
hormônios 147-151
medicações para hipertensão 153-156
suplementação vitamínica 158, 159*t*

V
Vandervoort, A. A. 128-29
vida ativa 103-105
visão 57-59
vitamina D 80-83, 86-87, 88*t*
volume
corrente 19
de reserva expiratória 19
de reserva inspiratória 19
residual 19
sistólico (VS) 16-18, 19*t*

W
Williams, G. N. 30
Wilmore, J. M. 16
World Association of Veteran Athletes
(WAVA) 146-148

Y
Yarasheski, K. E.
149-150

Z
zinco 70-71
zona
aeróbica 101-102
cardíaca saudável 101
de condicionamento 101-102
de queima de gordura 101-102
zonas de treinamento para exercícios de resistência
101-102